W. Lohmann

BASICS Homöopathie

Wiebke Lohmann

BASICS
Homöopathie

ELSEVIER
URBAN & FISCHER

URBAN & FISCHER München

Zuschriften und Kritik bitte an:
Elsevier GmbH, Urban & Fischer Verlag, Lektorat Medizinstudium, Hackerbrücke 6, 80335 München
medizinstudium@elsevier.de

Wichtiger Hinweis für den Benutzer
Die Erkenntnisse in der Medizin unterliegen laufendem Wandel durch Forschung und klinische Erfahrungen. Herausgeber und Autoren dieses Werkes haben große Sorgfalt darauf verwendet, dass die in diesem Werk gemachten therapeutischen Angaben (insbesondere hinsichtlich Indikation, Dosierung und unerwünschter Wirkungen) dem derzeitigen Wissensstand entsprechen. Das entbindet den Nutzer dieses Werkes aber nicht von der Verpflichtung, anhand der Beipackzettel zu verschreibender Präparate zu überprüfen, ob die dort gemachten Angaben von denen in diesem Buch abweichen, und seine Verordnung in eigener Verantwortung zu treffen.

Bibliografische Information der Deutschen Nationalbibliothek
Die Deutsche Nationalbibliothek verzeichnet diese Publikation in der Deutschen Nationalbibliografie; detaillierte bibliografische Daten sind im Internet unter http://dnb.ddb.de abrufbar.

09 10 11 12 13 5 4 3 2 1

Programmleitung: Dr. Dorothea Hennessen
Planung: Christina Nußbaum
Lektorat: Inga Dopatka
Redaktion + Register: Ursula Thum, Text + Design Jutta Cram, Augsburg, www.textplusdesign.de
Herstellung: Andrea Mogwitz, Elisabeth Märtz
Satz: Kösel, Krugzell
Druck und Bindung: L.E.G.O. S.p.A., Lavis, Italien
Umschlaggestaltung: SpieszDesign, Neu-Ulm
Titelfotografie: © DigitalVision/GettyImages, München

Printed in Italy
ISBN 978-3-437-42296-0

Vorwort

Liebe Leserinnen und Leser,

ich möchte Ihnen in diesem BASICS einen verständlichen Einblick in die klassische Homöopathie geben, um Ihr Interesse zu wecken, sich näher mit dieser faszinierenden Heilmethode auseinanderzusetzen. In der Homöopathie wird jeder Patient mit seinen Beschwerden, Eigenschaften und Krankheitsverläufen individualisiert und in den Mittelpunkt der ärztlichen Behandlung gerückt. Dadurch ist ein tiefes Verständnis für den Kranken sowie eine effektive und nebenwirkungsarme homöopathische Therapie möglich.
Ich hatte das Glück, diese faszinierende Heilweise bei herausragenden Homöopathen zu erlernen und mein Wissen in den studentischen Arbeitskreisen für klassische Homöopathie an der LMU München weiterzugeben. Seit drei Jahren bin ich als homöopathische Ärztin in München tätig. Ich möchte mich bei all meinen Lehrern bedanken, durch die ich heute in der Lage bin, mit großer Sicherheit homöopathisch zu behandeln und mein Wissen weiterzugeben. Sie haben mich immer wieder inspiriert durch ihr Wissen, ihren Erfahrungsschatz, ihre Freude und Kompetenz.
Im Besonderen möchte ich Dr. Thomas Quak danken, bei dem ich seit 2006 in der Praxis arbeite und der mich beim Schreiben dieses Buches sehr unterstützt hat. Mein Dank gilt außerdem Dr. D. Spinedi, Dr. W. Köster, dem Trio Dr. G. Hermann, S. Icsezer, J. Wörnle und dem Team des Homöopathisch Therapeutischen Praxis Zentrums (HTPZ) für den ständigen Dialog und Austausch.
Meinen Patienten danke ich für das mir tagtäglich entgegengebrachte große Vertrauen. Ein großer Dank gilt dem Elsevier-Verlag dafür, dass ich dieses Buch schreiben durfte, in das meine Erfahrungen einfließen konnten. Den bisher nicht Genannten, meiner Familie und meinen Freunden danke ich für ihre Unterstützung und dafür, dass es sie gibt.

Ich wünsche Ihnen viel Freude beim Lesen!

München, im Januar 2009
Dr. med. Wiebke Lohmann

„An jedem Menschen die Merkmale finden, die ihn von den andern unterscheiden, heißt, ihn erkennen."
(Hermann Hesse, Narziß und Goldmund)

Inhalt

A Allgemeiner Teil ... 1–77

Klassische Homöopathie ... 2–5

- Einführung in die klassische Homöopathie ... 2
- Erlernen der klassischen Homöopathie ... 4

Geschichte der Homöopathie ... 6–15

- Die Entstehungszeit der Homöopathie ... 6
- Der Gründer der Homöopathie: Dr. Samuel Hahnemann ... 8
- Übersicht über die Werke Samuel Hahnemanns 10
- Homöopathie von 1800–2000 ... 12
- Homöopathie heute ... 14

Grundlagen der Homöopathie ... 16–21

- Das Ähnlichkeitsgesetz ... 16
- Gesundheit und Krankheit aus homöopathischer Sicht ... 18
- Wirkungsmodelle der Homöopathie ... 20

Homöopathische Krankheitslehre ... 22–37

- Einführung in die homöopathische Krankheitslehre I ... 22
- Einführung in die homöopathische Krankheitslehre II ... 24
- Einführung in die chronischen Krankheiten ... 26
- Die Psora ... 28
- Die Sykosis ... 30
- Die Syphillis ... 32
- Die Tuberkulinie ... 34
- Die Kanzerinie ... 36

Homöopathische Arzneimittel ... 38–43

- Homöopathische Arzneimittel ... 38
- Herstellung potenzierter homöopathischer Arzneimittel ... 40
- Die homöopathische Arzneimittelprüfung ... 42

Die homöopathische Behandlung ... 44–63

- Die homöopathische Anamnese I ... 44
- Die homöopathische Anamnese II ... 46
- Fallanalyse ... 48
- Repertorisation ... 50
- Arzneimittelkenntnis ... 52
- Potenzen und Dosierung I ... 54
- Potenzen und Dosierung II ... 56
- Beispielanamnese I ... 58
- Beispielanamnese II ... 60
- Beispielanamnese III ... 62

Verlaufsbeurteilung ... 64–77

- Reaktionen auf die erste Gabe I ... 64
- Reaktionen auf die erste Gabe II ... 66
- Verlaufsbeurteilung bei akuten Krankheiten ... 68
- Verlaufsbeurteilung bei chronischen Krankheiten I ... 70
- Verlaufsbeurteilung bei chronischen Krankheiten II ... 72
- Verlaufsbeurteilung bei chronischen Krankheiten III ... 74
- Arzneimittelbeziehungen ... 76

B Materia medica ... 78–97

Lernmöglichkeiten von Arzneimitteln ... 80

- Erlernen von Arzneimitteln ... 80
- Erlernen von Abrotanum (Abstrakte Analyse, Comic) ... 82
- Erlernen von Tuberculinum (Märchen, Skizze) 84
- Erlernen von Rhus toxicodendron (Charakteristika, Mind map) ... 86
- Erlernen der Metalle Platina, Aurum, Mercurius I (Allgemeines zum Speziellen) ... 88
- Erlernen der Metalle Platina, Aurum, Mercurius II (Allgemeines zum Speziellen) ... 90
- Erlernen der Metalle Platina, Aurum, Mercurius III (Allgemeines zum Speziellen) ... 92
- Erlernen von Mandragora officinalis (Arzneimittelprüfung) ... 94
- Erlernen von Verletzungsmitteln (Charakteristika, Übersicht) ... 96

C Fallbeispiele ... 98–113

- Repertorisation von äußerlich sichtbaren Symptomen I ... 100
- Repertorisation von äußerlich sichtbaren Symptomen II ... 102
- Repertorisation von äußerlich sichtbaren Symptomen III ... 104
- Fall 1: Halsschmerzen ... 106
- Fall 2: Erbrechen ... 108
- Fall 3: Husten ... 110
- Fall 4: Sturz ... 112

D Anhang ... 114–121

- Anamnese-Fragebögen ... 116
- Repertorisationsbogen ... 118
- Lebensorte Hahnemanns ... 119
- Literatur- und Quellenverzeichnis ... 120

E Register ... 122–128

Abkürzungsverzeichnis

Abb.	Abbildung
agg.	aggraviert, verschlimmert
AMB	Arzneimittelbild
amel.	amelioriert, bessert
Aufl.	Auflage
bzw.	beziehungsweise
CK	Die chronischen Krankheiten (Werk von S. Hahnemann)
dest.	destilliert
d.h.	das heißt
DHU	Deutsche Homöopathie Union
etc.	et cetera
evtl.	eventuell
fT3	freies Thyroxin 3
fT4	freies Thyroxin 4
ggf.	gegebenenfalls
griech.	griechisch
HAB	Homöopathisches Arzneibuch
HNO	Hals-Nasen-Ohren
i.S.	im Sinne
KH	Zeitschrift für klassische Homöopathie
lat.	lateinisch
M.	Morbus
min.	Minute
mind.	mindestens
MS	Multiple Sklerose
mü	mütterlicherseits
o.Ä.	oder Ähnliches
rez.	rezidivierend
®	Handelsname
sog.	sogenannte
Tab.	Tabelle
Trp.	Tropfen
TSH	thyroideastimulierendes Hormon
u.a.	unter anderem
usw.	und so weiter
u.U.	unter Umständen
V.a.	Verdacht auf
v.a.	vor allem
vä	väterlicherseits
v. Chr.	vor Christus
vgl.	vergleiche
WHO	Weltgesundheitsorganisation
z.A.	zum Ausschluss
z.B.	zum Beispiel
Z.n.	Zustand nach

Klassische Homöopathie

2 Einführung in die klassische Homöopathie
4 Erlernen der Homöopathie

Geschichte der Homöopathie

6 Die Entstehungszeit der Homöopathie
8 Der Gründer der Homöopathie: Dr. Samuel Hahnemann
10 Übersicht über die Werke Samuel Hahnemanns
12 Homöopathie von 1800 – 2000
14 Homöopathie heute

Grundlagen der Homöopathie

16 Das Ähnlichkeitsgesetz
18 Gesundheit und Krankheit aus homöopathischer Sicht
20 Wirkungsmodelle der Homöopathie

Homöopathische Krankheitslehre

22 Einführung in die homöopathische Krankheitslehre I
24 Einführung in die homöopathische Krankheitslehre II
26 Einführung in die chronischen Krankheiten
28 Die Psora
30 Die Sykosis
32 Die Syphilis
34 Die Tuberkulinie
36 Die Kanzerinie

Homöopathische Arzneimittel

38 Homöopathische Arzneimittel
40 Herstellung potenzierter homöopathischer Arzneimittel
42 Die homöopathische Arzneimittelprüfung

Die homöopathische Behandlung

44 Die homöopathische Anamnese I
46 Die homöopathische Anamnese II
48 Fallanalyse
50 Repertorisation
52 Arzneimittelkenntnis
54 Potenzen und Dosierung I
56 Potenzen und Dosierung II
58 Beispielanamnese I
60 Beispielanamnese II
62 Beispielanamnese III

Verlaufsbeurteilung

64 Reaktionen auf die erste Gabe I
66 Reaktionen auf die erste Gabe II
68 Verlaufsbeurteilung bei akuten Krankheiten
70 Verlaufsbeurteilung bei chronischen Krankheiten I
72 Verlaufsbeurteilung bei chronischen Krankheiten II
74 Verlaufsbeurteilung bei chronischen Krankheiten III
76 Arzneimittelbeziehungen

A Allgemeiner Teil

Einführung in die klassische Homöopathie

Die klassische Homöopathie ist eine Heilmethode, die von Dr. Samuel Hahnemann begründet wurde. Als Geburtsjahr gilt das Jahr 1796, als Hahnemann erstmals klar und logisch das Ergebnis seiner jahrelangen Forschungen schriftlich darlegte. Den Begriff „Homöopathie“ definiert Hahnemann erstmals 1807 in dem Artikel: „Fingerzeige auf den homöopathischen Gebrauch der Arzneien in der bisherigen Praxis“: „Homöopathisch ist, was ein ähnliches Leiden zu erzeugen Tendenz hat.“ Die griechischen Begriffe homoios (ähnlich) und pathos (Leiden) beschreiben das zugrunde liegende Prinzip: Symptome einer Krankheit können durch ein Arzneimittel geheilt werden, das beim Gesunden ähnliche Symptome wie die der Krankheit hervorruft. Hahnemann beschreibt dies folgendermaßen:

> „Wähle, um sanft, schnell, gewiß und dauerhaft zu heilen, in jedem Krankheitsfalle eine Arznei, welche ein ähnliches Leiden für sich erregen kann, als sie heilen soll!“ (Hahnemann, Organon 6, Einleitung).

Gesundheit und Krankheit

Die Definition von Krankheit und Gesundheit unterscheidet sich in Homöopathie und Schulmedizin (s. S. 18).
Die Weltgesundheitsorganisation (WHO) definiert Gesundheit folgendermaßen: „Gesundheit ist ein Zustand des völligen körperlichen, geistigen und sozialen Wohlbefindens und nicht nur das Freisein von Krankheiten und Gebrechen“ (WHO).
Allgemein jedoch wird Gesundheit als Abwesenheit von Krankheit gesehen. Doch was ist Krankheit? Zur Erleichterung der Klassifikation existieren mittlerweile standardisierte Normalwerte, wie z. B. Entwicklungsstadien von Kindern oder Blutnormwerte. Bei Abweichungen werden z. B. Entwicklungsverzögerungen oder Hypercholesterinämien diagnostiziert. Therapeutisch wird auch bei guter Befindlichkeit des Patienten schnell eingegriffen, bis z. B. wieder normale Cholesterinwerte nachweisbar sind. Bei Störungen des Allgemeinbefindens des Patienten ohne nachweisbare Veränderungen der messbaren Parameter wird es schwieriger einzugreifen, sie sind schwer bis gar nicht klassifizierbar und meistens nicht chemisch therapierbar. Es wird z. B. von funktionalen oder psychosomatischen Beschwerden gesprochen, bis sich messbare, objektivierbare oder bekannte Symptome einer Krankheit finden, die therapiert werden kann.

Alle Krankheiten und Befindensänderungen zeigen sich beim Patienten in Form von Symptomen, die da sind, auch wenn sie keinem Formenkreis oder Syndrom zugeordnet werden können. Dies ist der Grund, warum Hahnemann Symptome als beste Wegweiser beschrieb, um Patienten zu behandeln. Eine Krankheit entwickelt sich, sie ist ein Prozess und kein feststehender, fixierter Zustand. Hahnemann ging davon aus, dass im Menschen eine Kraft waltet, die den Körper mit allen seinen Abläufen und Gefühlen in Harmonie hält. Er nannte sie „Lebenskraft“: „Im gesunden Zustande des Menschen waltet die geistartige, als Dynamis den materiellen Körper (Organism) belebende Lebenskraft (Autokratie) unumschränkt und hält alle seine Theile in bewundernswürdig harmonischem Lebensgange in Gefühlen und Thätigkeiten, so dass unser inwohnende, vernünftige Geist sich dieses lebendigen, gesunden Werkzeugs frei zu dem höhern Zwecke unsers Daseins bedienen kann.“ (Hahnemann, Organon § 9)
Die Lebenskraft ist das, was den lebendigen Menschen vom toten unterscheidet, also etwas, was mit dem Tod verschwindet. Die Homöopathie stößt dort an ihre Grenzen, wo der Patient wenig oder keine Reaktionskraft mehr besitzt, um schwere Krankheiten zu regulieren bzw. um genügend Symptome zu produzieren. Für Hahnemann sind die Symptome und Zeichen auch Repräsentanten der Krankheit: Solange sie vorhanden sind, ist Krankheit vorhanden:
„Der vorurtheillose Beobachter [...] nimmt, auch wenn er der scharfsinnigste ist, an jeder einzelnen Krankheit nichts, als äußerlich durch die Sinne erkennbare Veränderungen im Befinden des Leibes und der Seele, Krankheitszeichen, Zufälle, Symptome wahr, das ist, Abweichungen vom gesunden, ehemaligen Zustande des jetzt Kranken, die dieser selbst fühlt, die die Umstehenden an ihm wahrnehmen, und die der Arzt an ihm beobachtet. Alle diese wahrnehmbaren Zeichen repräsentiren die Krankheit in ihrem ganzen Umfange, das ist, sie bilden zusammen die wahre und einzig denkbare Gestalt der Krankheit.“ (Hahnemann, Organon § 6)
Es muss berücksichtigt werden, dass es zu Hahnemanns Zeit wenig diagnostische Möglichkeiten gab. Durch den Wissenszuwachs in der Medizin haben wir heute den Vorteil, zusätzlich zur Wahrnehmung und den Symptomen auch moderne Untersuchungsmethoden einsetzen zu können. Bei V. a. Appendizitis stehen die Symptome und körperliche Untersuchung im Vordergrund, zusätzlich kann Blut untersucht und ein Ultraschall vom Abdomen durchgeführt werden, um weitere Informationen und objektivierbare Verlaufsparameter zu erhalten.

Die Grundprinzipien der Homöopathie

Hahnemann beschreibt die Grundlagen der Homöopathie im Organon, von dem sechs Auflagen existieren. Zu den Grundprinzipien gehören das Ähnlichkeitsgesetz (s. S. 16), die Arzneimittelprüfung am Gesunden (s. S. 42) und die Verwendung von Einzelmitteln in potenzierter Form (s. S. 38).
Der Homöopath hat das Anliegen, den Patienten im Gesamten zu erfassen und zu verstehen – mit all seinen Zeichen und Symptomen.

Das Ähnlichkeitsgesetz

Hahnemann entdeckte das Ähnlichkeitsgesetz durch den Chinarindenversuch wieder (s. S. 16). Dieses in der Natur vorkommende Ähnlichkeitsgesetz wurde in der Geschichte der Medizin schon häufig zitiert, unter anderen bei **Hippokrates** (ca. 460–370 v. Chr.), **Paracelsus** (1493–1541) und **Anton Stoerck** (1731–1803). Hahnemann hat erstmals den Ähnlichkeitsgedanken systematisch untersucht, klinisch validiert, dokumentiert und erfolgreich praktiziert.
Hahnemann verwendete für Therapien, die bei der Prüfung am Gesunden andere Symptome erzeugen, als sie zu heilen angeben, den Begriff „Allöopathie“ oder „Allopathie“. Die griechischen Begriffe allos (anders) bzw. alloios (andersartig) und pathos (Leiden) beschreiben das zugrunde liegende Prinzip. Die Arzneien richten sich gegen krankhafte Symptome und Zustände, gegen krank machende Mikroorganismen oder als Substitut für einen Mangel. Dies spiegelt sich in den Arzneinamen wider, wie z. B. Cholinesterase-Hemmer, Beta-Blocker, Inhibitoren, Anti-histaminika oder mikroorganismen-schädigende Wirkstoffe wie Anti-infektiva, Antibiotika. In diesem Buch wird die Bezeichnung „Schulmedizin“ für die heute an den Universitäten gelehrte Medizin verwendet.

Definitionen:	
All(ö)opathie	Leiden durch ein Anderes (griech.: allos: anders, fremd), Unähnliches ...
Homöopathie	Leiden durch ein Ähnliches (griech.: homoios: ähnlich, gleich) ...
Isopathie	Leiden durch das Selbige ...
	... um gesund zu werden

Die Arzneimittelprüfung am Gesunden

Mit 35 Jahren übersetzte Hahnemann William Cullens „Treatise of the Materia Medica". Im Zweifel an der Aussage Cullens, Chinarinde wirke aufgrund ihrer „stärkenden" Wirkung auf den Magen beim „Wechselfieber" (Malaria), überprüfte er diese These. Er nahm Chinarinde ein und entwickelte als Gesunder ähnliche Symptome, wie sie bei an Malaria Erkrankten zu finden sind. Im Laufe der Jahre überprüfte Hahnemann diesen Effekt und entwickelte die Arzneimittelprüfungen am Gesunden weiter. Die Symptome der Arzneimittelprüfung am Gesunden werden für die jeweiligen verschiedensten Ausgangsstoffe gesammelt und notiert.

Die Bücher, in denen die geprüften Substanzen mit ihren Symptomen beschrieben werden, nennen sich „Materia medica" (s. S. 52). Werden die Symptome einzeln aufgeschlüsselt mit Angabe der Arzneimittel dahinter, die diese Symptome beim Gesunden hervorriefen, nennt sich dieses Buch „Repertorium" (s. S. 50).

Die potenzierten Arzneimittel

Die Arzneimittel stammen aus unterschiedlichsten Ausgangssubstanzen: Pflanzen, Mineralien, Metallen, tierischen Substanzen, Krankheitsprodukten etc. Um das individuelle Arzneimittel für den Patienten zu bestimmen, wird eine ausführliche Anamnese durchgeführt. In der Anamnese werden die individuellen verbalen, non-verbalen, objektiven und subjektiven Symptome vor dem Hintergrund der Biografie erfasst, aufgrund derer ein individuelles Verständnis für den Patienten entwickelt wird. Die Anamnese dient dazu, ein homöopathisches Arzneimittel zu finden, das in der Arzneimittelprüfung am Gesunden zu einem ähnlichen Zustand geführt hat, in dem der Kranke sich befindet. Es wird nur ein Arzneimittel zu einem Zeitpunkt gegeben. Um die heftigen Wirkungen der Arzneien zu reduzieren, verdünnte und verschüttelte Hahnemann die von ihm verwendeten Medikamente bis zu dem Punkt, an dem eine Wirkung ohne Nebenwirkung vorhanden war. Hahnemann fasst es wie folgt zusammen:

„Sieht der Arzt deutlich ein, was an Krankheiten, das ist, was an jedem einzelnen Krankheitsfalle insbesondere zu heilen ist **(Krankheits-Erkenntniß, Indication)**, sieht er deutlich ein, was an den Arzneien, das ist, an jeder Arznei insbesondere, das Heilende ist **(Kenntniß der Arzneikräfte)**, und weiß er nach deutlichen Gründen das Heilende der Arzneien dem was er an dem Kranken unbezweifelt Krankhaftes erkannt hat, so anzupassen, dass Genesung erfolgen muss, anzupassen sowohl in Hinsicht der Angemessenheit der für den Fall nach ihrer Wirkungsart geeignetsten Arznei **(Wahl des Heilmittels, Indicat)**, als auch in Hinsicht der genau erforderlichen Zubereitung und Menge derselben (rechte **Gabe**) und der gehörigen Wiederholungszeit der Gabe: – kennt er endlich die Hindernisse der Genesung in jedem Falle und weiß sie hinwegzuräumen, damit die Herstellung von Dauer sei: **so versteht er zweckmäßig und gründlich zu handeln und ist ein ächter Heilkünstler."** (Hahnemann, § 3)

Was ist Homöopathie nicht?

Ausgehend vom homöopathischen Heilsystem haben sich viele Strömungen gebildet, die nicht mehr der Homöopathie zuzuordnen sind, da sie nicht auf den oben beschriebenen vier Grundprinzipien aufbauen. Hierzu gehört die **Isopathie**, die Gleiches mit Gleichem behandelt, während die Homöopathie Ähnliches durch Ähnliches behandelt. Die Biochemie nach **Schüssler** wurde 1873 als „eine abgekürzte homöopathische Therapie" vorgestellt. Schüssler schreibt in seinem Artikel: „Mein Heilverfahren ist aber kein homöopathisches, denn es gründet sich nicht auf das Ähnlichkeitsprinzip." Im Gegensatz zur Homöopathie wird Fehlendes ersetzt, d. h., es handelt sich um eine Substitutionstherapie mithilfe von homöopathischen Potenzen. Außerdem entscheidet nicht der individuelle Gesamtzustand des Patienten die Arzneimittelwahl, sondern die Krankheit als solche. Die **Bach-Blüten** wurden von Edward Bach (1886–1936) durch Intuition und Sensitivität gefunden. Die Blüten werden anders hergestellt als homöopathische Potenzen, die Auswahl und Mischung der Blüten orientiert sich hauptsächlich am Gemütszustand, während in der Homöopathie alle individuellen Symptome zur Verordnung eines Arzneimittels führen. In der **Anthroposophie** nach Rudolf Steiner (1861–1925) wird das Arzneimittel nicht anhand des Ähnlichkeitsprinzips ausgewählt, sondern Arzneimittelmischungen werden aufgrund von Wesensgliedern verordnet. **Ausleitende Verfahren** oder **Einzelorganbehandlungen** (z. B. Darmsanierungen, Leberaufbau) haben nichts mit Homöopathie zu tun. Hier wird ein Organ oder Organsystem einzeln behandelt – ohne Berücksichtigung der Wechselwirkungen auf das Gesamtsystem und den gesamten Organismus. Außerdem werden die Arzneien nicht anhand des Ähnlichkeitsprinzips verordnet. Bei der Anwendung von **bewährten Indikationen** (z. B. Belladonna bei Fieber und Halsschmerzen) ist Vorsicht geboten, denn es kann sein, dass die Arzneimittel nicht für den Inbegriff der Symptome und somit palliativ wirken. Sie wirken nur auf einen lokalen Befund, auf eine Zwischenkrankheit, obwohl es sich meistens um eine Eruption der chronischen Krankheit handelt (s. S. 22, 24). Für **Komplexmittel** (z. B. Meditonsin®) werden viele Einzelmittel kombiniert, deren Wirkung als Gesamtheit auf den Organismus unbekannt ist, d. h., die Anwendung weicht vom Ähnlichkeitsprinzip ab. Jeder Wirkstoff eines homöopathischen Arzneimittels erzeugt beim Gesunden eine künstliche Krankheit, die der Symptomatik des Krankheitsbildes des Patienten am Ähnlichsten sein soll. Diese saubere, klare Vorgehensweise wird bei einer Kombination von mehreren homöopathisch wirkenden Medikamenten völlig umgangen. Durch Komplexmittel wird somit eine unüberschaubare Behandlung eingeleitet, die zu Wechselwirkungen bzw. veränderten Wirkungen der vielen Arzneien führen kann, aufgrund derer unbekannte Krankheitssymptome ausgelöst werden können, die dem Patienten unnötig zugemutet werden.

Zusammenfassung

- Die klassische Homöopathie wurde von Dr. Samuel Hahnemann begründet.
- Die klassische Homöopathie ist charakterisiert durch das Ähnlichkeitsgesetz, die Arzneimittelprüfung am Gesunden und die Verwendung von potenzierten Einzelmitteln.
- Ausgehend von der klassischen Homöopathie haben sich viele Strömungen gebildet, die nicht mehr der Homöopathie zuzuordnen sind. Hierzu zählen die Isopathie, Schüssler-Salze, Bach-Blüten, Anthroposophie, ausleitende Verfahren, Einzelorganbehandlungen, nicht nach dem Ähnlichkeitsgesetz angewendete bewährte Indikationen und Komplexmittel.

Erlernen der Homöopathie

Die Lehre der Homöopathie kann unterteilt werden in das Erlernen der Theorie, der Arzneimittel, des Repertorisierens und der praktischen Tätigkeit am Patienten. Zur Didaktik der Homöopathie gibt es nicht viele Bücher. Es existieren viele Grundlagenbücher und viele Beschreibungen von Arzneimitteln (*lat.* materiae medicae), aber wenige Bücher, die dem Anfänger helfen, durch die Menge von Informationen und Daten zu finden. Bekannte Homöopathen beschreiben immer wieder, dass die Kombination aus dem gründlichen Studium der Theorie, der Arzneimittelbilder, von Fällen und der Hospitation und Supervision durch erfahrene Kollegen den Erfolg in der Praxis bringen. Auf diesem Wissen aufbauend hat sich an den Arbeitskreisen für Homöopathie an der Ludwig-Maximilians-Universität München ein bewährtes System entwickelt, welches auf den Grundlagen der Theorie immer weiter in die Praxis führt. Nach der Theorie werden erste „Papierfälle" mit den verordneten Arzneimitteln bearbeitet. Hierauf folgen Informationen zu neuen Strömungen der Homöopathie und komplexere Fälle mit Repertorisationsübungen. Praxisbezogene Seminare und Hospitationen bzw. Supervisionen durch erfahrene Homöopathen in der Praxis bringen die Studenten in die Lage, selbst erste „Gehversuche" am Patienten zu unternehmen. Nach dem Abschluss des Studiums arbeitet der werdende Homöopath idealerweise einige Zeit in einer homöopathischen Praxis mit Supervision, so wie es auch in der Schulmedizin gefordert wird.
Homöopathen behandeln oft ganze Familien, um Einblicke in Wechselwirkungen und Zusammenhänge des gesamten Familiensystems zu bekommen. Dies kann für das Verständnis des Patienten und die Arzneimittelwahl eine große Hilfe sein. Wenn z. B. ein Kind krank wird, während die Großmutter im Sterben liegt oder die Eltern sich scheiden lassen, hat der Homöopath ohne lange Anamnese eine mögliche Ursache (*lat.* causa) für die Erkrankung. Der Homöopath benötigt somit keine Spezialisierung für einen Fachbereich der Medizin, sondern sollte sich vor allem in der Homöopathie und der Allgemeinmedizin gut auskennen, um die meisten Erkrankungen der Familie behandeln zu können.

Erlernen der Theorie

Die Theorie ist die Grundlage der Homöopathie. Der homöopathische Praktiker sollte die Theorie vor Beginn jeder Praxistätigkeit verstanden und verinnerlicht haben. Die Theorie zeigt eklatante Unterschiede zur Schulmedizin, die in der Therapie andere Konsequenzen nach sich ziehen. Es ist sinnvoll, auch den Patienten ein Grundlagenbuch zum Lesen zu empfehlen, da der Patient dann versteht, wie behandelt wird, welche Philosophie dahinter steht und welche Informationen für den Homöopathen wichtig sind. Der Begründer der Homöopathie Samuel Hahnemann ließ einige seiner Patienten sogar sein Theoriebuch („Organon") lesen, bevor sie behandelt wurden! Viele heutige Laienratgeber geben Arzneihinweise, ohne dass der Anwender die Theorie der Homöopathie verstanden hat. Dies führt zu einer fehlerhaften Anwendung mit möglichem Schaden für den Patienten.
Die Basisliteratur zur Theorie sollte jeder Homöopath kennen, sie gibt ihm eine solide Basis für sein tägliches Handeln und Denken. Hierzu gehören das „Organon", „Chronische Krankheiten" (erster Band) von Hahnemann und die Vorlesungen zum „Organon" von Kent „Zur Theorie der Homöopathie". Die Bücher Hahnemanns sind wegen der alten Sprache und die Bücher Kents wegen der Vermischung mit der Philosophie Svenborgs aufwendiger zu lesen. Die Polemik und Anfeindungen gegenüber den Ärzten und der Allopathie sollte der Lernende ausblenden – sie müssen im Kontext der damals ausgeübten Medizin mit ihren begrenzten Therapiemöglichkeiten gesehen werden (s. S. 6).

Überprüfen Sie die Theorie der Homöopathie während der Hospitation bei einem erfahrenen Homöopathen, bei Patienten im Alltag und in der Klinik. So können Sie die Theorie mit Leben füllen und in die Praxis umsetzen!

Erlernen der Arzneimittel

Die Kenntnis der Arzneimittel ist die zweite Grundsäule in der Homöopathie. Gerade das Erlernen von Arzneimitteln stellt den Anfänger oft vor große Schwierigkeiten. Denn wie soll die Vielzahl an Symptomen jemals geordnet und abrufbar im Kopf verankert sein? Die Kapitel zum Erlernen von Arzneimitteln beschreiben detaillierter, welche Möglichkeiten es dafür gibt (s. S. 80–97).

Erlernen des Repertorisierens

Das Repertorium ist ein Buch, in dem einzelne Symptome beschrieben sind mit der Angabe der Arzneimittel dahinter, die dieses Symptom in der Arzneimittelprüfung beim Gesunden hervorgerufen haben (s. S. 42, 50). In der Praxis geht es darum, die Symptome des Patienten schnell im Repertorium wiederzufinden (s. S. 50). Dadurch erhalten Sie Hinweise, welches Arzneimittel das richtige für den Patienten sein könnte. Nun folgt der Abgleich mit Ihrem Arzneimittelwissen, ob das Arzneimittel diesem Patienten auch wirklich ähnelt (s. S. 52).
Das Repertorisieren kann auf unterschiedliche Weise erlernt werden, wobei auch hier gilt: Übung macht den Meister!

- Die Kenntnis über den Aufbau und die Anwendung des Repertoriums ist Grundvoraussetzung, denn sonst suchen Sie mehr, als dass Sie finden (s. S. 50).
- Sie können einzelne Symptome und Krankheiten des Patienten nachschlagen (s. S. 100–105).
- Sie können einzelne Symptome von Arzneimitteln suchen.
- Sie können eine Rubrik auswählen, in der mehr als ein Arzneimittel steht und diese miteinander vergleichen und differenzieren. Auf diese Weise können Sie das Erlernen des Repertorisierens mit dem Erlernen und Differenzieren von Arzneimitteln verbinden.

Erlernen der Praxis

Die Umsetzung des Wissens in der Praxis ist für jeden Studierenden eine lang herbeigesehnte Herausforderung. Nachdem Sie kleinere Beschwerden von Patienten erfolgreich behandelt haben, werden nun auch kniffeligere Fälle auf Sie zukommen. Zunächst werden Sie die Anamnese in die Praxis umsetzen – wie bekomme ich die Informationen, die ich benötige (s. S. 44–47)? Wie kann ich den Patienten ganzheitlich verstehen, das richtige Arzneimittel auswählen (s. „Die homöopathische Behandlung“ ab S. 44) und den Verlauf richtig beurteilen (s. „Verlaufsbeurteilung“ ab S. 64)? Wie können Sie gut für sich sorgen und z. B. durch Patientenschicksale aufkommende Emotionen bearbeiten? Holen Sie sich die Unterstützung, die Sie benötigen, sei es im Rahmen einer Balintgruppe, Psychotherapie, Lern- und Ausbildungsgruppe, Hospitation, Supervision oder Intervision. Diese sind für Ihre persönliche Weiterbildung und Weiterentwicklung nur zu empfehlen!

Zusammenfassung

- Zu den Grundsäulen der Homöopathie gehört das Studium der Theorie, der Arzneimittel, des Repertorisierens und das Erlernen der Praxis.
- Versuchen Sie, die zunächst theoretischen Inhalte mit Leben zu füllen, indem Sie z. B. anhand von Patientengeschichten die Theorie der Homöopathie und die Arzneimittel verstehen.
- Das Repertorisieren ist reine Übungssache und ist essenziell zum Auffinden von Symptomen im Repertorium.
- In der Praxis werden Sie immer etwas zu lernen haben – neben der Anwendung der Theorie, der Anamnese und Arzneimittelfindung werden Sie Ihr Wissen durch weitere Möglichkeiten zur Arzneimittelfindung und andere Arzneimittelbeschreibungen ergänzen. Durch den Umgang mit Patienten werden Sie täglich Ihren Erfahrungsschatz erweitern.

Die Entstehungszeit der Homöopathie

Deutschland um 1800

Der Absolutismus hatte sich im 18. Jahrhundert in Europa fast überall durchgesetzt. Das „Heilige Römische Reich Deutscher Nation“ bestand aus absolutistisch regierenden Fürsten mit deren Untertanen und hunderten zersplitterten Territorien, denen jede Zentralgewalt fehlte. Der Adel entledigte sich seiner Herrschaftspflichten unter Belassung der Privilegien. Somit hatte der „Dritte Stand“, bestehend aus Kaufleuten, Ärzten, Rechtsanwälten und Besitzern von Manufakturen, die Lasten, Kosten und Verschwendungssüchte des ersten und zweiten Standes zu tragen – und das trotz sozialer Benachteiligung und Ausschluss von politischer Verantwortung und Macht! Die Unzufriedenheit der Bevölkerung war groß, sodass das zersplitterte uneinheitliche Deutsche Reich unter diesen Umständen dem Ansturm der Armeen der Französischen Revolution (1789) nicht standhalten konnte. Doch selbst unter der französischen Besatzung wurde die reaktionäre Politik fortgeführt – Bildung und Besitz blieben weiterhin das Privileg einer schmalen Schicht. Schriften von Ficht und Arndt hatten einen wesentlichen Anteil an der Entstehung eines neuen politischen Nationalbewusstseins und bereiteten den Widerstand gegen die napoleonische Herrschaft vor.

Doch auch nach dem Sieg über die napoleonischen Armeen (Befreiungskriege 1813–1815) wurden die Hoffnungen der Patrioten erneut enttäuscht: Von „Deutschland“ war wieder nicht die Rede. Auf dem Wiener Kongress bestimmten die Interessen der Fürsten über die Neuordnung Deutschlands, sodass erneut ein lockerer Fürstenverband geschaffen wurde. Diese Zersplitterung Deutschlands zeigte sich u. a. auch in uneinheitlichen Münz-, Maß- und Gewichtssystemen und in Zollschranken, die Staaten, Provinzen und Städte voneinander trennten.

Liberal und national Gesinnte, die es auch nach dem erneuten Sieg der Reaktion wagten, Verfassungen, eine Nationalvertretung und Pressefreiheit zu fordern, wurden verfolgt. Trotzdem bildeten sich von 1815 bis 1848 zahlreiche Reformbewegungen als Opposition gegen das bestehende System, auf die der Deutsche Bund reagierte. Erhebungen an Universitäten wurden durch Verbote von Burschenschaften, Überwachung, Pressezensur und eine zentrale Untersuchungs-Kommission zerschlagen.

Erst die französische Julirevolution von 1830 löste in ganz Europa eine Welle von nationalrevolutionären Erhebungen aus. Diese mündeten 1848 in die deutsche Märzrevolution, durch die die Fürsten gezwungen wurden, ein deutsches Parlament mit liberalen Verfassungen einzusetzen. So tagte die gewählte Nationalversammlung erstmals am 18. Mai 1848 in der Frankfurter Paulskirche. Doch schon nach der Einführung der ersten deutschen Grundrechte zerfiel diese an der Frage nach der territorialen Abgrenzung des deutschen Nationalstaats. Die reaktionären Kräfte ergriffen wieder Einfluss und Macht, schon 1851 waren alle Grundrechte wieder abgeschafft und die Politik der folgenden Jahre war erneut vom reaktionären preußisch-österreichischen Dualismus geprägt.

Berühmte Persönlichkeiten um 1800

Zu Hahnemanns (1755–1843) Zeit lebten viele berühmte Persönlichkeiten, die wesentliche Einflüsse auf das Leben und Denken des 18. Jahrhunderts hatten. Die Autonomie des Denkens wurde wichtiger Bestandteil des Lebens. Hierfür standen bekannte Namen von Schriftstellern, Musikern und Denkern, wie z. B. Schiller, Goethe, Mozart, Beethoven, Haydn, Lessing, Kant, Herder und Schopenhauer. Goethe nannte Hahnemann „den neuen Paracelsus“ und schrieb 1820 in einem Brief an Hahnemann:

„[...] und ich glaube jetzt eifriger denn je an die Lehre des wundersamen Arztes, seitdem ich die Wirkung einer allerkleinsten Gabe so leibhaft gefühlt und immer wieder empfinde.“

Die Medizin um 1800

Die Medizin im 18. und frühen 19. Jahrhundert war geprägt von zahllosen Strömungen und Systemen. Die Medizinstudenten wurden an der Universität vor allem in theoretischen Fächern unterrichtet wie Mineralogie, Zoologie, Botanik, Chemie, Logik und Philosophie. Mit dem Abschluss begann das Dilemma der jungen Ärzte: Die Ausbildung hatte ihnen zu wenig praktisches Wissen mitgegeben, die theoretischen medizinischen Konzepte hatten keine therapeutische Relevanz, die therapeutischen Möglichkeiten waren gering und ihre Anwendung richtete oft große Schäden an. Somit war es nicht erstaunlich, dass die Bevölkerung nur wenig Vertrauen in die Ärzte hatte. Sie warteten zunächst bei Krankheiten ab, probierten Hausmittel oder befragten Laienbehandler wie Schäfer, Hirten, Hufschmiede, Apotheker, Geistliche, Volksschullehrer und „weise Frauen“. Wenn diese Versuche ohne Erfolg blieben, gingen sie zu Wundärzten („Chirurgen“, Barbiere, Bader) und erst danach zu Ärzten. Somit hatten die Ärzte eine durchschnittliche Patientenzahl von weniger als drei Patienten pro Tag. Dies führte zu steigenden Kosten pro Konsultation und zu diversen Nebentätigkeiten der Ärzte.

Die meisten akademischen Ärzte waren männlich.

Dr. Dorothea von Erxleben (Promotion 1754) blieb über 100 Jahre die erste und einzige promovierte Ärztin.

Durch die hohe Säuglingssterblichkeit lag die Lebenserwartung bei 33 Jahren. Die häufigsten Krankheiten waren „Katarrhe“, „Rheumatismen“, entzündliche Krankheiten und Fieber – wobei die heutige Fiebermessung erst Mitte des 19. Jahrhunderts bekannt wurde. Auch das Stethoskop und die Perkussion waren noch nicht entdeckt. Die Kardinalmittel waren Aderlass, ausleitende Verfahren mit Brech- und Abführmitteln, künstlich hervorgerufene Hautgeschwüre und Opiumgaben. Die Arzneien bestanden oftmals aus Mixturen aus über hundert Inhaltsstoffen pflanzlicher und chemischer Herkunft in drastischen Gaben und in hohen Dosen, die ohne nachvollziehbares System zusammengemischt wurden. Giftige Substanzen wie Quecksilber, Tollkirsche, Opium, Arsen, Antimon und Calomel wurden teilweise in

toxischen Dosen verabreicht und führten zu akuten und chronischen Vergiftungen.
Hahnemann war einer von vielen Kritikern an der damaligen Medizin, die bemerkten, dass den Patienten oft mehr geschadet als geholfen wurde. Aus diesem Grund zog sich Hahnemann nach einigen Jahren ärztlicher Tätigkeit mehr und mehr von der damaligen Medizin zurück. Er arbeitete vorwiegend als Übersetzer und schrieb in einem Brief an Hufeland 1808:
„Auf diese Art ein Mörder oder Verschlimmerer des Lebens meiner Menschenbrüder zu werden, war mir der fürchterlichste Gedanke, so fürchterlich und ruhestörend für mich, dass ich in den ersten Jahren meines Ehelebens die Praxis ganz aufgab und fast keinen Menschen ärztlich behandelte, um nicht noch mehr zu schaden und bloss mich mit Chemie und Schriftstellerei beschäftigte."

Hahnemann schimpft in seinen Büchern viel über die damaligen Ärzte und die „allopathische" Medizin. Bitte übertragen Sie das nicht unreflektiert ins Heute, denn die „Schulmedizin" von damals und heute sind nicht vergleichbar!

Die Geburtsstunde der Homöopathie

In der ärztlichen Behandlung legte Hahnemann viel Wert auf die wahrnehmbaren Symptome des Patienten, da diese unabhängig von der Interpretation und Diagnosestellung durch verschiedene Medizinströmungen und Systeme sichtbar vorhanden waren. Er entfernte Fremdkörper, die zu Eiterungen und Schmerzen führten, änderte die hygienischen Bedingungen und riet den Patienten zu einer Diät. Die ersten Hinweise auf das Ähnlichkeitsgesetz, das ein Grundpfeiler von Hahnemanns neuer Heilkunde – der Homöopathie – werden sollte, erhielt er bei der Übersetzung von Cullens Arzneimittellehre und dem sich daran anschließenden Chinarindenversuch (s. S. 8). Sechs Jahre später (1796) veröffentlichte er die Ergebnisse seiner jahrelangen Forschungen in Hufelands Journal, sodass dieses Jahr als die Geburtsstunde der Homöopathie angesehen werden kann.

Zusammenfassung

- Deutschland um 1800 war geprägt von absolutistisch regierenden Fürsten und hunderten zersplitterten Territorien, denen jede Zentralgewalt fehlte.
- Auch die Medizin im 18. und frühen 19. Jahrhundert war geprägt von zahllosen Strömungen und Systemen.
- Hahnemann wandte sich von der Medizin ab, da sie den Zustand des Patienten eher verschlimmerte als verbesserte.
- Hahnemann fand bei der Übersetzung von Cullens Arzneimittellehre und dem darauf folgenden Chinarindenversuch Hinweise auf das Ähnlichkeitsgesetz.
- Hahnemann untersuchte das Ähnlichkeitsgesetz und veröffentlichte 1796 die Ergebnisse seiner jahrelangen Forschungen. Aus diesem Grund wir 1796 häufig als die Geburtsstunde der Homöopathie angesehen.

Der Gründer der Homöopathie: Dr. Samuel Hahnemann

Dr. Samuel Hahnemann ist der Begründer der Homöopathie. Als studierter Mediziner war er zusätzlich erfahren als Apotheker, Chemiker und Übersetzer. Er beherrschte sieben Fremdsprachen (Englisch, Französisch, Italienisch, Griechisch, Hebräisch, Arabisch und Latein), die ihm Zugang zu vielen Quellen und Erkenntnissen der damaligen Medizin eröffneten. Die damals widrigen Umstände der Medizin führten dazu, dass Hahnemann sich von der Medizin abwand, um durch Übersetzungen seinen Lebensunterhalt zu verdienen und neue therapeutische Möglichkeiten zu suchen. Im Laufe der Jahre konnte Hahnemann seine neue Heilkunde entwickeln, die er 1796 erstmals der Öffentlichkeit vorstellte.

Lebenslauf

1755 – 1775

Am 10. 04. 1755 wurde Christian Friedrich Samuel Hahnemann in Meißen als Sohn des Porzellanmalers Christian Gottfried Hahnemann geboren. Er hatte zwei ältere und zwei jüngere Geschwister. Nach dem Siebenjährigen Krieg (1756–1763) zwischen Preußen und Österreich herrschte große Armut, doch aufgrund seiner großen Begabung für alte Sprachen bekam Samuel Hahnemann einen Schulplatz in der Fürstenschule St. Afra.

1775 – 1790

Ab 1775 studierte Hahnemann in Leipzig Medizin. Nach zwei Jahren theoretischem Unterricht zog er nach Wien, um dort im Spital der Barmherzigen Brüder praktisch als Arzt zu arbeiten. Wegen finanzieller Schwierigkeiten nahm er nach neun Monaten eine Hausarzt- und Bibliothekarsstelle in Hermannstadt (Siebenbürgen) an. In dieser Zeit erkrankte er an Malaria. 1779 schloss er sein Studium an der Universität Erlangen ab und promovierte über „Conspectus adfectuum spasmodicorum aetilogicus et therapeuticus" (Betrachtung der Ursachen und Behandlung der Krämpfe).
Im Alter von 25 Jahren eröffnete er eine Praxis in Hettstedt. In den folgenden Jahre wechselte er immer wieder seinen Wohnort (▮ Abb. 2, S. 119). 1782 heiratete er Johanna Leopoldine Henriette Küchler, aus dieser Ehe gingen zehn Töchter und ein Sohn hervor. Eine Tochter wurde tot geboren, ein Sohn verstarb im ersten Lebensjahr. Nach einigen Jahren ärztlicher Tätigkeit zog sich Hahnemann mehr und mehr von der damaligen Medizin zurück. Diese bestand u. a. aus ausleitenden Verfahren wie z. B. Aderlässen und Erbrechen (s. S. 6). Er arbeitete vorwiegend als Übersetzer und hatte die Eigenart, den übersetzten Texten eigene Anmerkungen und kritische Bemerkungen hinzuzufügen.

1790 – 1800

1790 übersetzte er die Arzneimittellehre des Pharmakologen William Cullen, der behauptete, Chinarinde wirke aufgrund ihrer den Magen stärkenden Bitterkeit bei Wechselfieber. Mit dieser spekulativen Erklärung unzufrieden überprüfte Hahnemann diese Angaben im Selbstversuch. Dabei merkte er, dass die Chinarinde „künstliches antagonistisches Fieber" auslöste. Dieses Ergebnis animierte Hahnemann, in der Literatur und durch weitere Versuche an diesem Phänomen zu forschen: Arzneistoffe wurden auf ihre wahren Heilwirkungen geprüft, indem Gesunde sie einnahmen und ihre Symptome protokollierten.
1792 bekam Hahnemann vom Herzog Ernst von Sachsen-Gotha eine „Privatirrenanstalt" zur Behandlung psychiatrischer Patienten zur Verfügung gestellt. Der erste Patient, den Hahnemann zu sich und seiner Familie aufnahm, war der Schriftsteller und geheime Kanzleirat Klockenbring. In den ersten Wochen beobachtete Hahnemann die Paranoia des Patienten rund um die Uhr. Die letztlich erfolgreiche Behandlung mit Stramonium dauerte von Sommer 1792 bis Frühjahr 1793. Da weitere Kranke ausblieben, kündigte der Herzog. Hahnemann schrieb daraufhin von 1793 bis 1799 ein Apothekerlexikon, das zu einem weit verbreiteten Nachschlagewerk wurde.

> Als eigentliche Geburtsstunde der Homöopathie gilt der sechs Jahre nach dem Chinarindenversuch veröffentlichte Aufsatz: „Versuch über ein neues Prinzip zur Auffindung der Heilkräfte der Arzneisubstanzen, nebst einigen Blicken auf die bisherigen" in Hufelands Journal.

In diesem Artikel erläuterte Hahnemann 1796 die Ergebnisse seiner jahrelangen Forschung und präsentierte das erste Mal das Simile-Prinzip der Öffentlichkeit. Hahnemann empfahl, die Arzneien in „kleinen Gaben" zu verordnen, die knapp unter der physiologischen Wirkung lagen. Schon 1799 empfahl er infinitesimale Arzneigaben.

1800 – 1821

Mit ungefähr 46 Jahren hatte Hahnemann in seiner Praxis in der Nähe von Leipzig großen Erfolg. Dieser trieb ihn an, weiter zu forschen und die Heilkunde weiterzuentwickeln. Ab 1807 sprach Hahnemann von „Homöopathie" und zur Abgrenzung von der damaligen Medizin, die an den Universitäten gelehrt wurde, von „Allöopathie" bzw. „Allopathie". 1810 veröffentlichte er das „Organon der rationellen Heilkunde", welches er ab der zweiten Auflage „Organon der

Heilkunst" nannte. 1811 habilitierte er an der Universität Leipzig und hielt neun Jahre lang Vorlesungen für Medizinstudenten, um sie mit seiner neuen Heilmethode vertraut zu machen. So bildete sich eine Arbeitsgruppe um Hahnemann, die im Laufe der Zeit viele Arzneimittelprüfungen durchführte. Diese wurden 1811 bis 1821 in der „Reinen Arzneimittellehre" veröffentlicht. In sechs Bänden wurden die Symptome von 63 Arzneien aus der Toxikologie und den Arzneimittelprüfungen dargestellt. Hahnemanns Leipziger Zeit war geprägt von großen öffentlichen Erfolgen.

Nach der Vielvölkerschlacht vor Leipzig kam es 1813 zum Ausbruch von Typhus. Hahnemanns Praxis florierte – von 180 behandelten Typhuskranken starb nur einer. 1819 wurde Hahnemann von Apothekern angeklagt, da er seine Arzneimittel selbst dispensierte. Als ihm 1820 die Arzneimittelherstellung und -abgabe an Patienten verboten wurde, zog er 1821 nach Köthen, wo ihm alle Freiheiten und das Selbstdispensierrecht gewährt wurden.

1821 – 1834

In den ersten Jahren hatte Hahnemann mit vielen Intrigen der Köthener Ärzte und Apotheker zu kämpfen. Eine Anekdote berichtet, dass Hahnemann viel Zeit in seinem kleinen Garten verbrachte, da er auf der Straße öffentlich beschimpft wurde. Ein Bekannter stellte fest: „Ihr Garten ist zum täglichen spazieren gehen sehr klein." Darauf antwortete Hahnemann: „Da haben Sie Recht, aber dafür ist er unendlich hoch!"

Hahnemann modifizierte unablässig die Dosierung seiner Medikamente, bis er am Patienten eine Wirkung ohne Nebenwirkung beobachten konnte. Schon 1821 verschüttelte er Medikamente bis in nichtstoffliche Bereiche und fand 1827 den passenden Ausdruck für die Arzneimittelherstellung: Potenzieren (s. S. 40). 1828 veröffentlichte Hahnemann seine Krankheitslehre „Die chronischen Krankheiten, ihre eigenthümliche Natur und homöopathische Heilung". Der erste Band ist ein Lehrbuch zur Behandlung der chronischen Krankheiten „Psora", „Sykosis" und „Syphilis", die Bände zwei bis fünf sind eine Beschreibung von 47 Arzneien zur Behandlung dieser Krankheiten.

Hahnemann behandelte etwa zwölf Kranke pro Jahr kostenlos, ansonsten wurde bar bezahlt.

Noch vor der Entdeckung des Choleraerregers 1884 durch Robert Koch setzte Hahnemann Kampferspiritus gegen die Cholera ein, weil dieser „die feinsten Tiere niederer Ordnung [...] die unsern Sinnen entfliehen" tötet. So konnte er auch während der Choleraepidemie von 1831 bis 1832 viele Menschen retten. Seiner Frau Henrietta konnte er allerdings nicht helfen, die 1830 an einem malignen Leberkarzinom starb.

1834 – 1843

1834 reiste die 34-jährige Malerin und Dichterin Melanie d'Hervilly-Gohier (1800 – 1878) aus Paris zu Hahnemann, um sich von ihm behandeln zu lassen. Nach drei Monaten ließen sich die beiden trauen und fünf Monate später verließ Hahnemann im Alter von 80 Jahren Köthen, um mit seiner Ehefrau in Paris eine Praxis zu eröffnen.

Paris war in der ersten Hälfte des 19. Jahrhunderts die bedeutendste Metropole des gesellschaftlichen und wissenschaftlichen Lebens der westlichen Welt. Dort wurde Hahnemann begeistert empfangen und führte mit seiner Frau eine luxuriöse Praxis und eine Poliklinik, in der Arme kostenlos behandelt wurden. Die Patienten kamen aus allen Teilen Europas und aus allen gesellschaftlichen Schichten.

Hahnemann entwickelte in dieser Zeit die Q-Potenzen (s. ab S. 54). Er war sehr sicher in der Arzneifindung und hatte viele rasche und unglaubliche Erfolge. Es wird beschrieben, dass er neben Arzneien den Patienten Worte der Weisheit mit auf den Weg gab.

Am 2.7.1843 starb Hahnemann an Pneumonie im Alter von 88 Jahren in Paris.

Seine Frau Melanie adoptierte ein Mädchen, das 1857 Karl Bönninghausen heiratete, den Sohn von Hahnemanns Schüler und Freund Clemens von Bönninghausen. Karl Bönninghausen eröffnete in Paris eine Praxis, in der Melanie intensiv mitarbeitete, bis sie 1878 mit 78 Jahren starb.

Sie ruht heute zusammen mit Dr. Samuel Hahnemann auf dem Prominenten-Friedhof Père Lachaise in Paris.

Aufgrund von Streitigkeiten wurde die sechste und letzte Auflage des Organons erst 78 Jahre nach Hahnemanns Tod von Richard Haehl im Jahr 1921 veröffentlicht.

Zusammenfassung

- Dr. Samuel Hahnemann ist der Begründer der Homöopathie.
- Der Chinarindenversuch führte Hahnemann zum Ähnlichkeitsgesetz. Dem Versuch folgten viele Jahre der Forschung, bis er sich 1796 an die Öffentlichkeit wandte.
- Als eigentliche Geburtsstunde der Homöopathie gilt der 1796 veröffentlichte Aufsatz „Versuch über ein neues Prinzip zur Auffindung der Heilkräfte der Arzneisubstanzen, nebst einigen Blicken auf die bisherigen" in Hufelands Journal.
- Bis zu seinem Tod entwickelte Hahnemann die Homöopathie stetig weiter.
- Die Q-Potenzen sind nur in der sechsten Auflage des Organon beschrieben. Diese wurde jedoch erst 1921 veröffentlicht, sodass es lange Zeit dauerte, bis die Q-Potenzen wieder in die homöopathische Praxis Einzug hielten.

Übersicht über die Werke Samuel Hahnemanns

Hahnemann hat im Laufe seines Lebens eine Vielzahl von Büchern und Artikeln geschrieben. Bis zu seinem Lebensende hat er neben seinen Übersetzungen ca. 27 000 Seiten publiziert. Die Publikationen können eingeteilt werden in Artikel, in denen es nicht oder kaum um Homöopathie geht, und Artikel bzw. Bücher zur Homöopathie. Das Wissen um die Entwicklung Hahnemanns (s. S. 8) und die seiner Werke führt zu einem größeren Verständnis für die Strömungen in der Homöopathie (s. S. 12), die sich teilweise auf dasselbe Werk, aber eine andere Auflage berufen.
Hahnemanns Bücher strotzen vor Polemik und Anfeindungen gegenüber den ausübenden Medizinern und der Allopathie. Diese Anfeindungen müssen beim Lesen von Hahnemanns Büchern in den Kontext des damaligen Lebens, der Medizin und der Therapiemöglichkeiten (s. S. 6) eingeordnet werden. In unserer heutigen Zeit ist es nicht notwendig, diese Polemik weiterzuführen. Es ist eher an der Zeit, mit viel Wissen klar und eindeutig homöopathisch zu behandeln und im anerkennenden Dialog mit der Schulmedizin zu bleiben.

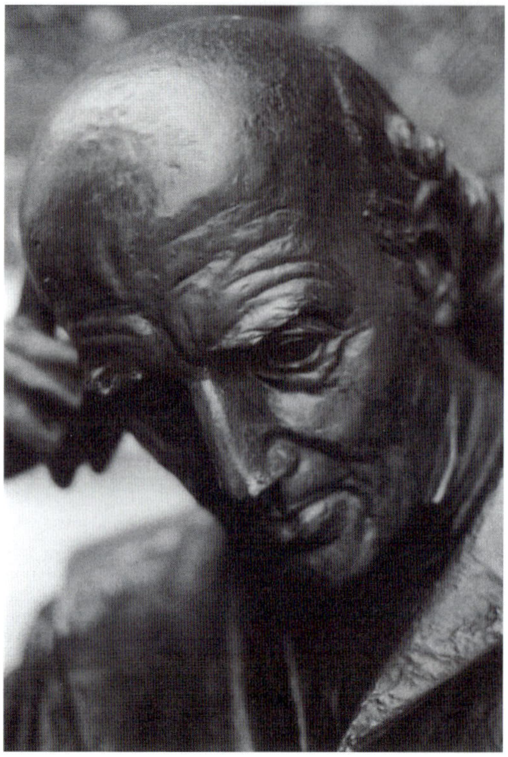

Abb. 1: Dr. Samuel Hahnemann. [5]

Nicht homöopathische Werke

Neben seinen Übersetzungen finden sich viele chemische, hygienische und pharmazeutische Arbeiten von Hahnemann. Seine Arbeiten wurden in angesehenen Zeitschriften übersetzt. Einige seiner Arbeiten werden hier stellvertretend genannt:

- **Ätiologie und Therapie von Krampfleiden** (1779): Dissertation Hahnemanns.
- **Anleitung alte Schäden und faule Geschwüre gründlich zu heilen** (1784): Hahnemanns Anleitung zur Therapie von Geschwüren. Zur Stärkung braucht der Patient Bewegung an frischer Luft, Diät und eine gute psychische Verfassung.
- **Die Weinprobe auf Eisen und Blei** (1788): Diese hahnemannsche Weinprobe wurde in vielen Ländern amtlich eingeführt.
- **Genauere Bereitungsart des auflöslichen Quecksilbers** (1789): Hahnemanns Angaben zur Herstellung eines löslichen Quecksilberpräparats: Mercurius solubilis Hahnemanni.
- **Unterricht für Wundärzte über die venerischen Krankheiten** (1789): Hahnemanns Angaben zur Behandlung der Syphilis in 693 Paragrafen. Seine Vorgehensweise war, eine Art Kunstkrankheit, die er „Merkurialfieber" nannte, zu erzeugen, die die Syphilis heilte. Außerdem Angaben zur Symptomatik und Therapie des Trippers (Gonorrhöe).
- **Apothekerlexikon** (1793–1799): Hahnemann hat das pharmazeutische Wissen seiner Zeit in vier Bänden zusammengefasst. Das Apothekerlexikon war noch lange danach ein Standardwerk für Apotheker.
- **Der Kaffee in seinen Wirkungen** (1803): Genaue Beobachtungen Hahnemanns zu den Wirkungen des Kaffees.
- **Äskulap auf der Waagschale** (1805): Hahnemanns kritische Auseinandersetzung mit dem Arztberuf. Er kritisiert die Anatomie und Chemie wegen ihrer „zerteilenden" analytischen Herangehensweise.
- **De Helleborismo Veterum** (1812): Hahnemanns Habilitationsschrift. Analyse zur Verwendung der Heilpflanze Veratrum album in der Antike. Die Homöopathie erwähnt er nicht.

Homöopathische Werke

- **Versuch über ein neues Prinzip zur Auffindung der Heilkräfte der Arzneisubstanzen, nebst einigen Blicken auf die bisherigen** (1796): Erste Veröffentlichung Hahnemanns zum Ähnlichkeitsgesetz, ausgehend vom Chinarinden-Versuch. 1796 gilt deshalb als das Geburtsjahr der Homöopathie, obwohl diesem Jahr schon einige Jahre an Forschungen und Arzneimittelprüfungen vorausgegangen sind.
- **Krankenjournale** (seit 1799 geführt): Hahnemann hat diese Krankenjournale genauestens geführt. Sie zeigen Abweichungen seines praktischen Handelns im Vergleich zur niedergeschriebenen Theorie. Das erklärt sich daher, dass Hahnemann in seiner Praxis experimentierte und Neues erprobte. Seine gewonnenen Erfahrungen schrieb er dann in seinen Büchern nieder bzw. korrigierte sie.
- **Fragmenta de viribus medicamentorum positivis, sive in sano corpore humano observatis** (1805): Diese zwei Bände enthalten Prüfungs- und Vergiftungssymptome von 27 Arzneien. Die Bücher können als Vorläufer des Repertoriums und der Materia medica gesehen werden.
- **Heilkunde der Erfahrung** (1805): Hahnemann präsentiert die Homöopathie erstmals zusammenhängend. Das Buch kann als Vorläufer des Organons gesehen werden.

Fingerzeige auf den homöopathischen Gebrauch der Arzneien in der bisherigen Praxis (1807): Enthält viele Grundlagen der Homöopathie, die im Organon wortwörtlich wiederzufinden sind.

Organon der rationellen Heilkunde (1810): Hahnemann präsentiert die Homöopathie zusammenhängend in Form von Paragrafen. Hahnemann beschreibt im „Organon" die theoretischen Prinzipien der Homöopathie und gibt praktische Hinweise für das Anamnesegespräch und die Arzneimittelherstellung. Das Ähnlichkeitsgesetz gilt als therapeutisches Hauptprinzip: Similia similibus curentur. Er fordert Arzneimittelprüfungen am Gesunden und die Gabe von Einzelmitteln. In folgenden Auflagen präzisiert und korrigiert er seine Angaben und Erfahrungen immer weiter. Die zweite Auflage nennt Hahnemann **„Organon der Heilkunst"** (1819). In der dritten Auflage (1824) finden sich bereits Andeutungen zu den chronischen Krankheiten. Er geht in den frühen Veröffentlichungen von einer Wirkungsabschwächung bei Verdünnung von Medikamenten aus. In den letzten Auflagen favorisiert Hahnemann immer höhere Potenzen: In der fünften Auflage (1833) die C30-Potenzen mit tage- bis wochenlangen Wirkunksräumen und in der sechsten Auflage die tägliche Einnahme von Q-Potenzen (1 : 50 000). In diesem Stadium geht er von einer Zunahme der Wirkung mit steigendem Potenzgrad aus.

Bis 1921 behandelten die Homöopathen in der ganzen Welt nach der fünften Auflage des „Organons", da die sechste Auflage (1842) aufgrund von Streitigkeiten erst 1921 durch Richard Haehl veröffentlicht wurde.

Das „Organon" kann grob eingeteilt werden:

- §§ 1 – 70: theoretische Grundlagen
- §§ 71 – 291: praktische Konsequenzen (§§ 72 – 104 Anamnese, §§ 105 – 145 Arzneimittelprüfung am Gesunden, §§ 146 – 285 Anwendung der Arzneimittel)

Vom „Organon" gibt es sechs Auflagen, die Hahnemanns Entwicklung widerspiegeln. Während Hahnemann in der fünften Auflage alle Angaben und Hinweise zu C-Potenzen gibt, beschreibt er diese in der sechsten Auflage für die Q-Potenzen!

Reine Arzneimittellehre (1811 – 1821): In den Jahren 1811 – 1821 entstand die sechsbändige „Reine Arzneimittellehre". Es ist eine Prüfungssymptomensammlung von 63 Arzneien mit der Toxikologie der Ausgangsstoffe. Die Symptome stammen vor allem aus den Arzneimittelprüfungen in der Leipziger Zeit, als Hahnemann an der Universität lehrte und sich ein Arbeitskreis um ihn formte. Er hob bei manchen Arzneimitteln Charakterzüge hervor. Das regte spätere Homöopathen an, sehr ausführlich Gemütslage und Charakter zu beschreiben, die sog. Arzneimittelbilder. Hahnemann gab bei etwa einem Drittel der Arzneimittel krankheitsbezogene Indikationen an, z. B. die Gabe von Spongia bei Krupp. Diese unabhängig von den individuellen Symptomen gemachten Aussagen könnten ein Vorläufer der „bewährten Indikationen" sein. In der zweiten Auflage beschreibt Hahnemann 66 Arzneien – unter ihnen sind Pflanzen, Metalle, chemische Stoffe und der Magnet.

Die chronischen Krankheiten, ihre eigentümliche Natur und homöopathische Heilung (1828 – 1830): In der Leipziger Zeit hat Hahnemann sich verstärkt mit der Bedeutung, Entstehung und Behandlung von chronischen Krankheiten auseinandergesetzt. Seine Schlussfolgerungen finden sich in diesem Buch. Die erste Auflage besteht aus vier Bänden. Im ersten Band beschreibt er die Theorie der chronischen Krankheiten Psora, Sykosis, Syphilis. Fast drei Viertel des Platzes nimmt die Beschreibung der Psora ein. Er nennt hier auch bewährte Indikationen, wie z. B. die Gabe von Arsen bei Magenverkältung mit Obst. In den anderen drei Bänden beschreibt Hahnemann die Arzneimittel, mit denen chronische Krankheiten behandelt werden können. Hahnemann führt fast alle Beschwerden auf drei Infektionskrankheiten zurück, die chronisch verlaufenden Miasmen. Die zweite Auflage entstand von 1835 – 1839 und besteht aus fünf Bänden.

Zusammenfassung

- Hahnemann veröffentlicht schon vor seiner Entdeckung der Homöopathie viele Bücher und Artikel.
- Nach der ersten Veröffentlichung zur Homöopathie mit Formulierung des Ähnlichkeitsgesetzes 1796 publiziert er fast nur noch homöopathische Literatur.
- Hahnemann forscht und experimentiert sein ganzes Leben lang. Er entwickelt die Therapieprinzipien der Homöopathie, die Dosierungen und die Arzneimittelherstellung immer weiter.
- In den letzten Jahren beschäftigt Hahnemann sich mit den chronischen Krankheiten und entwickelt immer höhere Potenzierungsstufen – bis zu 1 : 50 000.

Homöopathie von 1800 – 2000

Ausgehend von der ursprünglichen Lehre Hahnemanns entwickelte sich die Homöopathie im Laufe der Zeit weiter. Dadurch existieren heute zum Teil recht heterogene Strömungen. Die folgende Übersicht über die Geschichte der Homöopathie soll Ihnen helfen, bekannte Homöopathen und Strömungen geschichtlich einordnen zu können.

Homöopathie von 1800 – 1900

Schon zu Hahnemanns Zeit gab es zwei Lager von Anhängern, zum einen die sog. „Hahnemannianer", die Hahnemann in allem nachfolgten, und zum anderen die später sog. „Naturwissenschaftlich-Kritischen", die z. B. die Entwicklung Hahnemanns zu den Hochpotenzen und der Psora-Theorie nicht nachvollziehen konnten. Hahnemann reagierte irritiert auf die Spaltung seiner Anhänger, denn nun musste er sich nicht nur gegenüber den Allopathen, sondern auch gegenüber den kritischen Homöopathen rechtfertigen.

Entwicklung zu Lebzeiten Hahnemanns

Hahnemann führte mit vielen seiner Schüler Arzneimittelprüfungen durch, die zur Veröffentlichung der „Reinen Arzneimittellehre" führten (s. S. 10). Einer seiner Schüler war Ernst Stapf (1788–1860), der 1822 das „Archiv für die homöopathische Heilkunst" gründete, bekannt als „Stapfs Archiv".
G. H. G. Jahr (1800–1875) arbeitete bei Hahnemann in Köthen. Der Jurist C. M. F. von Bönninghausen (1785–1864) wurde durch die Heilung von eitriger Schwindsucht durch Pulsatilla zum überzeugten Laienhomöopathen. Er entwickelte das erste Repertorium und gehörte zu Hahnemanns engsten Vertrauten. Hahnemanns Schüler Moritz Müller (1784–1849) war ein Vertreter der später sog. naturwissenschaftlich-kritischen Richtung, die sich gegen Hahnemanns Absolutheitsanspruch stellte und in Deutschland bis etwa 1900 eine führende Rolle einnahm. Den russischen Laienhomöopathen Korsakoff kannte Hahnemann nur über Briefwechsel, er entwickelte 1831 eine spezielle Potenzierungsmethode, die bis heute verwendet wird (s. S. 38).
Durch den zunehmenden Bekanntheitsgrad wurden Vorlesungen an der Leipziger und Münchner Universität gehalten (u. a. von G. C. Hartlaub, C. Haubold, M. Müller, C. G. Caspari, Hahnemanns Sohn Friedrich, J. J. Roth).
Es wurden außerdem homöopathische Vereine, Zeitschriften und Krankenhäuser gegründet: 1829 riefen 22 homöopathische Ärzte den „Verein zur Beförderung und Ausbildung der homöopathischen Heilkunst" ins Leben, 1832 umbenannt in den „Homöopathischen Zentralverein" mit seiner „Allgemeinen homöopathischen Zeitung" (AHZ). Von 1834–1848 publizierte der „Homöopathische Verein für das Großherzogtum Baden" die Zeitschrift „Hygea". Die ersten homöopathischen Krankenhäuser wurden voller Enthusiasmus eröffnet und oft aufgrund von Streitigkeiten und Konflikten zwischen den Kritikern und den Hahnemannianern wieder geschlossen. Hering entwickelte die Potenzierung im Verhältnis 1 : 10. Er verwendete diese D-Potenzen jedoch nicht, da er keinen Vorteil in ihnen sah. 1836 entwickelte Vehsemeyer in Deutschland die D-Potenzen, die daraufhin häufig verwendet wurden und zunächst Hahnemanns C-Potenzen verdrängten. Erst nach dem 2. Weltkrieg nahm in Deutschland die Verordnung von C- und Q-Potenzen wieder zu.
Bereits zu Hahnemanns Lebzeiten entwickelte sich aus der Homöopathie die Isopathie, die Gleiches mit Gleichem statt Ähnliches mit Ähnlichem (= homöopathisches Ähnlichkeitsgesetz) behandelt.

Weiterentwicklung nach Hahnemanns Tod

Viele Homöopathen emigrierten nach Amerika und in andere Länder, als der hoffnungsvollen Märzrevolution ein erneuter Machtgewinn der reaktionären Kräfte folgte. Dies führte neben der weltweiten Verbreitung der Homöopathie dazu, dass Hahnemanns Werke in viele andere Sprachen übersetzt wurden. Häufig lagen diesen Übersetzungen allerdings nicht die aktuellen Auflagen zugrunde. Dies könnte eine Ursache dafür sein, dass heute in verschiedenen Ländern Differenzen bestehen, z. B. bei der Gabe der Potenzen. Zur weltweiten Verbreitung der Homöopathie trugen u. a. Constantin Hering (1800–1880), J. M. Honigberger (1795–1869) und B. J. Mure (1809–1858) bei. Hering sollte als angehender Chirurg in einem Artikel die Homöopathie widerlegen, wurde aber aufgrund seiner Recherchen zum begeisterten Homöopathen. Er reiste nach Südamerika, wanderte nach Amerika aus und gründete dort die erste homöopathische Hochschule. Neben seinen vielen Arzneimittelprüfungen entdeckte er das Nitroglycerin nicht nur für den homöopathischen, sondern auch für den schulmedizinischen Gebrauch.
Die Schulmedizin machte große Fortschritte in Grundlagenfächern wie Anatomie, Physiologie, Pathologie und in der klinischen Diagnostik – sowohl das Stethoskop als auch die Auskultation und Perkussion fanden erstmals ihre Anwendung in der klinischen Untersuchung.
Die jungen Homöopathen suchten nach organspezifischen Arzneien und orientierten sich mehr am Charakter und der Ursache der Krankheit. Es wurden fast ausschließlich D-Potenzen verschrieben. Bekannte Homöopathen dieser Zeit waren Ernst Bastanier (1870–1953) und Alfons Stiegele (1871–1956). An den Universitäten gab es Lehrstühle für Homöopathie, jedoch hatten die Studenten, die sich mit der Homöopathie beschäftigten, mit Repressalien und Androhungen vonseiten der Fakultäten zu kämpfen. Einer der wenigen Hahnemannianer dieser Zeit war Arthur Lutze (1813–1870), der in Köthen eine populäre Heilanstalt führte. Er publizierte die „Fliegenden Blätter" (1858–1877) und die „Populäre homöopathische Zeitung" (1855–1871). Andere bekannte Hahnemannianer dieser Zeit waren Emil Schlegel (1852–1934) und Karl Stauffer (1870–1930). 1868 wurde in Baden-Württemberg die „Hahnemannia" gegründet, die später der größte und einflussreichste homöopathische Verein mit ihrer Vereinszeitschrift „Homöopathische Monatsblätter" wurde.

> Die Laienbehandler formierten sich in Vereinen, die in der Folgezeit eine wichtige Rolle spielten, da sie die Homöopathie auch in Krisenzeiten am Leben erhielten. Zwischen 1870 und 1933 wurden über 400 Laienvereine gegründet, die u. a. im Ersten Weltkrieg homöopathische Taschenapotheken an die Front schickten.

Taschenapotheken stammten großteils von Willmar Schwabe (1839–1917), der 1866 erstmals eine homöopathische Apotheke gründete, aus der sich die „Deutsche Homöopathie Union" (DHU) entwickelte. Gegenüber Vereinfachungen und extremen Abweichungen vom Ähnlichkeitsgesetz distanzierten sich die Homöopathen im Zentralverein einheitlich: Zu nennen sind die 1874 von Wilhelm Heinrich Schüssler (1821–1898) begründete Biochemie, die damals aufkommende Komplexmittelhomöopathie und die Elektro-Homöopathie. 1865 gelang es dem österreichischen Physiker und Chemiker Joseph Loschmidt (1821–1895) erstmals, Molekülgrößen zu bestimmen. Seitdem ist mithilfe der Loschmidtschen Zahl berechenbar, dass ab D24 bzw. C12 nur noch zufällig Moleküle der Ausgangssubstanz in den Arzneimitteln enthalten sind.

Homöopathie ab 1900

Aufgrund des Wissenszuwachses in der Schulmedizin kam es zu einer zunehmenden Technisierung und Aufgliederung in Fachbereiche. Die Bakterien waren als Ursache von Erkrankungen entlarvt, aber es waren schon erste Fragen vonseiten der Patienten zu hören, warum dann nicht jeder krank wurde, der Kontakt mit den Erregern hatte. Nicht nur die Patienten wandten sich vermehrt der Homöopathie zu, auch der Industrielle Robert Bosch (1861–1942) gründete 1925 den Hippokrates-Verlag und eröffnete das homöopathische Robert-Bosch-Krankenhaus.

> 1926 erwarb Bosch die wertvolle Hahnemann-Sammlung von Richard Haehl, die im heutigen Institut für Geschichte der Medizin der Robert-Bosch-Stiftung in Stuttgart erhalten ist.

Auch der bedeutende Leiter der chirurgischen Universitätsklinik Berlin August Bier (1861–1949) sprach sich 1925 öffentlich für die Homöopathie aus. Daraufhin hielt Ernst Bastanier (1870–1953) an der Berliner Friedrich-Wilhelm-Universität von 1928 bis 1938 Vorlesungen über Homöopathie. 1929 eröffnete eine homöopathische Universitätspoliklinik in Berlin, die hauptsächlich über die Arzneimittelhersteller Schwabe und Madaus finanziert wurde.
Am 30. Januar 1933 wurde Adolf Hitler zum Reichskanzler berufen. Da er die unterschiedlichen medizinischen Richtungen in ein Gesundheitssystem zusammenführen wollte, kam es 1935 zur Zwangsvereinigung der naturheilkundlichen und homöopathischen Verbände zur „Reichsarbeitsgemeinschaft der Verbände für naturgemäße Lebens- und Heilweise". Die Homöopathie schien gefördert zu werden: 1937 tagte der 12. Internationale homöopathische Kongress und es wurde erstmals die offizielle Zusatzbezeichnung „homöopathischer Arzt" verliehen. An sieben deutschen Universitäten existierten Lehraufträge; E. Bastanier, H. Rabe und A. Stiegele wurden zu Professoren ernannt. Es wurden insgesamt 13 homöopathische Krankenhäuser bzw. Abteilungen eröffnet. 1939 wurde das Heilpraktikergesetz erlassen, woraufhin einige der nichtärztlichen Behandler die Erlaubnis erhielten, ihre Tätigkeit unter der Berufsbezeichnung „Heilpraktiker" fortzuführen; Nachwuchs durfte aber nicht ausgebildet werden. 1941 wurden die Einzelverbände aufgelöst und unter dem „Deutschen Volksgesundheitsbund" zusammengeführt. Die naturheilkundliche und homöopathische Laienbewegung näherte sich in ihrem öffentlichen Auftreten der nationalsozialistischen Ideologie. Die NSDAP stellte die Forderung, dass mindestens 51 % der Vorstandsmitglieder Parteigenossen sind und die Jugendgruppen der Vereine in die Hitler-Jugend integriert werden. Daraufhin nahm im Laufe der Jahre die Aktivität der Laienbewegung stark ab, bis sie am Ende des Dritten Reichs nicht mehr vorhanden war. Der jüdische Homöopath Otto Leeser (1888–1964) musste nach England emigrieren. Nach seiner Rückkehr übernahm er 1949 die Leitung des Robert-Bosch-Krankenhauses und leitete viele Fortbildungen, in denen er u. a. Julius Metzger (1891–1976) ausbildete. Nach dem Zweiten Weltkrieg wurde die Homöopathie in Deutschland wesentlich durch die Homöopathie aus Amerika und der Schweiz beeinflusst.
In Amerika war die Homöopathie um die Jahrhundertwende fest ins Gesundheitssystem integriert. Es gab viele homöopathische Hochschulen, etwa 10 % aller Ärzte arbeiteten homöopathisch. Wichtige Homöopathen dieser Zeit waren A. Lippe (1812–1888), C. Dunham (1828–1877), T. F. Allen (1837–1902), H. C. Allen (1836–1909), J. H. Allen (1854–1925) (alle drei Allens waren Schüler von Hering), E. A. Farrington (1847–1885), J. T. Kent (1849–1916) und C. M. Boger (1861–1935).

> J. T. Kent hatte viel Einfluss auf die amerikanische und deutsche Homöopathie. Seine Werke orientieren sich an der fünften Auflage des „Organons", da die sechste Auflage erst 1921 publiziert wurde.

Kent wurde durch die homöopathische Heilung seiner Frau ein begeisterter Homöopath. Er integrierte einige Aspekte des Denkmodells Swedenborgs in die Homöopathie. In Kents Büchern sind diese Anteile oft schwer zu identifizieren, sie zeigen sich z. B. bei den Potenzgaben und der Hierarchisierung der Symptome: Swedenborg hatte eine komplexe Vorstellung von der Unendlichkeit, der man sich schrittweise annähern sollte. Kent integrierte dieses Wissen bei der Weiterentwicklung der C-Potenzen Hahnemanns: Die Potenzgrade werden scheinbar bis ins Unendliche gesteigert. Bei Swedenborg findet sich eine klare Hierarchisierung innerhalb der Strukturen des Menschen. Bei Kent findet sich dies in einem klaren Hierarchieschema der erhobenen und beobachteten Symptome wieder. Wichtig für die Homöopathiegeschichte ist das von Kent herausgegebene Repertorium, in dem die Symptome im „Kopf-zu-Fuß-Schema" aufgelistet sind: Die den oberen Körperregionen (Kopf) zugeordneten Symptome werden zuerst beschrieben, die den unteren Körperregionen (Fuß) zugeordneten Symptome folgen weiter hinten im Repertorium.
Einen Einschnitt in der amerikanische Geschichte der Homöopathie bedeutete der „Flexner-Report": Nach der Untersuchung zur Qualität von Lehre und Forschung an amerikanischen Hochschulen kam es zur Schließung vieler schulmedizinischer und homöopathischer Colleges. Während sich die schulmedizinischen Hochschulen wieder erholten, hatten die homöopathischen Hochschulen Probleme durch weniger Fürsprecher und Gelder, sodass die Homöopathie ihre Stellung im amerikanischen Gesundheitssystem verlor.

Zusammenfassung

- Schon zu Hahnemanns Zeit gab es zwei Lager von Homöopathie-Anhängern, die sog. „Hahnemannianer" und die sog. „Naturwissenschaftlich-Kritischen".
- Viele Laienhomöopathen und Ärzte kamen durch eigene Heilungserfolge zur Homöopathie, z. B. Bönninghausen und Hering.
- In Deutschland dominierte nach Hahnemanns Tod die „naturwissenschaftlich-kritische" Strömung der Homöopathie und die Verwendung von D-Potenzen.
- Erst nach dem 2. Weltkrieg kam es durch den Einfluss aus Amerika und der Schweiz zum Vorherrschen der „klassischen" Homöopathie in Deutschland. Diese Entwicklung wurde durch die Publikation der sechsten Auflage des Organons unterstützt.

Homöopathie heute

Homöopathie ab 1950

Nach vielen Schwierigkeiten gelang es Richard Haehl 1921, das Manuskript von Hahnemanns sechster Auflage des „Organon“ zu veröffentlichen. Die wichtigste Neuerung in der sechsten Auflage sind die Herstellung und Verordnung der Q-Potenzen, die den Schweizern R. Flury (1903–1977), A. Voegeli (1898–1993), Pierre Schmidt (1894–1987) und J. Künzli (1915–1992) aufgefallen war und durch sie verbreitet wurde. Adolf Voegeli veröffentlichte Bücher, die sich auf Hahnemanns Spätwerk beziehen, er lehrte in Seminaren das Konzept der chronischen Krankheiten und die Gabe von C- und Q-Potenzen. Dieser Einfluss sorgte ab 1950 für einen Wechsel in der deutschen Homöopathie. Die „klassischen“ Homöopathen gründeten 1957 die „Zeitschrift für Klassische Homöopathie“ und die naturwissenschaftlich-kritische Richtung verlor an Einfluss.
Ab 1960 wurde die Homöopathie Kents durch den Schweizer Pierre Schmidt in Deutschland bekannt. Er fuhr nach Amerika, um bei Kents Schülern Alonzo Austin (1894–1987) und Frederica Gladwin (1856–1931) die Homöopathie zu erlernen. Austin und Gladwin schenkten Schmidt mehr als 1000 verschiedene homöopathische Werke und mehr als 4000 von Kents Hochpotenzen. Schmidt gründete nach seiner Rückkehr mit seiner Ehefrau, der Pharmazeutin Dora Nagel, die homöopathische Arzneimittelfirma Schmidt-Nagel in Genf, die bis heute existiert. Die Arzneimittel werden nach Kents Vorgaben hergestellt: Bis zur C30 werden die Arzneimittel nach Hahnemann in der Mehrglasmethode, von C30 bis zur C1000 (M) in der Korsakoffschen Einglasmethode und von der M aufwärts in der Fluktionsmethode hergestellt. Schmidt gründete 1925 die „Liga Homoeopathica Internationalis“ und bildete eine neue Generation von Homöopathen aus. Zu seinen Schülern gehören Otto Eichelberger, Horst Barthel (1922–2008) und Jost Künzli von Fimmelsberg. Sie hielten regelmäßig Kurse in Deutschland, lehrten Hierarchisierung, Repertorisierung und die Gabe von hohen C- und Q-Potenzen. Michael Barthel (*1948) und Künzli veröffentlichten „Kents Repertorium Generale“, in dem Künzli bewährte Rubriken und Mittel durch schwarze Punkte markierte, die sog. „Künzli-Punkte“. Michael Barthel lernte wie Dario Spinedi (*1950) bei Künzli. Barthel gründete den Barthel & Barthel-Verlag. Spinedi gründete 1997 die homöopathische „Clinica Santa Croce“ in Orselina (Tessin), in der schwer kranke Patienten stationär homöopathisch behandelt werden.

Homöopathie weltweit

Die Homöopathie ist mittlerweile in der ganzen Welt bekannt. Während die Homöopathie in Ländern wie Indien und Brasilien vollständig ins Gesundheitswesen integriert wurde, hat sie in vielen anderen Ländern einen kleinen, aber festen Platz in der medizinischen Versorgung. Teilweise hat eine ausgeprägte Schulenbildung innerhalb der Homöopathie stattgefunden. Einige Länder und Schulen sollen hier stellvertretend genannt werden.

Europa

Jürgen Becker (*1951) und Gerhardus Lang (*1931) entwickelten die „Boller-Schule“, deren Hauptcharakteristikum die Verreibung der Arzneien bis zur C4 ist. Der Italiener Massimo Mangialavori (*1958) ordnet den Arzneimitteln einer Arzneigruppe allgemeine Themen zu. Die einzelnen Arzneien innerhalb der Gruppe sind durch individuelle Unterthemen differenzierbar. Der Grieche George Vithoulkas (*1932) veränderte die Lehre der Homöopathie, indem er mit Video-Aufzeichnungen unterrichtet. Er gründete eine Akademie in Griechenland und lehrt die dynamische Entwicklung von Erkrankungen und Arzneimittelbildern. 1996 erhielt er den Alternativen Nobelpreis. Frederick Schroyens und Roger van Zandvoort trugen entscheidend zur Entwicklung der modernen Computerrepertorisation bei (Synthesis – Radar, Complete Repertory – Mac-Repertory). Jan Scholten (*1951) lernte bei Vithoulkas und A. Geukens und baute für seine Methode auf den Grundideen von Arij Vrijlandt (1911–1992) auf. Er analysiert Arzneimittel anhand der Serien und Stadien des Periodensystems, sodass Zusammengehörigkeiten und Unterschiede klarer werden und auch ungeprüfte Arzneimittel verwendet werden können. Problematisch erscheint, dass die von Hahnemann geforderte Arzneimittelprüfung entfällt. In England führt Jeremy Sherr sehr viele Arzneimittelprüfungen durch. Dort wird die Homöopathie durch das Königshaus unterstützt:
Die Kosten der homöopathischen Therapie werden vom staatlichen Gesundheitsdienst übernommen. Der Österreicher Mathias Dorcsi (1923–2001) etablierte seit 1975 ein systematisches homöopathisches Ausbildungsprogramm an der Universität und behandelte vorwiegend nach bewährten Indikationen. 1995 wurde von Studenten die „StudentInneninitiative Wien“ gegründet, durch die Medizinstudenten studienbegleitend in klassischer Homöopathie ausgebildet werden.

Russland

In Russland gibt es einige homöopathische Ambulatorien, Polikliniken und in Moskau ein homöopathisches Krankenhaus.

Südamerika

In Südamerika ist die Homöopathie sehr verbreitet. In Chile, Costa Rica, Kolumbien, Kuba, Mexiko und Venezuela ist sie heute staatlich anerkannt. Der Mexikaner Proceso Sanchez Ortega (1919–2005) hat die Miasmenlehre Hahnemanns weiterentwickelt und gelehrt. Der Argentinier Tomás Pablo Paschero (1904–1986) integrierte psychoanalytische Ideen in die Kentsche Homöopathie. Alfonso Masi-Elizalde (1932–2003) beschreibt die homöopathische Theorie auf der Grundlage der Glaubensvorstellungen von Thomas von Aquin (1225–1274): Der Mensch beneidet Gott um seine Vollkommenheit, dieser Neid führt zu Wahrnehmungsverzerrungen und Krankheiten.

Indien

In Indien wurde die Homöopathie 1973 den anderen Heilweisen gesetzlich gleichgestellt. Homöopathie wird wie Schulmedizin oder Ayurveda fünf Jahre lang studiert. Mittlerweile gibt es über 300 000 qualifizierte Homöopathen, etwa 7500 staatliche homöopathische Krankenhäuser und 300 private homöopathische Krankenhäuser. Mahatma Gandhi setzte sich für die Verbreitung der Homöopathie als Volksmedizin ein. Auch die Weltgesundheitsorganisation (WHO) unterstützt die Anwendung der Homöopathie in Indien. Interessant ist, dass, obwohl in Indien kein Fachbereich Psychosomatik existiert, die bekannten indischen Homöopathen primär den Gefühls- und Gemütszustand beachten. Zu nennen sind M. L. Sehgal (1929–2002) und Rajan Sankaran (*1960). Sankaran legt viel Wert auf das Wesen der Krankheit und die vitalen Empfindungen des Kranken. Er teilt die Arzneimittel ihren Ausgangssubstanzen (z. B. Pflanze, Mineral, Tier) und zehn Miasmen (z. B. Ringworm, Malaria) zu.

Homöopathie um 2000 in Deutschland

Ein bis zwei Prozent der Ärzte in Deutschland wenden heute Homöopathie in der täglichen Praxis an. Hierzu gehören Ärzte, die hauptsächlich bzw. fast ausschließlich homöopathisch behandeln, sowie Ärzte, die neben der Schulmedizin einige Globuli nach bewährten Indikationen an ihre Patienten verteilen. Im sich stark verändernden Krankenkassensystem wird sich auch der Stellenwert der Homöopathie weiter verändern. Im Rahmen der integrierten Versorgung zahlen auch einige gesetzliche Krankenkassen Homöopathie. Fraglich ist, ob unter den Umständen der Kassenmedizin der hohe Standard der Homöopathie aufrechterhalten werden kann oder die Gefahr besteht, dass Ärzte zu Schnellschuss-Homöopathie oder bewährten Indikationen greifen. Dies ist wohl ein Grund dafür, warum die meisten Kollegen, die fast ausschließlich homöopathisch arbeiten, sich privat niedergelassen haben, denn die Homöopathie braucht viel Zeit, engen Kontakt zum Patienten und Vertrauen. Die privaten Krankenkassen und privaten Zusatzversicherungen zahlen die Kosten für die Behandlung beim privat niedergelassenen Homöopathen.

In Deutschland kann Homöopathie nicht als separates Fach studiert werden. An den meisten Universitäten werden im Rahmen des Medizinstudiums seit 1981 Vorlesungen gehalten, seit 1993 ist die Homöopathie im Gegenstandskatalog der ärztlichen Prüfung aufgenommen. Lehre und Prüfung sind jedoch häufig sehr oberflächlich und theoretisch, sodass die Studierenden auf diesem Weg nur selten Zugang zu dieser faszinierenden Heilweise finden. Eher ist dies durch die studentischen homöopathischen Arbeitskreise möglich, die an vielen Universitäten existieren. Studenten organisieren für Studenten Arbeitskreise und Vorträge. Die Teilnehmer der Arbeitskreise treffen sich seit 1992 beim sog. „Wilseder Forum", um ihr Wissen und ihre Erfahrungen auszutauschen. Unterstützt werden sie von der Karl und Veronica Carstens-Stiftung und dem Förderverein Natur und Medizin.

Um die Homöopathie zu erlernen, gibt es vielfältige Möglichkeiten. Gängig ist es in Deutschland, nach Abschluss des Schulmedizinstudiums die Zusatzbezeichnung „Homöopathie" berufsbegleitend zu absolvieren. Sie besteht aus vier Kursen A–D, das Diplom wird nach sechs Kursen A–F verliehen. Alternativ ist es möglich, nach dem Medizinstudium einen Masterstudiengang in Homöopathie zu besuchen, der derzeit von Prof. Köster in Spanien angeboten wird. Außerdem gibt es viele andere Schulen, die auch für Heilpraktiker geöffnet sind, in denen meist über drei Jahre berufsbegleitend die Homöopathie erlernt werden kann.

Nach der doch oft theoretischen Ausbildung braucht jeder, der gute Homöopathie ausüben möchte, praktische Erfahrungen und Supervision. Das Beste ist, bei einem erfahrenen Homöopathen zu arbeiten oder zumindest von ihm Supervision zu bekommen. Wer die homöopathische Theorie stark verinnerlicht hat und schon im Studium mit schulmedizinischen und homöopathischen Augen die Patienten betrachten konnte, wird hier sicherlich Vorteile haben.

Neben Homöopathie-Praxen gibt es auch Krankenhäuser, die homöopathisch behandeln. Einige behandeln ausschließlich klassisch homöopathisch, wie z. B. die Clinica Santa Croce in Orselina (Schweiz) unter der Leitung von D. Spinedi und die Hahnemann-Klinik in Bad Imnau unter der Leitung von Heinz Huber. Am Dr. von Haunerschen Kinderspital der LMU München werden durch Mira Dorsci-Ulrich und Sigrid Kruse einige schwer kranke Kinder begleitend homöopathisch behandelt. Im Krankenhaus für Naturheilweisen unter der Leitung von B. Ostermayr wird neben der internistischen Therapie auch Homöopathie angewandt. An der Fachklinik Hofheim/Taunus befindet sich die homöopathische Praxis von U. Koch, die in die psychiatrische Klinikambulanz integriert ist. An der Universitäts-Frauenklinik Heidelberg existiert eine von der Karl und Veronica Carstens-Stiftung geförderte Ambulanz für Naturheilkunde. An der Charité Berlin existiert ein Lehrstuhl für Prävention und integrative Medizin.

Führende homöopathische Arzneimittelhersteller sind Schmidt-Nagel in Genf, Gudjons in Stadtbergen und Homoeoden in Belgien. Aus dem Homöopathie-Sektor der Firma Willmar Schwabe ist die Deutsche Homöopathie Union (DHU) entstanden.

Ausblick

Die Homöopathie wird immer bekannter und beliebter. Die Patienten wünschen sich eine homöopathische Therapie, bevor zu Antibiosen und anderen nebenwirkungsreichen Medikamenten gegriffen wird. Der Erfolg in der Praxis am Patienten und an sich selbst ist mit Sicherheit für jeden Einzelnen am überzeugendsten. Die Erforschung der physikalischen Wirksamkeit steckt jedoch noch in den Kinderschuhen. An einigen Universitäten, wie z. B. in Paris, Lyon, Montpellier, Stuttgart und Graz wird Forschung zur Homöopathie, zu Hochpotenzen und zum Wassergedächtnis betrieben, in denen interessante Modelle zur Erklärung der Wirkung entstehen (s. S. 20). Von anderer Seite besteht das Bestreben, schon vorhandene Theorien, wie z. B. die Quantenphysik, auf die Homöopathie anzuwenden. Hier ist z. B. W. Köster zu nennen mit der von ihm geprägten „quantenlogischen Homöopathie". Auch die Recherchen zur Geschichte der Medizin und die Erforschung der Hintergründe und Vorgehensweisen von bekannten Homöopathen führen zu einer Weiterentwicklung der Homöopathie.

Die Patienten und die Lernenden sehen sich zunächst einer Flut aus Strömungen der Homöopathie gegenüber. Der Lernende sollte sich zu Beginn mit den Grundlagen und den Grundgesetzen nach Hahnemann vertraut machen, um dann sein Wissen auf andere Gebiete auszuweiten. So kann er sein Wissen von einer soliden Basis aus erweitern und schneller überprüfen, was valide erscheint und was nicht. So gehen auch die meisten Künstler vor – sie beginnen ihren Weg mit Zeichnungen und klassischer Malerei, erweitern diese Basis durch die moderne Malerei, um dann ihren Bildern eine individuelle Note zu geben und zum Erfolg zu kommen. Wenn die Homöopathen auf diese Art und Weise mit Hingabe und Menschenverstand die Homöopathie erlernen, wird es hoffentlich nie an talentiertem und erfolgreichem Nachwuchs mangeln.

Zusammenfassung

- R. Hachl veröffentlichte 1921 Hahnemanns 6. Auflage des „Organon".
- Die sog. klassischen Homöopathen behandeln nach der sechsten Auflage des „Organon", sie gewannen in Deutschland ab 1950 an Einfluss.
- Ab 1960 wurde der Einfluss der amerikanischen Kentschen Homöopathie in die klassische Homöopathie integriert, aus der sich die Kent-Künzli-Schule bildete.
- Heute ist die Homöopathie weltweit bekannt und in vielen Staaten in das Gesundheitswesen integriert.

Das Ähnlichkeitsgesetz

Das Ähnlichkeitsgesetz ist ein zentraler Grundpfeiler der Homöopathie. Durch die Anwendung des Ähnlichkeitsgesetzes unterscheidet sich die Homöopathie von vielen anderen Heilweisen, u. a. von der Schulmedizin.

Hahnemann und das Ähnlichkeitsgesetz

Schon zu Hahnemanns Zeiten wurde die Erkrankung Malaria mit Chinarinde behandelt, ohne dass das Wirkprinzip bekannt war. Die Analyse und die Erforschung der physiologischen Wirkungen von Chinin auf den Organismus gelang erst François Magendie (1783–1855). William Cullen behauptete 1789 in seiner Arzneimittellehre, die Chinarinde wirke aufgrund ihrer den Magen stärkenden Bitterkeit bei Wechselfieber (Malaria). 1790 übersetzte Hahnemann Cullens Arzneimittellehre vom Englischen ins Deutsche und war mit dieser spekulativen Erklärung unzufrieden. Deswegen überprüfte er diese Angaben im Selbstversuch und bemerkte dabei, dass die Chinarinde „künstliches antagonistisches Fieber" und Symptome der Malaria bei ihm auslöste. In der Anmerkung der Übersetzung schreibt er:
„[…] ich nahm des Versuchs halber etliche Tage zweimahl täglich jedesmahl vier Quentchen gute China ein; die Füse, die Fingerspitzen, usw. wurden mir erst kalt, ich ward matt und schläfrig, dann fing mir das Herz an zu klopfen, mein Puls ward hart und geschwind, eine unleidliche Ängstlichkeit, ein Zittern (aber ohne Schauder), eine Abgeschlagenheit durch alle Glieder; Dann ein Klopfen im Kopfe, Röthe der Wangen, Durst, kurz alle mir sonst beim Wechselfieber gewöhnlichen Symptome erschienen nacheinander; doch ohne eigentlichen Fieberschauder. Mit kurzem: auch die mir bei Wechselfiebern gewöhnlichen besonders charakterischen Symptome, die Stumpfheit der Sinne, die Art von Steifigkeit in allen Gelenken, besonders aber die taube widrige Empfindung, welche in dem Periostium über allen Knochen des ganzen Körpers ihren Sitz zu haben scheint – alle erschienen. Dieser Paroxysm dauerte zwei bis drei Stunden jedesmahl, und erneuerte sich, wenn ich diese Gabe wiederholte, sonst nicht. Ich hörte auf, und ich war gesund. Anm. d. Üb."
Mit diesem Experiment begann die Wiederentdeckung und differenzierte Untersuchung des Ähnlichkeitsgesetzes durch Hahnemann. Er recherchierte in der Literatur und prüfte weitere potenzielle Arzneistoffe an sich, seiner Familie, Freunden und Schülern und bemerkte immer wieder, dass der gesunde Proband durch die Einnahme von Arzneien Symptome entwickelte. Durch den Analogieschluss zur Behandlung von Malaria durch Chinarinde kam er darauf, dass man mit diesen Arzneistoffen Krankheiten heilen können müsse, die eine ähnliche Symptomatik aufwiesen. Diese Vermutung konnte er durch Fälle bestätigen, die er in der Literatur las und durch Patienten, die er selbst behandelte, z. B. die Heilung von Mollusca contagiosa durch hinzukommende Varizellen. Nach sechs Jahren Forschung und Arzneimittelprüfungen veröffentlichte Hahnemann 1796 seine ersten Ergebnisse und präsentierte das Simile-Prinzip der Öffentlichkeit in seinem Artikel: „Versuch über ein neues Prinzip zur Auffindung der Heilkräfte der Arzneisubstanzen, nebst einigen Blicken auf die bisherigen".

> Hahnemann schreibt: „Jedes wirksame Arzneimittel erregt im menschlichen Körper eine Art von eigner Krankheit, eine desto eigenthümlichere, ausgezeichnetere und heftigere Krankheit, je wirksamer die Arznei ist. Man ahme der Natur nach, welche zuweilen eine chronische Krankheit durch eine andre hinzukommende heilt, und wende in der zu heilenden (vorzüglich chronischen) Krankheit dasjenige Arzneimittel an, welches eine andere möglichst ähnliche, künstliche Krankheit zu erregen im Stande ist, und jene wird geheilet werden: Similia similibus".

Im Krankheitsfall soll dem Kranken also eine Arznei verabreicht werden, die ein ähnliches Leiden wie das, das sie heilen soll, beim Gesunden erregen kann. Hahnemann beschreibt viele Beispiele für das Ähnlichkeitsgesetz, die er selbst erlebt, geheilt oder in Büchern gelesen und übersetzt hatte. Er beschreibt, dass das Ähnlichkeitsgesetz ein Naturgesetz ist, das sich bei Überlagerungen von Krankheiten immer wieder zeigt: Kommt zu einer chronischen Erkrankung, z. B. einem chronischen Hautausschlag, eine ähnliche Krankheit hinzu, wie z. B. Masern, so kann dies zu einer Auslöschung des chronischen Hautausschlages führen. Dies ist fast immer der Fall, wenn die zweite Erkrankung in ihren Symptomen und ihrer Äußerung der ersten Krankheit stark ähnelt. So kann Trauer und Gram durch einen neuen, stärkeren Trauerfall vermindert werden oder verschwinden. Die Einwirkung von etwas Ähnlichem führt zu dauerhafter Veränderung und Genesung, während Unähnliches heftig, aber meistens nur kurz wirkt. Um das Ähnliche zu finden, ist es wichtig, Krankheiten in ihrer Art und ihrem Verlauf sowie die Arzneimittel mit ihren Charakteristika zu kennen. Dazu schreibt Hahnemann:
„Man darf nur die Krankheiten des menschlichen Körpers genau nach ihrem wesentlichen Charakter und ihren Zufälligkeiten auf der einen, und auf der andern Seite die reinen Wirkungen der Arzneimittel, das ist, den wesentlichen Charakter der von ihnen gewöhnlich erregten, spezifischen künstlichen Krankheit nebst den zufälligen Symptomen kennen, die von der Verschiedenheit der Gabe, der Form, usw. herrühren und man wird, wenn man für die natürliche gegebene Krankheit ein Mittel auswählt, was eine möglichst ähnliche, künstliche Krankheit hervorbringt, die schwierigsten Krankheiten heilen können."
Aufgrund des Ähnlichkeitsgesetzes lassen sich viele Therapiemöglichkeiten ableiten: Zum Beispiel wird eine Verbrennungs-

wunde nicht gekühlt, sondern warmes Wasser oder Ofenwärme an die Wunde gebracht. Dies führt ggf. anfänglich zu etwas stärkeren Schmerzen, dafür sinkt das Risiko der Blasenbildung.
Wird jeweils mit dem ähnlichsten Arzneimittel behandelt, so kann es immer nur ein ähnliches Arzneimittel zu einem Zustand geben. Daraus lässt sich ableiten, dass immer nur ein Heilmittel zu einer Zeit benötigt wird. Es können nicht zwei Dinge einem Dritten im selben Maß am ähnlichsten sein.
Ein Vorteil bei diesem Vorgehen ist, dass die Wirkung dieses einen Heilmittels genau abgeschätzt werden kann, was bei der Anwendung mehrerer Arzneimittel auf einmal nicht möglich ist.

Das Ähnlichkeitsgesetz vor Hahnemann

Schon vor Hahnemann war das Simile-Prinzip in der Medizin erwähnt worden, Hahnemann hat das Ähnlichkeitsgesetz wiederentdeckt, systematisch geprüft und daraus eine Heilkunde entwickelt.
Das Ähnlichkeitsgesetz wurde in der Geschichte der Medizin schon häufig zitiert. Erste Textstellen zum Ähnlichkeitsgesetz finden sich in der Bibel im Buch Mose und in der Troja-Sage. In der Heilkunde wurde das Ähnlichkeitsgesetz bei **Hippokrates** (ca. 460–370 v. Chr) erwähnt. Hippokrates beschrieb die beiden Prinzipien der Heilung:
„Beschwerden werden durch das ihnen Entgegengesetzte behoben, jede Krankheit nach ihrer Eigenart. [...] Eine andere Art ist folgende: Durch das Ähnliche entsteht die Krankheit, und durch die Anwendung des Ähnlichen wird die Krankheit geheilt."

Paracelsus (1493–1541) schrieb, er habe die Behandlung durch Gegensätzliches als Heilmethode verworfen: „Contraria a contraribus curantur, das ist das Warme vertreibt das Kalte, das ist falsch. In der Heilkunde ist das niemals richtig gewesen." Außerdem äußerte er sich in seinen Schriften zur Lebenskraft und zur nicht-materiellen Arzneiwirkung.
Auch von **Johann Pharamundus Rummel** (ca. 1600–1660) wurde das Ähnlichkeitsgesetz beschrieben.
Simon Boulduc beschrieb, dass die abführenden Eigenschaften des Rhabarbers zum Kurieren von Durchfall geeignet seien. **Georg Detharding** erwähnte, dass Sennesblätteraufgüsse Koliken stillen, weil sie beim Gesunden einen kolikähnlichen Zustand herbeiführen können. **Hahnemann** beschrieb in seinem Vorwort zum „Organon" noch viele andere Erfahrungen von Kollegen zum Simile-Prinzip: Bei einem Hitzschlag soll eine Hitze hervorbringende Flüssigkeit getrunken werden, wie z. B. Branntwein. Eine Verbrennung wird in die Nähe von Feuer gehalten, da die Haut nach anfänglichem Schmerz besser verheilt
Zu Hahnemanns Zeit lebte **Anton Storck** (1731–1803), der eine Zeit lang mit Joseph von Quarin zusammenarbeitete, bei dem Hahnemann in Wien lernte. Anton Stoerck beschrieb das Ähnlichkeitsgesetz und führte Arzneimittelprüfungen am Gesunden durch mit den Arzneimitteln Conium, Aconitum, Colchicum, Hyoscyamus, Pulsatilla. Er sagte, der Arzt solle die Krankheit kennen und die Symptome, die „ähnliche Heilmittel" hervorrufen. Aufgrund des Wissens der Krankheiten und der Symptome der ähnlichen Heilmittel schlug er vor, Geisteskrankheiten mit dem Arzneimittel Stramonium (Stechapfel) zu behandeln. Er nahm somit den Ansatz der Homöopathie zeitnah vorweg.

Zusammenfassung

- Das Ähnlichkeitsgesetz ist elementarer Bestandteil der Homöopathie.
- Durch das Ähnlichkeitsgesetz unterscheidet sich die Homöopathie von vielen anderen Heilweisen.
- Der Chinarindenversuch gilt als das Schlüsselexperiment zur Wiederentdeckung des Ähnlichkeitsprinzips durch Dr. Samuel Hahnemann.
- Das Ähnlichkeitsprinzip wurde schon vor Hahnemann erwähnt, er war jedoch der Erste, der es systematisch prüfte und auf diesem Naturgesetz die Heilkunde Homöopathie aufbaute.

Gesundheit und Krankheit aus homöopathischer Sicht

In der Homöopathie geht es nicht um die Behandlung von Krankheitsnamen, sondern um den Menschen mit seinen Beschwerden, der in den Mittelpunkt der Behandlung tritt. Nicht umsonst widmete Hahnemann seinen ersten Paragrafen im Organon dem Arzt und dem Kranken:
„Des Arztes höchster und einziger Beruf ist, kranke Menschen gesund zu machen, was man heilen nennt.“ (Hahnemann, Organon 6, § 1)
Es ist der Kranke, der zur Genesung gebracht werden soll, nicht nur sein Körper oder sein Gewebe. Die Homöopathie ist eine ganzheitliche Heilkunst, das heißt, die Beschwerden werden nicht in einzelne Krankheitsdiagnosen geteilt, sondern es wird danach gesucht, was diese Krankheiten verbindet. Findet sich etwas wie ein „roter Faden“ im Gesamten? Zieht sich eine Auffälligkeit durch alle Beschwerden? Oder folgen sie zeitlich aufeinander, wechseln sie sich ab? Alle Symptome und Äußerungen des Kranken werden gesammelt und analysiert (s. ab S. 44). Sie führen in ihrer Gesamtheit zur Gabe eines Arzneimittels, das einen diesen Beschwerden ähnlichen Zustand beim Gesunden hervorrufen kann (s. S. 42). Durch das Arzneimittel werden Selbstheilungsprozesse im Organismus angestoßen. Hahnemann und seine Zeitgenossen kannten noch keine Viren, Bakterien und auch nicht das Immunsystem. Hahnemann kritisierte die materiellen Anschauungen einiger Kollegen und ging von einer dynamischen Ansteckung aus. Er hatte die Vorstellung, dass eine Kraft im gesunden Organismus walte, die er „Lebenskraft“ nannte.

Die Lebenskraft

Der Begriff der Lebenskraft existierte schon im 18. Jahrhundert. Sie wurde neben der Seele und der organisierten Materie benannt als Kraft, um Stoffwechselprozesse, Herzschlag und Kreislauf zu regeln. Sie diente in der Medizin der damaligen Zeit dazu, die vielen medizinischen Theorien und Anschauungen zu erklären und zu integrieren. Hahnemann nannte diese Energie „Lebenskraft“, „Lebensprincip“ oder „Dynamis“: Die Lebenskraft (Autokratie) ist eine geistartige Dynamis, die den materiellen Körper belebt und alle seine Teile in harmonischem Lebensgang hält.

> Hahnemann ging davon aus, dass zu Beginn einer Erkrankung immer eine Verstimmung der Lebenskraft vorliegt.

„Wenn der Mensch erkrankt, so ist ursprünglich nur diese geistartige, in seinem Organism überall anwesende, selbstthätige Lebenskraft (Lebensprincip) durch den, dem Leben feindlichen, dynamischen Einfluß eines krankmachenden Agens verstimmt; nur das zu einer solchen Innormalität verstimmte Lebensprincip, kann dem Organism die widrigen Empfindungen verleihen und ihn so zu regelwidrigen Thätigkeiten bestimmen, die wir Krankheit nennen, denn dieses, an sich unsichtbare und bloß an seinen Wirkungen im Organism erkennbare Kraftwesen, giebt seine krankhafte Verstimmung nur durch Aeußerung von Krankheit in Gefühlen und Thätigkeiten, (die einzige, den Sinnen des Beobachters und Heilkünstlers zugekehrte Seite des Organisms), das ist, durch Krankheits-Symptomen zu erkennen und kann sie nicht anders zu erkennen geben.“ (Hahnemann, Organon 6, § 11).
Die Verstimmung der Lebenskraft zeigt sich in der Gesamtheit der vorhandenen Symptome. Sie erfahren sie vom Patienten und können zusätzlich einige wahrnehmen. Diese Gesamtheit der Symptome führt Sie zur Arznei. Der Begriff der „Lebenskraft“ hatte in der Homöopathie weitreichende Kontroversen und Diskussionen zur Folge. Klunker (1923–2002) strich das Lebenskraftmodell und blieb bei dem pragmatischen Vorschlag, die benötigte Arznei phänomenologisch durch das Ähnlichkeitsgesetz zu erkennen.

Diagnose versus Gesamtheit der Symptome

In der Schulmedizin wird versucht, für jeden Kranken mit seinen Symptomen einen subsummierenden Begriff als Diagnose zu bestimmen, wie z. B. grippaler Infekt oder multiple Sklerose, um die Krankheit zu klassifizieren, die Therapie einzuleiten und eine Prognose abschätzen zu können. In der heutigen Zeit sollte dies keinem Kranken vorenthalten werden, denn auch für die homöopathische Therapie ist es wichtig zu wissen, welche Krankheit behandelt wird. Auch ein auffallender Befund sollte schulmedizinisch abgeklärt werden, um nicht ins Blaue hinein zu therapieren. In der Homöopathie ist es jedoch wichtig herauszuarbeiten, was diesen Patienten mit dieser Diagnose von einem anderen mit derselben Diagnose unterscheidet. Durch diese Individualisierung kann ein homöopathisches Arzneimittel für den Patienten gefunden werden. Dafür ist es unerlässlich, vom Kranken alle vorhandenen Symptome, Einschränkungen und das individuelle Befinden zu erfahren sowie seine Lebensumstände, Ängste und Sorgen zu verstehen und eine genaue Familienanamnese durchzuführen (s. ab S. 44). Durch diese genaue Analyse der individuellen Krankheit kann die Prognose abgeschätzt und die Therapie begonnen werden (s. ab S. 22). Alle Veränderungen und wahrnehmbaren Zeichen im Organismus repräsentieren die Krankheit in ihrem vollen Umfang, auch wenn sie nach schulmedizinischer Diagnosestellung nichts mit dieser Erkrankung zu tun haben. Sie reflektieren das Bild der inneren Krankheit, der Verstimmung der Lebenskraft. Die hervorgerufenen Krankheiten und Symptome werden nicht als je eigenständige Krankheiten bewertet, sondern sie sind ein Ausdruck der krankhaften Veränderung des Organismus. Als Beispiel kann hier ein Schwindel genannt werden, der zeitgleich mit der Diagnose eines Mamma-Karzinoms auftritt. Nach dem Ausschluss von möglichen Metastasenherden wird nach einer Untersuchung eine zweite Diagnose, z. B. die eines Lagerungsschwindels, gestellt. Schulmedizinisch würden damit zwei verschiedene Dinge einzeln behandelt. In der Homöopathie wird zwischen den beiden Diagnosen ein Zusammenhang hergestellt, da sie zeitlich aufeinanderfolgten: Der Schwindel wird somit zum wichtigen Symptom für die Verschreibung eines Arzneimittels und zur Verlaufsbeurteilung der Therapie.

Physikalisch gesehen suchen wir nach einer Funktion, die die Einzelteile verbindet. Es kann ein „roter Faden" sein, ein Charakteristikum, das alle Einzelteile im ganzen Organismus zu einem macht. Dies muss in der Arznei sein Pendant finden.
Kent schreibt zur Gesamtheit der Symptome:
„Der Ausdruck ‚Gesamtheit der Symptome' hat eine sehr weitreichende Bedeutung, ist ein wunderbar breiter Begriff. [...] bedeutet dieser Begriff nicht kleine unabhängige Symptömchen, sondern jenen Gesamteindruck, der klar und eindeutig die Natur der Krankheit umreißt. Viele kleine Symptome können ohne Schaden aus dieser Gesamtheit ausgelassen werden, wenn nur das Wesentliche, das Charakteristische, das typische Bild erfasst wird, das ist das Wichtigste für den Arzt, das allein ergibt die Indikation für die Wahl des Heilmittels." (Kent, Zur Theorie der Homöopathie, Kapitel 12)

Der Inbegriff der Symptome erscheint wie eine Skizze – es braucht nicht viele Zeichenstriche, aber einige wesentliche Striche dürfen nicht fehlen. Passen die hinzukommenden Charakteristika dazu, verstärken und verdeutlichen sie das Bild. Ähnlich ist es bei der Anamnese: Zu Beginn der Anamnese haben Sie Hinweise auf einige Mittel und mit jeder Aussage des Patienten, mit jedem Symptom zeigt sich das Wesentliche und Charakteristische der Skizze, die durch die hinzukommenden Symptome zur Zeichnung oder zum Gemälde werden kann.

Verlaufsbeurteilung

Da es sich um eine dynamisch verstimmte Lebenskraft handelt, benötigt sie zur echten Heilung der Symptome auch dynamische Arzneien (§ 16), die nach dem Ähnlichkeitsgesetz verschrieben werden. Die homöopathischen Arzneien wirken spezifisch genau, sind sanft und verträglich und haben selten Nebenwirkungen, da Hahnemann sie so weit potenzierte, bis sie noch eine Wirkung, aber selten Nebenwirkungen zeigten.

Homöopathische Medikamente in hohen Potenzen und auf längere Dauer auch in tiefen Potenzen sollten nicht von Laien als Selbstmedikation angewendet werden. In den oftmals eingenommenen großzügigen Gaben und häufigen Wiederholungen können sie zu Nebenwirkungen im Sinne einer Arzneimittelprüfung und zu einer Verschlechterung des Zustandes bzw. lokal unterdrückender Therapie führen, die dem Organismus eher schadet als hilft.

Zur Einschätzung der Arzneimittelwirkung und des Genesungsprozesses sind der Gesamteindruck des Kranken und die Veränderungen der einzelnen Symptome wichtig. Dadurch ist es möglich, auch eine Arzneiwirkung bei gleichzeitiger schulmedizinischer Therapie zu beurteilen, da schulmedizinisch nur lokal behandelt wird, homöopathisch sich aber auf allen Ebenen etwas verändern sollte. Ein Problem kann sein, dass durch die schulmedizinische Therapie wichtige Symptome fehlen.

Metaschematismus

Wenn ein Symptom der Erkrankung lokal therapiert wird und verschwindet, wie z. B. bei einer Behandlung von Neurodermitis durch Kortisoncreme, kommt es zu einem „Gestaltenwandel" der Erkrankung, die Hahnemann „Metaschematismus" genannt hat und für die heute oft der Begriff der „Unterdrückung" verwendet wird. Zu welcher Krankheit dies führt, hängt von unterschiedlichsten individuellen Faktoren ab, wie Alter, Geschlecht, Erbanlage, Konstitution, Disposition, Klima, Diät, Lebensweise, Vorerkrankungen, Familienerkrankungen und psychisches Allgemeinbefinden. Meistens verlagert sich die Symptomatik auf tiefer innen liegende Anteile, die lebenswichtiger sind. Als Beispiel kann hier die in der Medizin gut bekannte Reihenfolge der Krankheiten Neurodermitis – Pollinosis – Asthma bronchiale genannt werden. Hahnemann beschreibt es folgendermaßen:
„Vertrieb er [...] das von der Natur zur Erleichterung des innern Leidens auf der Haut bewerkstelligte Localsymptom von der Stelle, erneuerte so das innere, gefährlichere Uebel, und verleitete durch diese Vertreibung des Localsymptoms die Lebenskraft zur Bereitung eines schlimmeren Metaschematisms auf andere, edlere Theile; der Kranke bekam gefährliche Augen-Entzündung, oder Taubhörigkeit, oder Magen-Krämpfe, oder epileptische Zuckungen, oder Erstickungs- oder Schlagfluß-Anfälle, oder Geistes- oder Gemüths-Krankheit, usw. dafür." (Hahnemann, Organon 6, Einleitung)
Bei lokaler Therapie von Krankheiten mit mechanischen Ursachen kommt es nicht zu einem Metaschematismus, da hier keine tiefer liegende Erkrankung vorhanden ist. Als Beispiel kann die Entfernung von Fremdkörpern aus dem Auge sowie das Reponieren von Knochenbruchenden genannt werden. Doch auch danach kann der Organismus homöopathisch unterstützt werden, da er nun Kallus bilden muss, damit die Wundenden zusammenwachsen.

Zusammenfassung

- Bei der homöopathischen Behandlung wird die Gesamtheit der Symptome des Kranken behandelt.
- Nur aufgrund einer Diagnose kann keine homöopathische Therapie durchgeführt werden, da der Homöopath die Individualisierung dieses Kranken benötigt.
- Die homöopathische Therapie gehört in die Hände eines ausgebildeten Arztes oder erfahrenen Heilpraktikers.
- Bei oberflächlicher Verdrängung von Lokalsymptomen chronischer Erkrankungen kommt es zu einem Gestaltenwandel der Krankheit, bei dem meistens lebenswichtigere Organe betroffen werden.

Wirkungsmodelle der Homöopathie

Allgemeines

Die homöopathische Forschung erstreckt sich über viele Gebiete der Homöopathie. Mittlerweile sind neben den seit Hahnemann durchgeführten Arzneimittelprüfungen am Gesunden und Überprüfung der homöopathischen Literatur über 300 kontrollierte Studien zur Wirksamkeit der Homöopathie publiziert. Die homöopathische Forschung wird wegen fehlender Fördermittel primär von Stiftungen getragen, wie z. B. der Karl und Veronica Carstens-Stiftung und der Robert-Bosch-Stiftung. In diesem Kapitel sollen Hahnemanns Wirkungsmodell der potenzierten Arzneien sowie heutige Forschungsansätze zur Wirkung der Homöopathie dargestellt werden.

Hahnemanns Wirkungsmodell

Hahnemann hat das Ähnlichkeitsgesetz wiederentdeckt und erstmals systematisch untersucht. Er recherchierte Literatur, prüfte Arzneimittel am Gesunden, behandelte Patienten und analysierte deren Krankheits- und Genesungsverläufe. Zu seiner Zeit waren sowohl Bakterien und Viren als auch die Loschmidtsche Zahl noch nicht bekannt. Hahnemann war sich bewusst, dass die hochpotenzierten Arzneimittel nicht molekularpharmakologisch wirken konnten. Dies schreibt er im Organon, Anmerkung zu § 11:

„[...] Es sind nicht die körperlichen Atome dieser hoch dynamisirten Arzneien noch ihre physische oder mathematische Oberfläche [...], vielmehr liegt unsichtbarer Weise in dem so befeuchteten Kügelchen oder in seiner Auflösung eine aus der Arznei-Substanz möglichst enthüllte und freigewordene, spezifische Arzneikraft, welche schon durch Berührung der lebenden Thierfaser auf den ganzen Organism dynamisch einwirkt (ohne ihm jedoch irgend eine, auch noch so fein gedachte Materie mitzutheilen) und zwar desto stärker, je freier und immaterieller sie durch die Dynamisation geworden war."

Aufgrund seiner Beobachtungen hatte er ein anderes Wirkungsmodell, das er 1796 beschrieb:

„Jedes wirksame Arzneimittel erregt im menschlichen Körper eine Art von eigner Krankheit, eine desto eigenthümlichere, ausgezeichnetere und heftigere Krankheit, je wirksamer die Arznei ist."

Das heißt, er beobachtete, dass Arzneimittelgaben im Organismus zu Krankheiten führen, so wie dies auch bei Vergiftungen zu beobachten ist. Interessanterweise ist dies bei natürlichen Krankheiten nicht immer der Fall, hier kann z. B. bei der Ansteckung mit einem grippalen Infekt eine individuelle Empfänglichkeit beobachtet werden. Hahnemann schreibt weiter: „Man ahme der Natur nach, welche zuweilen eine chronische Krankheit durch eine andre hinzukommende heilt [...]". Hier beschreibt Hahnemann ein damals in der Medizin bekanntes Phänomen, dass z. B. Menschenpocken durch die hinzukommenden ähnlichen Varizellen geheilt werden. Im folgenden Satz erklärt Hahnemann, wie er sich aus diesen Beobachtungen die Wirkung der homöopathischen Arzneien ableitet: „[...] und wende in der zu heilenden (vorzüglich chronischen) Krankheit dasjenige Arzneimittel an, welches eine andere möglichst ähnliche, künstliche Krankheit zu erregen im Stande ist, und jene wird geheilet werden: Similia similibus." Das Arzneimittel kann also beim Patienten eine künstliche akute Krankheit hervorrufen, die die natürliche chronische Krankheit des Organismus auslöscht, wenn sie ihr ähnlich ist. Im Organon § 63 ff. erklärt Hahnemann dies genauer: Zu Beginn wirkt das Medikament auf den Organismus ein (Erstwirkung). Die Lebenskraft arbeitet gegen diese Einwirkung, was zu einem entgegengesetzten Befindenszustand führt (Nachwirkung, Gegenwirkung) oder zu einer Auslöschung des Reizes und somit zur Genesung (Nachwirkung, Heilwirkung). Für diese Reaktionen nennt er einige Beispiele: Eine in heißes Wasser getauchte Hand ist erst viel wärmer als die ungebadete Hand (Erstwirkung), nach dem Abtrocknen wird sie nach einiger Zeit aber viel kälter (Nachwirkung, Gegenwirkung). Starker Kaffee führt zu starker Munterkeit (Erstwirkung) und nach einiger Zeit zu Trägheit mit Schläfrigkeit (Gegenwirkung, Nachwirkung). Diese Nachwirkung kann für kurze Zeit palliativ durch wiederholtes Kaffeetrinken aufgehoben werden. Auch bei heute gebräuchlichen Medikamenten sind diese „paradoxen Reaktionen" bekannt, z. B. Analgetikakopfschmerz durch Aspirin, Unruhezustände durch Benzodiazepine, Beruhigung und Konzentrationssteigerung durch Methylphenidat.

Hahnemann potenzierte die Arzneien, um deren Toxizität, Nebenwirkungen und die heftigen Erstwirkungen und Gegenwirkungen zu verringern. Diese potenzierte Arznei „[...] bringt zwar eine, bei gehöriger Aufmerksamkeit wahrnehmbare Erstwirkung hervor; aber der lebende Organism macht dafür auch nur so viel Gegenwirkung (Nachwirkung), als zur Wiederherstellung des normalen Zustandes erforderlich ist."

Moderne Wirkungsmodelle

Um die Wirkung der Homöopathie zu untersuchen und moderne Wirkungsmodelle zu erstellen, werden verschiedene Forschungsansätze angewandt. Einige von ihnen sollen in diesem Kapitel vorgestellt werden.

- Für die Weiterentwicklung der Homöopathie in der täglichen Praxis werden alte Quellen und Schriften überprüft und bearbeitet, Arzneimittelprüfungen durchgeführt und Patientenkasuistiken veröffentlicht.
- Für die wissenschaftliche Anerkennung der Homöopathie werden Wirksamkeitsnachweise in Form von klinischen, epidemiologischen Studien und Grundlagenforschung durchgeführt.
- Für die Ableitung von Wirkungsmodellen werden Elemente aus der Chaostheorie, der Quantenphysik und der Wasserforschung auf die Homöopathie übertragen.

Literatur und Quellen

Homöopathen überprüfen alte Quellen und Schriften, um die heute verwendeten Bücher zu vervollständigen, zu validieren, zu korrigieren und zu aktualisieren. Alte Homöopathen haben oft sehr schwere Krankheiten homöopathisch behandelt, da sie keine Alternativtherapie hatten. Von diesen beschriebenen Anamnesen, Verläufen und Arzneimittelbeschreibungen kann jeder Homöopath eine Menge lernen und das Wissen in der täglichen Praxis anwenden.

Arzneimittelprüfungen

Homöopathen wiederholen und ergänzen schon bekannte Arzneimittelprüfungen und führen Arzneimittelprüfungen mit neuen Substanzen am Gesunden durch (s. S. 42).

Klinische Studien

Es wurden schon viele klinische Studien zur Homöopathie durchgeführt und veröffentlicht. Zu diesen gehören z. B. placebokontrollierte klinische Studien, prospektive, deskriptive, vergleichende Beobachtungsstudien und randomisierte kontrollierte Studien. Die einzelnen Studien zeigen dabei heterogene Ergebnisse, denn die bisherigen systematischen Übersichtsarbeiten lassen keine einheitlichen Aussagen zu. Dennoch konnte in etwa zwei Drittel der Studien nachgewiesen werden, dass Patienten von einer homöopathischen Therapie profitieren. Interessanterweise zeigen Untersuchungen zu schulmedizinischen Medikamenten und Methoden ein ähnliches Verhältnis von positiven zu negativen Studienergebnissen.

Grundlagenforschung

Grundlagenforschung wird im Labor z. B. zum Ähnlichkeitsgesetz, zu Hochpotenzen und zu einzelnen Arzneimitteln durchgeführt. Es gibt viele interessante Forschungsartikel zum Thema Ähnlichkeitsgesetz. Beispielhaft soll hier die Untersuchung von van Wijk und Wiegant beschrieben werden, die am Institut für molekulare Zellbiologie an der Universität Utrecht durchgeführt wurde. Van Wijk und Wiegant konnten die Mechanismen der Simile-Wirkung auf Zellkulturen experimentell nachweisen. Hierfür wurden Zellen mit toxischen Substanzen (Arsen, Kadmium, Hitzeschock, Quecksilber, Blei, Kupfer, Menadion, Diethyldithiocarbamat) geschädigt und das spezifische Reaktionsmuster der Reparaturproteine beobachtet. Wurde daraufhin die toxische Substanz in nichttoxischer Dosis zu den Zellen gegeben, führte dies zur Produktion von Reparaturproteinen und zu einer Verlängerung des Zellüberlebens. Bei diesem Ansatz wurde isopathisch vorgegangen. In der zweiten Phase der Regenerationsphase kam es jedoch zu einer Toleranzentwicklung und keiner Verbesserung der Zielparameter. Eine weitere Steigerung der Regenerationsprozesse war nur durch eine verdünnte Anwendung der Substanz erreichbar, die im ersten Untersuchungsschritt eine ähnliche zelluläre Reaktion auf das toxische Agens gezeigt hatte. Dieses Vorgehen entspricht somit einem homöopathischen. Damit konnte gezeigt werden, dass durch die Anwendung des Ähnlichkeitsprinzips auf zellulärer Ebene Selbstheilungsprozesse aktiviert werden können.

Ableitung von Wirkungsmodellen

Für die Ableitung von Wirkungsmodellen werden Elemente aus der Chaostheorie, der Quantenphysik und der Wasserforschung auf die Homöopathie übertragen.
Die Wasserforschung zeigt spektakuläre Ergebnisse, die sich auf die Homöopathie übertragen lassen. Die Experimente sprechen dafür, dass Wasser eine hohe Merkfähigkeit und Speicherkapazität hat. Homöopathische Arzneimittel werden im Alkohol-Wasser-Gemisch potenziert, sodass das Gedächtnis des Wassers eine Erklärung sein könnte, warum Hochpotenzen wirken, in denen keine Moleküle des Ausgangsstoffes mehr nachweisbar sind. Wegweisende Wasserforscher sind z. B. Dr. J. Benveniste (Paris), Prof. M. Ennis (Belfast), M. Emoto (Japan), Prof. P. C. Endler (Graz), Prof. B. Kröplin (Stuttgart), Prof. E. Ben-Jacob (Tel Aviv).
Auch die Quantenphysik könnte Erklärungen zur Wirkung von homöopathischen Hochpotenzen bieten. So wurden, angelehnt an die quantenphysikalische Theorie von Prof. C. F. von Weizäcker, Konzepte wie die Quantentheorie der Information von Prof. Dr. T. Görnitz und die quantenlogische Homöopathie von Prof. Dr. W. Köster abgeleitet. Diese erklären logisch, dass die homöopathischen potenzierten Arzneimittel nicht molekularpharmakologisch wirken, sondern durch Information. Zu Materie und Wechselwirkungen sagte Prof. Dr. C. Rubbia, der 1984 den Nobelpreis für Physik erhielt:
„Wir betrachten gewöhnlich nur die Materie, weil wir sie sehen und anfassen können. Viel wichtiger sind jedoch die Wechselwirkungsquanten, welche die Materie zusammenhalten und deren Struktur bestimmen."

Zusammenfassung

- Hahnemann war sich bewusst, dass die homöopathischen Hochpotenzen nicht molekularpharmakologisch wirken konnten.
- Hahnemann erklärte die Wirkung von Hochpotenzen durch eine Erstwirkung des Arzneimittels und eine Gegensteuerung des Organismus, die zu einer Nachwirkung und Heilreaktion führt.
- Heute wird die Homöopathie dadurch weiterentwickelt, dass alte Schriften bearbeitet, Arzneimittelprüfungen und klinische Studien durchgeführt werden.
- Heutige Wirkmodelle der Homöopathie werden z. B. von den Erkenntnissen der Grundlagenforschung, Chaostheorie, Quantenphysik und Wasserforschung abgeleitet.

Einführung in die homöopathische Krankheitslehre I

Die homöopathische Krankheitslehre unterscheidet sich von der schulmedizinischen. Für jeden homöopathischen Praktiker ist sie von entscheidender Bedeutung, um im Verlauf der Therapie einen Überblick zu behalten und richtige Entscheidungen zu treffen.

Krankheitsklassifikation

Prinzipiell kann man Krankheiten in akute und chronische Krankheiten unterteilen. Sie unterscheiden sich hinsichtlich ihrer Entstehung, Prognose und Therapie. Bei den chronischen und den akuten Krankheiten gibt es jeweils festständige (ähnliche Symptomatik und Dynamik) und nicht festständige Krankheiten (individuelle Symptomatik), die sich in ihrer Behandlung unterscheiden. Die chronischen Krankheiten können nicht vom Organismus überwunden werden, sie zeigen eine Progredienz bis zum Lebensende. Hahnemann teilte sie in die drei chronischen Grundkrankheiten Psora, Sykosis und Syphilis ein.

Akute Krankheiten

Akute Krankheiten beschreibt Hahnemann in § 72 als schnelle Erkrankungsprozesse, die in ihrem Verlauf entweder innerhalb kurzer Zeit abheilen oder zum Tod führen.

Akute Krankheiten sind Infektionen mit spezifischen Krankheitserregern, die entweder lebenslange Immunität hervorrufen (z. B. Röteln) oder auch rezidivieren können (z. B. Scharlach). Zu ihnen gehören Epidemien, Ansteckungen – z. B. unter schlechten hygienischen Bedingungen bzw. bei Mangelernährung – Verletzungen und akute psychische Belastungsreaktionen.
Akute Krankheiten können in der Homöopathie nicht wie in der Schulmedizin chronisch werden. Wenn sie in eine „chronische Verlaufsform" übergehen oder rezidivieren, waren es von Anfang an chronische Krankheiten. Dennoch können die akuten Kinderkrankheiten ein Zeichen dafür sein, welche chronische Krankheit beim Patienten im Moment aktiv ist.

Festständige akute Krankheiten

Festständige akute Krankheiten sind epidemische Krankheiten mit ähnlicher Symptomatik, ähnlichem Charakter und Verlauf.

Für die Therapie werden charakteristische Symptome einiger Fälle gesammelt und wie ein Fall analysiert. Nach dem Ähnlichkeitsgesetz werden die ähnlichsten Mittel bestimmt. Unter ihnen wird dann für Patienten je nach vorherrschenden Symptomen individuell eines ausgewählt.
Hahnemann gab hierzu praktische Anweisungen in seinem Aufsatz „Heilung und Verhütung des Scharlachfiebers". Hier empfahl er Opium und Ipecacuanha für Scharlach und Belladonna als Prophylaxe. In seinem Buch „Belehrung über das herrschende Fieber" empfahl er Nux vomica und Arsenicum album zur Heilung. Wie oben beschrieben bestimmte er mithilfe des Simile-Prinzips eine Auswahl von Arzneimitteln, aus denen er im Krankheitsfall wiederum das Ähnlichste für den Kranken aussuchte. So konnte er bei Epidemien schnell und effektiv handeln. Es sollte nicht vergessen werden, dass sich bei einer Epidemie nicht alle anstecken, sodass eine Infektion immer individuell ist. So kann das individuelle Simile des Patienten, das er für seine chronische Krankheit erhält, auch im Akutfall eine gute Arzneimittelalternative sein.
Beispiele für festständige akute Krankheiten sind Röteln, Scharlach, Varizellen, Masern, virale oder bakterielle epidemische Krankheiten und Verletzungen.

Chirurgische akute Erkrankungen

Natürlich müssen die meist mechanischen Folgen einer Verletzung primär versorgt werden, Blutungen müssen gestillt, Wunden verbunden bzw. Knochenfrakturen gegipst oder operativ versorgt werden. In diesem Fall ist die homöopathische Behandlung als sekundäre Therapie sinnvoll, um z. B. die Kallusbildung, das Zusammenwachsen der nun aneinanderliegenden Bruchenden, der Wundheilung zu unterstützen und Schmerzen zu lindern.
Handelt es sich um eine Verletzungsneigung des Patienten, so ist diese mit chronischen Mitteln zu behandeln.

Nicht festständige akute Krankheiten

Nicht festständige akute Krankheiten zeigen eine individuelle Symptomatik.

Es muss abgewogen werden, ob eine Behandlung notwendig ist oder ob der Organismus die Heilung selbst schafft. Die homöopathische Arzneiwahl basiert auf der Gesamtheit der charakteristischen akuten Symptome bzw. die Ursache (Causa). Je nach Symptomatik wird das chronische Medikament wiederholt, ein akutes Medikament verabreicht oder nichts verordnet.
Wurde gerade zuvor das chronische Mittel gegeben, sollte lieber gewartet werden, denn es kann sich um eine Absonderungsreaktion oder um ein altes Symptom nach Mittelgabe handeln – was ein gutes Zeichen wäre.

Erkennen und Therapieren von akuten Krankheiten

Zu den akuten Krankheiten gehören z. B. akutes Fieber, Kinderkrankheiten, epidemische Krankheiten, Grippe, Seuchen, Gastroenteritiden. Akute Krankheiten benötigen bei unkompliziertem Verlauf keine Therapie, bei komplizierteren Verläufen benötigen sie aber meistens sehr dringend Arzneimittel. Aufgenommen werden alle akuten Beschwerden mit allen Modalitäten. Vorrangig sind die auffallenden Symptome, z. B. wenn die Masern ohne Hautausschlag verlaufen. Wenn eine Causa vorhanden war, muss auch diese mitberücksichtigt werden, z. B. nach Durchnässung mit Regen und Wind, nach Tauchen im Wasser, nach Sonneneinstrahlung, Überanstrengung, Schreck, Zorn etc. Auch die psychischen Beschwerden und Veränderungen werden in die Arzneimittelwahl mit einbezogen, z. B. das Kind, das im Fieber allein sein will, das wütend wird, wenn man es anschaut etc.
Oft braucht es nur eine Gabe des passendsten Arzneimittels. Eine anfängliche kurze Verschlimmerung sollte abgewartet werden. Nach deutlicher Wirkung, aber inkompletter Ausheilung benötigt der Kranke ggf. eine Wiederholung der Gabe. Bei anderer Symptomatik werden die neuen Symptome erneut aufgenommen und repertorisiert. Das neue Heilmittel führt den Heilprozess weiter. Bei deutlicher Verschlimmerung wird nicht abgewartet, der veränderte Krankheitszustand wird repertorisiert und das ähnlichere Mittel gegeben. Auch das Hauptmittel des Kranken kann nach dem Akutmittel benötigt werden, wenn der Kranke die Restzustände der Erkrankung nicht überwinden kann.
Bei Verschlimmerungen, Unsicherheiten und Grenzen des eigenen homöopathischen Wissens bzw. der Erfahrung sollte ein erfahrener Kollege hinzugezogen werden. Denn ein Grundsatz in der Homöopathie heißt: „Nil nocere" (nicht schaden).
Patienten, die wegen einer akuten Erkrankung erstmals in die Sprechstunde kommen, können durchaus akut behandelt werden. Es hat sich bewährt, auch im Akutfall eine Erstaufnahme durchzuführen, um dem Kranken mit seiner Krankheitsgeschichte das Ähnlichste homöopathische Arzneimittel zu verordnen.

Chronische Krankheiten

In der Schulmedizin handelt es sich um eine chronische Krankheit, wenn die Krankheit länger als drei Monate besteht oder häufiger als drei- bis viermal rezidiviert. Somit kann eine akute Krankheit zu einer chronischen Krankheit werden. Dies ist in der Homöopathie nicht möglich, die Erkrankung ist primär akut oder chronisch. Es kann höchstens sein, dass der homöopathische Arzt sie für akut hielt, sie sich aber als chronisch herausstellt.

> Merkmal der homöopathischen chronischen Erkrankungen ist, dass der Organismus die Krankheit nicht von selbst ausheilen kann, sodass sie progredient zum Tod führt.

Chronische Krankheiten zeigen sich durch anhaltende Symptome oder durch Progredienz in Schüben, sodass sie wie jeweils akute Krankheiten aussehen können. Chronische Krankheiten sind vererbbar, sie sind ab der Geburt oder im Laufe des Lebens anhand von Symptomen und Stigmata sichtbar. Chronische Krankheiten können im Laufe des Lebens auch erworben werden. Die erworbenen chronischen Krankheiten laufen charakteristischerweise in Stadien ab. Bei vererbten chronischen Krankheiten gibt es keinen Verlauf in Stadien.

> Hahnemann beschrieb die drei chronischen Krankheiten Psora, Sykosis und Syphilis.

Allen ergänzte die drei chronischen Krankheiten um die vererbte chronische Krankheit Tuberkulinie, Laborde und Risch ergänzten sie um die vererbte chronische Krankheit Kanzerinie.
Bei chronischen Krankheiten ist eine ausführliche Anamnese essenziell, um sie von scheinbar akuten Krankheiten zu unterscheiden, um Ursachen zu erforschen und Auslöser zu erkennen. Außerdem sind die Konstitution des Kranken, seine Biographie und die Familienanamnese von großer Bedeutung (s. ab S. 44).

Festständige chronische Krankheiten

Auch bei den chronischen Krankheiten gab Hahnemann Handlungsanweisungen, die denen bei festständigen akuten Krankheiten ähnlich sind. Solange eine frische Ansteckung mit einer chronischen Krankheit vorhanden ist, behandelt er sie mit einer kleinen Auswahl von Antimiasmatika, im Falle von Psora z. B. mit Sulphur. Erst im chronifizierten Fall oder wenn Sulphur nicht den erwarteten Effekt bringt, sucht er nach einem spezifischen Simile. Wichtig zu wissen ist hierbei, dass Hahnemann im „Organon“ wahrscheinlich nur von erworbenen chronischen Krankheiten schreibt. Als Hahnemann die ersten Auflagen des „Organon“ schrieb, wusste er noch nichts von der Evolutionstheorie, die Darwin (1809–1882) 1859 begründen würde und nichts von Mendels (1822–1884) Versuchen mit Pflanzenhybriden 1865, die die Basis für die weitere Entwicklung der Genetik schaffen sollten. Es lässt sich dennoch vermuten, dass Hahnemann schon die Möglichkeit der Vererbung der chronischen Krankheiten in Betracht gezogen hat, weil er im „Organon“ 6 in der Anmerkung zu § 78 die chronischen Krankheiten beschreibt als „[…] durch Ansteckung oder Erbschaft eingeprägte Krankheit“. Laborde und Risch beschreiben, dass Hahnemann schon ab 1830 die familiären hereditären Belastungen des Patienten für seine Mittelwahl mit einbezog.

Nicht festständige chronische Krankheiten

Chronifizierte chronische Krankheiten werden wie die nicht festständigen akuten Krankheiten nach dem Simile-Gesetz behandelt.

Erkennen und Therapieren von chronischen Krankheiten

Die Unterscheidung von akuten und chronischen Krankheiten ist nicht immer leicht. Zu den chronischen Krankheiten gehören z. B. rezidivierende Erkältungen, Otitiden, Bronchitiden. Ihre scheinbar akuten Entzündungsstadien sind ein Aufflackern der chronischen Erkrankung Psora. Im scheinbaren Akutfall kann ein Akutmittel gegeben werden, jedoch in dem Wissen, dass es sich um eine chronische Erkrankung handelt. Denn nach der akuten „Unterdrückung“ braucht der Patient meistens das chronische Mittel, sonst wird er in Kürze wieder ein Rezidiv erleiden. Nur selten wird das Akutmittel dauerhaft heilen, da es eher palliativ die Beschwerden lindert. Kann es im scheinbaren Akutfall sinnvoll sein, dem Patienten das bekannte chronische Mittel zu verabreichen (s. ab S. 44).
Die Therapie von chronischen Krankheiten ist die Hauptarbeit eines klassisch arbeitenden Homöopathen. Mit der Theorie der chronischen Krankheiten (Miasmen) kann er das Ähnlichkeitsprinzip um spezielle miasmatische Therapiestrategien erweitern und hat so eine wirkungsvolle Alternative zur Schulmedizin. Für eine chronische Therapie ist ein umfangreiches schulmedizinisches und homöopathisches Wissen unbedingt Voraussetzung! Während der Erstanamnese fallen dem Homöopathen aktuelle und in der Familienanamnese vorkommende Symptomenmuster auf, die einer chronischen Krankheit zugeordnet werden können. Die Symptome dienen somit der Bestimmung der im Vordergrund liegenden chronischen Krankheit sowie der Arzneimittelfindung. Oft finden sich Zeichen für mehr als eine chronische Krankheit. Dann muss der Homöopath versuchen, sie als Symptomencluster zu trennen bzw. herauszuarbeiten, ob eine chronische Krankheit im Vordergrund steht und wenn ja, welche. Hahnemann beschreibt sein Gesamtkonzept, mit dem er chronisch Kranke behandelt: Neben der homöopathischen Arznei gibt er dem Kranken Anweisungen zur Lebensordnung und zur Diät. Außerdem versucht er, dem Patienten Impulse zu geben, um den psychischen Zustand und die Integration in das soziale Umfeld zu verbessern.

Zusammenfassung

- Dr. Samuel Hahnemann entwarf eine Krankheitsklassifikation, die von der schulmedizinischen Einteilung stark abweicht.
- Es werden akute und chronische Krankheiten voneinander unterschieden, von denen jeweils feststehende und nicht feststehende Krankheiten existieren.
- Hahnemann beschrieb die drei chronischen Krankheiten Psora, Sykosis und Syphilis. Allen, Laborde und Risch weiteten sie um die vererbten und verschmolzenen vererbten chronischen Krankheiten Tuberkulinie und Kanzerinie aus.
- In der homöopathischen Therapie ist es immer wichtig, sich vor Augen zu halten, ob gerade eine Akutkrankheit, eine Akutsituation einer chronischen Krankheit oder die chronische Krankheit behandelt wird.

Einführung in die homöopathische Krankheitslehre II

Krankheitsklassifikation

Chronische Krankheiten

Einseitige Krankheiten

Die einseitigen Krankheiten gehören meistens zu den chronischen Krankheiten und wurden von Hahnemann in die Homöopathie eingeführt.

> Die einseitigen Krankheiten sind dadurch charakterisiert, dass sie wenige Symptome aufweisen (§ 172 ff.).

Hahnemann bemerkte, dass es an der Unaufmerksamkeit des Homöopathen liegen kann, dass dieser nicht mehr Symptome beim Patienten aufspürt. Deswegen ist auch bei den einseitigen Krankheiten eine ausführliche Anamnese unerlässlich. Aufgrund der charakteristischen Symptome wird das ähnlichste Mittel verschrieben und anschließend ausreichend abgewartet. Bei einseitigen Krankheiten wird häufig mit Q-Potenzen behandelt (s. S. 38). Bei einer richtigen Verschreibung entspricht der Heilungsverlauf der Krankheit den homöopathischen Grundregeln (s. „Verlaufsbeurteilung" ab S. 64). Hat das Arzneimittel nur einen Teil der Beschwerden behandelt, werden Symptome auftreten, die das Krankheitsbild komplettieren. Diese Symptome sind genau aufzunehmen und für dieses verbliebene Krankheitsbild ist eine Arznei zu verschreiben. So wird immer weiter vorgegangen bis zur Genesung.

Lokalkrankheiten

Unter den Lokalkrankheiten gibt es die, die durch eine äußerliche Beschädigung entstanden sind. War dies ein kleines Trauma, benötigt es ggf. keine Therapie. Ist das Trauma größer gewesen, wird ggf. erst eine chirurgische lokale Therapie durchgeführt, um die Bruchenden aneinanderzufügen, Körperöffnungen zu schließen oder Blut zu stillen. Danach kann die homöopathische Therapie die Heilung unterstützen. Hahnemann ging davon aus, dass bei Traumata immer der gesamte Organismus von der Auswirkung betroffen ist und nicht nur die lokale Stelle, an der äußerlich etwas sichtbar ist. Das zeigt sich z. B. in den oftmals auftretenden körperlichen und psychischen Schocksituationen oder Fieber nach starken Traumata. Auch Lokalkrankheiten ohne Trauma, z. B. ein Lippenausschlag oder ein Nagelgeschwür sind immer ein Zeichen einer inneren Erkrankung. Deswegen ist es wichtig, diese nicht lokal zu beseitigen, da dies nur zu einem Gestaltenwandel der Krankheit führen würde, sondern sie wie eine chronische Krankheit homöopathisch zu behandeln.

Geistes- und Gemütskrankheiten

Bei vielen Erkrankungen ist der Geistes- und Gemütszustand des Kranken verändert. Dieser spielt neben den auffälligen Symptomen in der Homöopathie eine große Rolle.
Laut Hahnemanns Konzept werden die Geistes- und Gemütskrankheiten zu den chronischen Krankheiten gezählt. Sie sind für ihn nichts anderes als Körperkrankheiten, die sich durch Verminderung der Körpersymptome und Vermehrung der Geistes- und Gemütssymptome zu psychischen Krankheiten verlagern (§ 215). Oft gehören sie zu den einseitigen Erkrankungen, da wenige körperliche und viele psychische Symptome vorhanden sind. Die Behandlung erfolgt wie bei anderen chronischen Erkrankungen. Die auffallenden körperlichen und psychischen Symptome werden für die Arzneimittelwahl bevorzugt.

Unterdrückung

Während der homöopathischen Therapie einer chronischen Krankheit kommt es im Heilungsverlauf oft zu einem Wechsel der Symptome. Die Symptome können dem Patienten unbekannt oder von früher bekannt sein. Sie sind also ein Teil seiner chronischen Krankheit. Deswegen ist es wichtig, auch diese Symptome nach den homöopathischen Grundgesetzen zu behandeln. Werden sie unterdrückt, d. h. durch lokale Therapie entfernt, kommt es häufig zu einer Progredienz der Beschwerden und der chronischen Krankheit (s. S. 18). Beispiele hierfür sind z. B. die lokale Behandlung von Vaginalpilz, Leukorrhö, Warzen, Hautausschlägen etc.

Beispiel: Viele Patienten mit Asthma bronchiale haben in ihrer Krankheitsvorgeschichte Neurodermitis und Pollinosis. Verbessert sich das Asthma während der homöopathischen Therapie und treten alte Beschwerden wieder auf, wie z. B. trockene neurodermitische Hautstellen, Augenjucken und Niesen, so ist dies ein gutes Zeichen. Im Sinne der Heringschen Regel (s. S. 64) treten alte Symptome auf und die Krankheit heilt von innen nach außen. Im Laufe der weiteren homöopathischen Therapie könnte es sein, dass das Asthma ausheilt und die Neurodermitis noch viele Jahre homöopathisch behandelt werden muss. Werden jedoch Symptome der wieder aufgetretenen Pollinosis oder Neurodermitis lokal unterdrückt, könnte das Asthma wiederkehren.

Antidote

Hahnemann war es wichtig, dem Patienten neben dem homöopathischen Arzneimittel Ratschläge zur Lebensweise und Diätetik mitzugeben. Er achtete darauf, dass seine Patienten diese ausführen konnten. Zusammenfassend schreibt er in „Die chronischen Krankheiten": „Mäßigkeit in allen, selbst unschädlichen Genüssen." Dazu gehörte zum Beispiel die Umgewöhnung von Kaffee auf Getreidekaffee, die Umstellung von chinesischen Tees auf andere warme Getränke und Bewegung an frischer Luft.
Im Laufe der Zeit haben die Erfahrungen der Homöopathen zu Büchern geführt, in denen für jedes Arzneimittel nachgeschlagen werden kann, welche Substanz welche Symptome antidotiert hat. Hier gehören neben Coffea (Kaffee) auch z. B. Chamomilla (Kamille), Acida (Essig) und Camphora (Kampfer) zu möglichen antidotierenden Stoffen.
In der Homöopathie geht es darum, die individuellen Sym-

ptome und Krankheiten des Patienten im Arzneimittel widerzuspiegeln, sie im Lebenskontext zu verstehen und dem Patienten Anreize zu geben, sein Leben und seine Gesundheit neu zu ordnen. Aus diesem Grund erscheinen der Autorin pauschale Angaben zu Antidoten nicht zulässig. Sollte es im Rahmen einer homöopathischen Therapie dazu kommen, dass z. B. gut gewählte Mittel nicht oder zu kurz wirken, keine mittelweisenden Symptome auftreten oder eine schwere Krankheit vorliegt, sollte darüber nachgedacht werden, Kaffee und andere Substanzen wegzulassen, um mögliche Wirkungen dieser Noxen zu eliminieren und ein klareres Bild zu bekommen. So könnten dem Patienten, der keinen Kaffee mehr trinkt, z. B. Obstipation und Müdigkeit gegen 16 h auffallen. Und wenn es dem Patienten schwerfällt oder ihm nicht möglich ist, die Substanzen abzusetzen, hätte der Homöopath ein neues Symptom gewonnen, wie z. B. Verlangen nach Kaffee oder Verlangen nach schwarzem Tee!

Prophylaxe

In der Schulmedizin wird versucht, alles technisch nachzuweisen. Dieses faktische Wissen wird gesammelt und weiter untersucht. Hat ein Patient Symptome ohne nachweisbare Veränderungen in den Untersuchungen, ist der Schulmediziner geneigt zu sagen „Sie haben nichts" statt „Ich finde nichts". Der Patient wird nach Hause geschickt mit Diagnosen wie „idiopathisch" oder „funktionale Beschwerden". Er wird zu weiteren Vorsorgeuntersuchungen und Kontrollen einbestellt, bis sich eine strukturelle Veränderung nachweisen lässt. In der Zwischenzeit vom Bemerken der ersten Symptome bis zur Veränderung von objektiven Parametern kann die Schulmedizin relativ wenig tun. Das heißt, sie muss den Krankheitsprozess abwarten bis zu dem Punkt, an dem etwas verändert ist, damit es wieder ausgeglichen, reseziert oder verändert werden kann.
Die Homöopathie kann schon weit früher eingreifen – denn sie bietet die Möglichkeit, Symptome zu therapieren, für die (noch) keine Diagnosen gefunden wurden. Es muss nicht gewartet werden, bis Blutbildveränderungen oder messbare Organveränderungen vorhanden sind. Denn der Patient hat vorher Symptome, die das Vorhandensein einer Krankheit anzeigen und die in ihrem Verlauf einen wichtigen Anhalt geben, ob die Krankheit weiter fortschreitet oder ob es gelingt, sie homöopathisch auf einen Heilungsweg zu bringen.
In der Anamnese werden die vielen kleinen Symptome gesammelt und genauestens angeschaut. Vielleicht ist hinter ihnen das Muster einer chronischen Krankheit zu finden, sodass der Homöopath schon im Voraus weiß, wie die Symptome im Zeitverlauf zu deuten sind: ob sie eher auf eine Progredienz oder eine Genesung hinweisen. Somit kann mit der Homöopathie effektive Prophylaxe für chronische und schwere Erkrankungen durchgeführt werden.
Viele Eltern fragen nach einer prophylaktischen Therapie, z. B. wenn ein Geschwisterkind krank ist oder wenn sie ihr Kind impfen lassen. Hahnemann hat für die feststehende akute Krankheit Scharlach als Prophylaxe Belladonna empfohlen. Die prophylaktische Gabe von Arzneien z. B. nach Impfungen muss jedoch kritisch gesehen werden. Eltern haben oft die Hoffnung, den Nutzen der Impfung zu haben und die möglichen Nebenwirkungen z. B. durch eine Gabe von Thuja zu unterbinden. Das ist natürlich nicht möglich, denn sowohl der Impfstoff als auch seine Zusatzstoffe werden vom Organismus aufgenommen und führen zu einer Wirkung. Sollten durch die Impfung individuelle Beschwerden auftreten, können diese durch ein dem Zustand möglichst ähnliches Arzneimittel behandelt werden – aber eine pauschale Gabe z. B. von Thuja entspricht nicht dem homöopathischen Ähnlichkeitsprinzip!

Zusammenfassung

- Zu den chronischen Krankheiten gehören auch die einseitigen Krankheiten, die scheinbaren Lokalkrankheiten und oft auch die Geistes- und Gemütskrankheiten.
- Unterdrückung von lokalen Symptomen führt zum Metaschematismus bzw. Gestaltenwandel der Krankheit. Die innere Krankheit wird schlimmer, während die äußerlichen Symptome nicht mehr sichtbar sind.
- Hahnemann gab seinen Patienten neben dem homöopathischen Mittel Hinweise zu ihrer Lebensweise und zu einer Diät.
- Ein pauschales Ausschließen von Lebensmitteln unter dem Hinweis, sie würden die homöopathischen Mittel antidotieren, entspricht nicht dem homöopathischen Grundgedanken der Individualität.
- Die Homöopathie eignet sich hervorragend als Prophylaxe für chronische oder schwere Krankheiten.
- Pauschale Gaben von Arzneimitteln aufgrund von Diagnosen oder nach Impfungen entsprechen nicht dem homöopathischen Ähnlichkeitsgesetz und sind somit nicht zu befürworten.

Einführung in die chronischen Krankheiten

Die Miasmentheorie Hahnemanns

Hahnemann behandelte lange Zeit alle Krankheiten nach dem Ähnlichkeitsgesetz. Er beschreibt, dass er so die Krankheiten akut zum Stillstand bringen konnte – dies war jedoch nicht von langer Dauer. Zuletzt waren die Medikamente nur noch „schwache Erleichterungsmittel“ (Hahnemann, Die chronischen Krankheiten, Band 1). Der Patient entwickelte weitere Beschwerden, die oft schwerer und bedenklicher waren. Hahnemann beschreibt seine Therapie folgendermaßen: „Ihr Anfang war erfreulich, die Fortsetzung minder günstig, der Ausgang hoffnungslos“ (Hahnemann, Die chronischen Krankheiten, Band 1). Hahnemann formulierte die Miasmentheorie (*griech.* Miasma: Befleckung, Schmutz; Ansteckungsstoff) in einer Zeit, als Krankheitserreger noch nicht bekannt waren, aber schon beobachtet wurde, dass Krankheiten sich auf unbekannte Art und Weise von Mensch zu Mensch übertragen. Hahnemann ging schon damals davon aus, dass chronische Krankheiten miasmatischer, also infektiöser Natur sind. Zu Hahnemanns Zeit gab es eine bekannte chronische Erkrankung, die venerische Syphilis. Die Syphilis wurde zu Hahnemanns Modellkrankheit, da er an ihr viele Charakteristika bemerkte, die typisch für chronische Krankheiten sind:

- Die Ansteckung betrifft immer den gesamten Organismus.
- Nach einer Latenzzeit tritt ein Lokalsymptom auf.
- Die Erkrankung verläuft in Stadien (▮ Tab. 3).
- Auf das Lokalsymptom folgen Symptome des gesamten Organismus, die alle zu dieser einen Krankheit gehören.
- Auf das Lokalsymptom folgen immer schwerere Symptome, die zu immer stärkeren Beschwerden und Einschränkungen führen.
- Eine lokale Therapie ist nutzlos, ohne Therapie ist die Erkrankung tödlich.

Als er die Krankheitsverläufe seiner Patienten analysierte, die auch unter homöopathischer Therapie kränker wurden, bemerkte er, dass bei diesen oft eine Grunderkrankung vorhanden war, die in der Folge zu ähnlichen Symptomen führte. Er sammelte und sortierte die Symptome nach deren Grunderkrankung, benannte sie nach den zugrunde liegenden Krankheiten und entdeckte typische Hauptarzneimittel für diese (▮ Tab. 1). Hahnemann wusste, dass die Krankheiten sowohl erworben als auch vererbt werden können (Hahnemann, Organon 6, Anmerkung zu § 78). Er hat jedoch nur ein Therapiekonzept für die erworbenen chronischen Krankheiten beschrieben. Dennoch betonte er, dass sich „zukünftige“ Eltern vor der Zeugung eines Kindes und Schwangere homöopathisch behandeln lassen sollen, um Prophylaxe für das Neugeborene zu betreiben. Aus diesem Wissen leitete er auch ab, dass die Grunderkrankung nicht zwingend bei jedem Patienten in der Krankheitsgeschichte zu finden sein muss: Ist die Erkrankung erworben, übernimmt der infizierte Patient die Erkrankung in dem Stadium, wie sie zum Zeitpunkt der Ansteckung war. Ist sie von seinen Vorfahren geerbt, gilt der stadienhafte Ablauf der Erkrankung nicht mehr, die Symptome aller Stadien können miteinander zeitgleich auftreten. Ein Therapiekonzept für die vererbbaren (hereditären) chronischen Krankheiten wurde erst von Hahnemanns Nachfolgern beschrieben, z. B. von J. H. Allen, Y. Laborde und G. Risch. Sie haben Hahnemanns Miasmen um die vererbten Miasmen Tuberkulinie (J. H. Allen) und Kanzerinie (Laborde/Risch) ergänzt (▮ Tab. 2).

Modell der chronischen Krankheiten: Die Syphilis

Zu Hahnemanns Zeit war die Syphilis eine weit verbreitete Erkrankung. Sie diente Hahnemann als Modell für die chronischen Krankheiten. Sie wird über Ansteckung weitergegeben und verläuft bei allen Patienten in Stadien mit relativ ähnlichen Symptomgruppen. Hahnemann geht davon aus, dass mit der Ansteckung der gesamte Organismus mit der Syphilis befallen ist. Das erste Stadium ist der nach einigen Tagen auftretende lokale Schanker (*lat.* ulcus durum). Hahnemann interpretiert dieses Lokalsymptom als einen Linderungsversuch des Organismus, damit die innere Syphilis nicht ausbricht. Zu Hahnemanns Zeit wurde das Ulcus lokal behandelt, doch nach einer Latenzzeit zeigte sich die Erkrankung im gesamten Organismus mit Symptomen der sekundären Syphilis, dann mit Symptomen der tertiären und quartären Syphilis, die Hahnemann und die Ärzte seiner Zeit jedoch noch nicht kannten.

Die Charakteristika und Symptome der chronischen Krankheiten wurden gesammelt, sodass heute viele Bücher mit zahlreichen Symptomen zu jeder chronischen Krankheit vorhanden sind. Diese sind relativ schwer zu lesen und zu verinnerlichen, deswegen soll in den folgenden Kapiteln ein kleiner Ausschnitt aus der Fülle präsentiert werden, der dazu ermutigen möge, weiterzulesen und sich mit diesem spannenden Thema zu beschäftigen.

Chronische Krankheit	Deutsche Bezeichnung	Hauptarzneimittel
Psora	Krätzkrankheit	Sulphur
Sykosis	Feigwarzenkrankheit/ Tripper	Thuja
Syphilis	Lustseuche	Mercurius solubilis

▮ Tab. 1: Übersicht über Hahnemanns chronische Krankheiten und deren Hauptarzneien.

Miasmentheorie anderer Homöopathen

Nach Hahnemann haben viele Homöopathen die Miasmentheorie verändert und erweitert. Die Übersicht soll einen Einblick in die Heterogenität der heute verbreiteten Miasmenlehren geben. Viele Homöopathen geben jeweils typische Hauptarzneimittel für die chronischen Krankheiten an, die teilweise sehr unterschiedlich sind. Dies liegt an der unterschiedlichen Gewichtung der Charakteristika der chronischen Krankheit des Patienten und des Arzneimittels. Dies kann durch die Individualisierung in der Homöopathie erklärt werden, die zu einer Vielzahl von Arzneimitteln für die Hauptmiasmen führen muss.

James Tyler Kent: Beschreibt die erworbenen Miasmen ähnlich wie Hahnemann, angereichert und erklärt mit Grundgedanken der Svedenborgianischen Philosophie.

John Henry Allen: Beschreibt erstmals hereditäre Miasmen, die sich durch Vererbung zu einer Einheit verbinden können: Psora + Syphilis = Tuberkulinie.

Yves Laborde, Gerhard Risch: Unterscheiden zwischen erworbenen und hereditären chronischen Krankheiten. Ihrer Meinung nach haben nicht alle Mittel das Potenzial, chronische Krankheiten erfolgreich zu behandeln. Sie beschreiben das hereditäre Miasma Tuberkulinie und erstmals

Chronische Krankheit	Einheit von	Hauptarzneimittel
Tuberkulinie (Pseudopsora)	Psora + Syphilis oder Psora + Sykosis	Tuberculinum
Kanzerinie	Psora + Sykosis + Syphilis	Carcinosinum

▮ Tab. 2: Erweiterung der chronischen Krankheiten durch Allen, Laborde, Risch.

Phase	Symptomatik
Latenzphase	Bis auf kleinere Beschwerden fühlt sich der Patient gesund.
Sekundärphase	Das Allgemeinbefinden ist durch heftige Symptome und erste Organpathologien eingeschränkt.
Tertiärphase	Das Allgemeinbefinden ist durch manifeste Organpathologien deutlich eingeschränkt.
Phasenwechsel ...	... werden oft ausgelöst durch Belastungen, Anstrengungen, Traumata, Unterdrückungen, Lokalbehandlungen etc.

Tab. 3: Phasen von chronischen Erkrankungen.

das Miasma Kanzerinie: Psora + Sykosis + Syphilis = Kanzerinie. In der Therapie werden die miasmatischen Symptome für die Mittelwahl bevorzugt.

Proceso Sanchez Ortega: Beschreibt Hahnemanns drei Miasmen in Analogie zur Zellularpathologie:
Psora = Unterfunktion, Reaktionsmangel, Defekt, Schwäche; Hauptmittel: Calcarea. Sykosis = Überfunktion, überschießende Reaktion, Hyperplasie, Exzess; Hauptmittel: Pulsatilla. Syphilis = Fehlfunktion, Degeneration, Zerstörung; Hauptmittel: Mercurius solubilis.
Für die Mittelfindung berücksichtigt er neben dem Ähnlichkeitsgesetz das anteilige Verhältnis der Miasmen beim Patienten und Arzneimittel.

Alfonso Masi-Elizalde: Beschreibt Hahnemanns drei Miasmen als Stadien innerhalb eines Arzneimittelbildes. Die Stadien sind existenzielle Grundhaltungen des Menschen: Primäre Psora = Der Mensch leidet nur wenig an der Unvollkommenheit. Sekundäre Psora = Leiden und Ängste. Tertiäre Psora = Sykosis oder Syphilis (Sykosis = Überkompensation aus der Unvollkommenheit heraus, Syphilis = Aggression, Zerstörung).

Rajan Sankaran: Beschreibt die Miasmen als Auseinandersetzung des Organismus mit der Umwelt. Er beschreibt *Hauptmiasmen (kursiv)* und Zwischenformen: *Akut*, Thyphus, *Psora*, Malaria, Ringworm, *Sykosis*, Tuberkulose, Lepra, Krebs, *Syphilis*. Die Arzneimittel werden den Reaktionen der Miasmen zugeordnet, sodass die Arzneimittelwahl erleichtert wird.

Prafull Vijayakar: Beschreibt Hahnemanns drei Miasmen nach den Grundreaktionen des Organismus: Psora = Primäre Abwehrreaktion der Zelle mittels Entzündung, Empfindlichkeit. Sykosis = Strukturelle Abwehrreaktion der Zelle durch Kontraktion, Dilatation. Syphilis = Strukturelle Abwehrreaktion mittels Destruktion.

Walter Köster: Beschreibt Miasmen als Grundreaktionen des Menschen: Psora = Betroffen darüber, dass er nur ein Teil der Ganzheit ist, über den Mangel, Defekt. Sykosis = Der psorische Mangel führt zu Ersatzproduktion. Syphilis = Zerstört durch einen Defekt an einer Stelle. Tuberkulinie = Patient spürt sich nur an der Grenze. Kanzerinie = Kümmert sich um alle, lebt für die anderen.

Bedeutung der chronischen Krankheiten im Alltag

Der Studierende der Homöopathie sieht sich heute einer Vielzahl von Büchern, einem Wust von Begriffen und Theorien und z. T. veralteten Hypothesen gegenüber. Das erleichtert den Weg nicht, sich Wissen über die chronischen Krankheiten anzueignen. In der Homöopathie gibt es Schulen, die das Vorhandensein von Miasmen negieren und allein aufgrund des Simile-Prinzips verordnen, andere Schulen, die die Miasmentheorie in täglicher Praxis bei jedem Patienten anwenden. Doch auch die Anwendung in der Praxis ist sehr heterogen, wie die oben beschriebenen Miasmentheorien von Homöopathen nach Hahnemann zeigen.
Somit erscheint es sinnvoll, bei Hahnemann zu beginnen und die veraltete Nomenklatur zu übersetzen. Als Anfang könnte der Begriff „Miasma", der nicht mehr zeitgemäß ist, durch den Begriff „chronische Krankheit" ersetzt werden. Auch die Begriffe „Psora", „Sykosis", „Syphilis", „Tuberkulinie" und „Kanzerinie" sind verwirrend, da damit nicht die uns heute bekannten Krankheiten gemeint sind. Die Erkrankung der Tuberkulose wird z. B. homöopathisch der Psora, der Tuberkulinie und Kanzerinie zugeordnet. Doch dies wäre ein Projekt, an dem viele Homöopathen arbeiten müssten, um nicht wieder nur eine neue Miasmentheorie unter vielen zu entwerfen, die mit neuen Begriffen nur verwirren würde.

> Wenn ein Patient an mehreren chronischen Krankheiten leidet, beschreibt Hahnemann, dass zuerst die Psora, dann die Sykosis und dann die Syphilis behandelt werden soll. Bei den hereditären chronischen Krankheiten wird immer die vorherrschende chronische Krankheit zuerst behandelt.

Die Anwendung des Wissens über die chronischen Krankheiten zeigt sich in der Praxis gewinnbringend für den Patienten:

- Durch die Kenntnis der Verläufe chronischer Erkrankungen, deren lebenslange Progredienz und der homöopathischen Heilmittel für chronische Krankheiten kann eine gute effektive Krankheitsprophylaxe betrieben werden.
- Diese Prophylaxe kann schon vor Diagnosestellung begonnen werden, also im Latenzstadium der Erkrankung.
- Durch das Wissen über die chronischen Krankheiten wird klar, dass Lokalkrankheiten meistens zu einer chronischen Krankheit gehören, sodass Lokalbehandlungen und Unterdrückungen verhindert werden können. So kann die Entwicklung der chronischen Krankheit aufgehalten werden, durch die homöopathische Therapie kann die chronische Krankheit geheilt werden.
- Durch die Kenntnis der chronischen Erkrankungen entsteht ein tiefes Verständnis für den Patienten und seine Erkrankung, sodass eine individuelle Prognose erstellt werden kann.
- Durch die miasmatischen Symptome hat der Homöopath wichtige Verlaufsparameter, an denen er immer wieder überprüfen kann, ob die Therapie zur Heilung führt.
- Durch die Kenntnis der Symptome der chronischen Krankheiten können bei einem verwirrenden Fall die Symptome nach Miasmen sortiert werden, um leichter zu sehen, welche chronische Krankheit aktuell im Vordergrund steht und welches Arzneimittel benötigt wird.

Zusammenfassung

- Hahnemann behalf sich mit den Charakteristika der Krankheit Syphilis, um ein Modell für chronische Krankheiten zu entwerfen.
- Hahnemann beschreibt die drei chronischen Krankheiten Psora, Sykosis und Syphilis.
- Homöopathen nach Hahnemann haben die Lehre der chronischen Krankheiten verändert und ergänzt, sodass sich der Studierende heute durch eine Vielzahl von Theorien und Symptomsammlungen arbeiten muss.
- Die chronischen Krankheiten zu erlernen und zu verstehen ist ein langwieriger Prozess, der sich für die Praxis und den Patienten lohnt.

Die Psora

Allgemein

Hahnemann stellte bei fast jedem Patienten in der Anamnese einen krätzeähnlichen Hautausschlag fest. Der juckende Hautausschlag entwickelte sich Tage nach der nicht venerischen Ansteckung. Nach dessen Unterdrückung entwickelte sich eine latente Phase oder es folgten sekundäre Symptome. Der damals in der Schulmedizin gängige Sammelbegriff für mehrere dermatologische Erkrankungen war *griech.* „Psora" (die Krätze, die Räude). Diesen Begriff übernahm Hahnemann für die Beschreibung der homöopathischen chronischen Krankheit Psora. In seinen Fällen beschreibt er die Psora näher, z. B. in den Folgen von Unterdrückung von Kopfgrind, Milchschorf, Gesichtsausschlag, Genitalausschlag, Ekzemen, feuchten Ekzemen und Krätze. Die Psora ist also eine Krankheitsdisposition, die zu verschiedenen Hauterkrankungen führen kann und nicht z. B. der Krätzausschlag an sich.
Wegen dieser Beobachtung und diesem Wissen behandeln die Homöopathen diese Erkrankungen nicht durch unterdrückende äußerliche Maßnahmen, sondern sie behandeln den gesamten Organismus mit innerlich wirkenden homöopathische Arzneien. Hahnemann schrieb es folgendermaßen: „Wenn ein Arzt gewissenhaft und verständig verfahren will, darf kein Hautausschlag, gar keiner, er sey von welcher Art er wolle, durch äußere Mittel vertrieben werden."
Beispielhaft sollen einige Stigmata und Symptome der Psora genannt werden. Die Sammlung wird im Rahmen dieses Einführungslehrbuchs niemals komplett sein. Hierfür wird jedem Leser die ausführliche Primär- und Sekundärliteratur empfohlen.

Erworbene Psora

Die Psora kann erworben oder vererbt werden. Der initiale Hautausschlag kann in der Krankheitsgeschichte fehlen, da die chronische Krankheit in dem Stadium vererbt wird, in dem sich der Kranke zum Zeitpunkt der Übertragung befindet.
In der Latenzphase fühlt der Patient ständig oder intermittierend kleine Beschwerden, die jedoch sein Allgemeinbefinden nur selten beeinträchtigen. Durch Unterdrückung eines krätzeartigen Hautausschlags oder der Symptome der latenten Psora können Beschwerden der sekundären Psora auftreten. Hahnemann schreibt, dass die Psora auch durch emotionale Belastungen, Gram, Kummer und akute Infekte in das Sekundärstadium fortschreiten kann. Er beschreibt in den chronischen Krankheiten über 400 Symptome der sekundären Psora. J. H. Allen, Laborde und Risch gehen davon aus, dass in Hahnemanns Auflistung der Symptome der sekundären Psora einige Symptome der hereditären Psora, der Sykosis, Syphilis und der Kombination mehrerer chronischer Krankheiten aufgeführt werden. Sie versuchen, diese aus den gesamten angegebenen Symptomen zu extrahieren.

Latente Psora

- Kopfschweiß beim Einschlafen
- Nasenbluten bei Mädchen und Jungen
- Verstopfung eines oder beider Nasenlöcher
- Trockenheitsgefühl der Nase
- Mundtrockenheit nachts und morgens
- Rezidive Halsentzündung, Heiserkeit
- Würmer bei Kindern
- Übelkeit morgens
- Afterjucken
- Morgendlicher Husten
- Kalte und schweißige Handflächen
- Brennen der Fußsohlen
- Gliederzucken beim Einschlafen
- Gelenkknacken
- Müdigkeit morgens beim Erwachen
- Erkältungsneigung
- Leichtes Verheben, Ischialgie

Sekundärstadium

- Depression, Pavor nocturnus
- Schwindel
- Migräne
- Linsentrübung, Mouches volantes
- Tinnitus, Ohrekzeme
- Parodontose, Bruxismus
- Schluckauf
- Paroxysmale Tachykardie nachts
- Durchschlafstörungen

Tertiärstadium, Kombinationen mit anderen chronischen Krankheiten

- Sichtbare schwere Organpathologien

Hereditäre Psora

Die hereditäre Psora ist nach Laborde und Risch schwierig zu erkennen, da sie sich seltener auf der Haut zeigt als die erworbene Psora. Pathognomonisch für sie ist der Pruritus. Die hereditäre Psora affiziert mehr die Funktion als die Morphologie und schreitet langsam destruktiv fort. Sie kann sich leicht mit einer anderen chronischen Krankheit verbinden.
Wichtig ist es zunächst, die chronische hereditäre Krankheit Psora aus dem, was der Patient Ihnen erzählt oder wie Sie ihn wahrnehmen, zu erkennen. Aus diesem Grund werden hier einige Symptome und Stigmata der primären und sekundären Miasmatik aufgeführt.

Bei den hereditären chronischen Krankheiten wird zwischen der primären Miasmatik, das sind die Vorerkrankungen der Blutsverwandten, und der sekundären Miasmatik, das sind die Erkrankungen des Patienten, unterschieden.

Primäre Miasmatik

- Frühes Ergrauen, weiße Haarsträhne, Haare werden fleckweise weiß
- Schwangerschaft: Folgen von zu häufigen Schwangerschaften, von übertriebenem Stillen, ungewöhnliches Wohlbefinden während einer Schwangerschaft, abnorme Gelüste, Übelkeit, Erbrechen in der Schwangerschaft, heftige Bewegungen des Fötus, Wundsaugen der Brustwarzen

Sekundäre Miasmatik

- Überempfindlichkeit, leicht psychisch aus der Fassung zu bringen, Beschwerden durch Angst, Nervosität, Herzklopfen beim Erwachen; Furcht vor Krankheiten, Alleinsein, Dunkelheit, Feuer; Erwartungsangst
- Schwindel, als ob der Patient in der Luft schweben würde
- Reisekrankheit
- Anämie
- Langsame Erholung nach akuten Erkrankungen
- Abneigung gegen Licht
- Wasser schmeckt bitter
- Ohnmachtsgefühl, wenn Hunger nicht bald gestillt wird
- Stuhl trocken hart, dunkel, wie verbrannt
- Frieren einzelner Körperteile
- Taubheitsgefühl der Extremitäten
- Milchschorf, juckender Hautausschlag am Hodensack; Hautausschläge mit keiner oder spärlicher Eiterung, gelegentlich blutig, meistens juckend

Therapie der hereditären Psora

Bei der Therapie der chronischen hereditären Psora ist es wichtig, dass nicht nur oberflächlich behandelt wird, sondern die Psora „an der Wurzel" therapiert wird. Dies bedeutet in der Konsequenz, dass im Laufe der Therapie primär die psorischen Symptome verschwinden sollten und z. B. Symptome der latenten Psora in den Vordergrund treten, die weiter homöopathisch behandelt werden sollten. Als typische antipsorische Mittel gelten Sulphur, Psoriunum und Calcium. Aus diesem Grund ist es wichtig, die Symptome der Psora zu kennen, die als Verlaufsparameter im Laufe der homöopathischen Therapie dienen können. Beispielhaft sollen hier einige aufgeführt werden.
Es ist empfehlenswert, die miasmatischen Symptome und Stigmata während oder nach der Anamnese getrennt aufzuschreiben und zu repertorisieren. So kann ein verwirrender Fall in seine chronischen Krankheiten aufgesplittet werden, wodurch die im Vordergrund stehende chronische Krankheit sowie das benötigte Arzneimittel klarer hervortreten.

Mögliche Verlaufsparameter der Psora

- Angst vor Dunkelheit, vor Fremden; Ängste führen zu Erschöpfung; Erschrecken durch Geräusche während des Schlafes, vor Kopfschmerzen; Überempfindlich gegen Geräusche
- Schwindel beim Aufstehen vom Bett, vom Sitzen; Schwindel mit häufigem Aufstoßen
- Atherom; juckende Kopfhaut, Kopfhautekzeme, Milchschorf
- Kopfschmerzen bei Verstopfung
- Erwachen durch Herzklopfen
- Hitzewallungen nach geistiger Anstrengung
- Ohnmacht durch Angst, durch Gerüche
- Essig, Fett, Obst agg.
- Schüttelfrost abends
- Reichlicher Schweiß
- Jucken der Lippen
- Hautausschlag der Barthaare am Kinn, um den Mund; fleischfarbene Hautausschläge; bläschenartiger Hautausschlag, Haut brennt nach dem Jucken
- Kälte, Ameisenlaufen, Muskelkrämpfe einzelner Körperteile
- Lymphknotenschwellungen um das Ohr herum
- Augenbutter, Krusten auf den Augenlidern
- Chronische Nasenverstopfung, Nasenpolypen
- Bitterer Mundgeschmack, Stomatitis bei Kindern, Mundtrockenheit
- Husten hindert am Schlaf
- Urinabgang beim Husten, Lachen oder Niesen
- Leichtes Verheben
- Hitze der Hände, Füße; unruhige Beine abends im Bett
- Knacken der Gelenke

Zusammenfassung

- Die Psora ist eine Krankheitsdisposition, die zu verschiedenen Erkrankungen führen kann.
- Homöopathen behandeln Hautausschläge nicht durch unterdrückende äußerliche Maßnahmen, sondern den gesamten Organismus mit innerlich wirkenden homöopathischen Arzneien.
- Durch Unterdrückung oder lokale Behandlung von Hautausschlägen oder Symptomen der latenten Psora kann diese weiter voranschreiten, sodass Sekundär- oder Tertiärsymptome der Psora auftreten.
- Das Erkennen der chronischen Krankheit über die Stigmata und Symptome führt zu Konsequenzen in der Beurteilung des Falles, der Auswertung sowie der homöopathischen Therapie.

Die Sykosis

Allgemein

Die erworbene Sykosis ist eine primär chronische urogenitale Infektion. Nach sexueller Übertragung äußert sie sich innerhalb von Tagen bis Wochen durch Auswüchse an den Geschlechtsteilen sowie durch Harnröhrenausfluss. Sie ist nicht zu verwechseln mit der akuten Gonorrhö, wird aber sehr häufig gleichzeitig mit ihr erworben. Die hereditäre Sykosis äußert sich vor allem durch spezifische dermatologische Zeichen, sie kann in ihrem Verlauf eine rasante Progredienz zeigen.
Beispielhaft sollen einige Stigmata und Symptome der erworbenen und hereditären Sykosis genannt werden. Die Sammlung wird im Rahmen dieses Einführungslehrbuchs niemals komplett sein. Hierfür wird jedem Leser die ausführliche Primär- und Sekundärliteratur empfohlen.

Erworbene Sykosis

Die erworbene Sykosis zeigt wie die Syphilis einen Verlauf in Stadien. Zu Hahnemanns Zeit war die Sykosis eine seltene chronische Krankheit, heute hat ihr Anteil an den chronischen Krankheiten deutlich zugenommen. Die erworbene und hereditäre Sykosis können rasant verlaufen und somit schnell zum Tod führen. J. H. Allen schreibt dazu Folgendes: „[...] Die Syphilis braucht oft Jahre für das, wozu die Sykosis vom Anfang bis zum tödlichen Ende nur wenige Monate braucht, ja selbst nur wenige Wochen."
In den Beschreibungen der Sykosis durch Hahnemann, Künzli, J. H. Allen und Kent zeigt sich, dass sie durch einen Symptomenkomplex gekennzeichnet ist, der mit den Krankheiten und Erregern der Feigwarzenkrankheit (Papillomavirus), Pockenkrankheit (Variolavirus), Gonorrhö (Neisseria gonorrhoeae) und anderen viral hervorgerufenen Krankheiten assoziiert ist. Bei der Gonorrhö muss unterschieden werden zwischen der Gonorrhoea simplex (akute Gonorrhö ohne Chronifizierung), die nicht zur chronischen Krankheit Sykosis gehört, und der sykotischen chronischen Gonorrhö (Äußerung z. B. durch Feigwarzen). Die Sykosis ist eine sexuell übertragene Krankheit, die sich Tage bis Wochen nach der Infektion durch Feigwarzen und ggf. Harnröhrenausfluss zeigt. Werden diese unterdrückt oder weggeschnitten, schreitet die Krankheit voran. Die spezifischen Arzneimittel für die Sykosis sind Thuja und Nitricum acidum.

Primärstadium

- Feigwarzen, Wucherungen (blumenkohlähnlich, hahnenkammähnlich, schwammig, leicht blutend, Heringslakengeruch)
- Harnröhrenausfluss (Fischgeruch)

Sekundärstadium

- Weißliche, schwammige, empfindliche, platte Erhöhungen in der Mundhöhle, Zunge, Gaumen, Lippen
- Rheumatische Affektionen
- Chronische Anämie
- Asthma
- Dupuytren-Kontraktur
- Chronische Gonorrhö

Tertiärstadium (nach 90 Tagen bis zwei Jahren)

- Verrucae, rote Gefäß-Naevi, Spider-Naevi, Herpes zoster, Impetigo contagiosa
- Uterusmyome
- Gicht
- Diabetes
- Karzinome

Hereditäre Sykosis

„Hat man eine Sykosis in einer Familie entdeckt, da achte man auf die Kinder, erstens wird es kaum viele geben, da die Sykosis zu Sterilität führt [...], da wo das Kind aber wächsern und anämisch ist, öfters unverdaute Stühle (lienterische Stühle) hat, und eine auffallend schlechte Verdauung, wenn jede Hitzewelle Störungen bringt, die an Cholera infantum denken lässt, und das Kind nicht wächst, nicht gedeiht, denkt man mit Recht an eine hereditäre Sykosis, denn für solches ist die Sykosis die Hauptursache" (J. T. Kent: Zur Theorie der Homöopathie). Laborde und Risch beschreiben, dass die Sykosis leichter bei Neugeborenen zu diagnostizieren ist als bei Jugendlichen und Erwachsenen, da sie die Morphologie verschont. Sie ist vor allem durch die dermatologischen Zeichen sichtbar. Sie kann jahrelang asymptomatisch sein und dann durch ihre rasche Progredienz schneller zum Tod führen als die Syphilis. Die hereditäre Sykosis ist im Unterschied zur akuten Sykosis nicht kontagiös, erregerlos und in ihrem Verlauf ungeordnet und unberechenbar. Viele Erkrankungen und Stigmata können ähnlich sein wie bei der erworbenen Form, einige sind jedoch spezifisch für die erworbene oder vererbte Sykosis. Die Therapie der hereditären Sykosis verlangt andere homöopathische Arzneimittel als die der erworbenen Form. Wichtig ist es zunächst, die chronische hereditäre Krankheit Sykosis aus dem, was der Patient Ihnen erzählt oder wie Sie ihn wahrnehmen, zu erkennen. Aus diesem Grund werden hier einige Symptome und Stigmata der primären und sekundären Miasmatik aufgeführt.

> Bei den hereditären chronischen Krankheiten wird zwischen der primären Miasmatik, das sind die Vorerkrankungen der Blutsverwandten, und der sekundären Miasmatik, das ist die Biografie der Erkrankungen des Patienten, unterschieden.

Primäre Miasmatik

- Tripper
- Kondylome, Spider-Naevi, Hämangiome
- Chronische Unterleibsentzündungen
- Sterilität, Fehlgeburten, Frühgeburten
- In der Schwangerschaft: hartnäckiges Erbrechen, Herpes genitalis
- Asthma, Anämie, Gicht
- Geistige und körperliche Retardierung
- Leukämie bei Kleinkindern

Sekundäre Miasmatik

- Ophthalmia neonatorum, Iritis
- Langwierige hartnäckige Blähungskoliken
- Wundmachende Exkremente (Urin,

Stuhl), sauer riechender, scharfer, grünlicher, schlammiger, schleimiger unverdauter Stuhl
- Saurer fischiger Körpergeruch
- Schnupfen wenige Tage nach der Geburt
- Wachstumsstopp, Neugeborenenikterus, Pylorusstenose
- Fluor seit der Geburt, chronischer fischiger Fluor
- Zahnungsprobleme, warzige Hautausschläge beim zweiten Zahnwechsel
- Haarwachstum zwischen den Augenbrauen
- Onanie bei Kindern, Enuresis nocturna
- Verruca filiformis, Verruca plana juvenilis, Verruca vulgaris, Spider-Naevus, Angiome, Naevus flammeus, Hämangiome, Condylomata acuminata, Lipome, Epitheliome, rez. Furunkel, Herpes zoster, Impetigo contagiosa, Psoriasis, Tinea, Vitiligo, Dupuytren-Kontraktur, Cellulitis, Lupus
- Linksseitiger Leistenbruch
- Weiche Nägel mit Querfurchen
- Trigeminusneuralgie, Krebs, Diabetes, Nephritis, Allergien, Fistelbildungen

Therapie der hereditären Sykosis

Bei der Therapie der chronischen hereditären Sykosis ist es wichtig, dass nicht nur oberflächlich behandelt wird, sondern die Sykosis „an der Wurzel" therapiert wird. Dies bedeutet in der Konsequenz, dass im Laufe der Therapie primär die sykotischen Symptome verschwinden sollten. Nach einiger Zeit können dann Symptome eines anderen Miasmas, z. B. der Psora, in den Vordergrund treten, sodass diese behandelt werden kann. So kann der Homöopath über die Zeit Schritt für Schritt die chronischen Krankheiten heilen, bis z. B. nur noch ab und an Symptome der latenten Psora auftauchen.
Aus diesem Grund ist es wichtig, neben den Stigmata der hereditären Sykosis auch einzelne Symptome der Sykosis zu kennen, die als Verlaufsparameter im Laufe der homöopathischen Therapie dienen können. Beispielhaft sollen hier einige aufgeführt werden.

Es ist empfehlenswert, die miasmatischen Symptome und Stigmata während oder nach der Anamnese getrennt aufzuschreiben und zu repertorisieren. So kann ein verwirrender Fall in seine chronischen Krankheiten aufgesplittet werden, wodurch die im Vordergrund stehende chronische Krankheit sowie das benötigte Arzneimittel klarer hervortreten.

Mögliche Verlaufsparameter der Sykosis

- Angst, beim Sprechen etwas zu vergessen oder die falschen Wörter zu benutzen
- Fehler beim Schreiben, lässt Wörter und Buchstaben aus
- Struppige, tote, brechbare Barthaare
- Akne vor und während Menses
- Jucken der Nase, Schnupfen riecht wie Fischlake
- Flattern in der Herzgegend, Endokarditis, Perikarditis
- Gicht, Gichtknoten
- Nierensteine
- Dupuytren-Kontraktur
- Verhärtung der Achseldrüsen
- Ausschläge in den Gelenkbeugen, Herpes circinatus, Verruca plana juvenilis
- übler Geruch zwischen den Oberschenkeln
- Scharfer, saurer, wundmachender Stuhl, Diarrhö nach Nasswerden der Füße, nach Obst
- Proktitis, Prostatitis
- Anämie
- Übelriechende Leukorrhö, chronische Uterushypertrophie nach Ausschabung. Anfallsweiser Schmerz der Genitalien, agg. während Menses. Entzündungen, Abszesse, Jucken der Genitalien. Zysten, Tumore, Kondylome, Wucherungen, Schwellungen der Genitalien.
- Kinderkrankheiten: Mumps, Röteln, Windpocken
- Verlangen nach fettem Fleisch, fetten Soßen, Pfeffer. Wein agg.
- Absonderungen amel., nach Impfungen agg., Wetterwechsel agg.

Zusammenfassung

- Die erworbene Sykosis ist eine primär chronische urogenitale Infektion, die in Stadien verläuft.
- Die hereditäre Sykosis äußert sich primär durch spezifische dermatologische Zeichen.
- Die hereditäre Sykosis führt seltener zu Morphologieveränderungen als die Syphilis, kann aber durch ihren raschen Verlauf schneller zum Tod führen als die Syphilis.
- Das Erkennen der chronischen Krankheit über die Stigmata und Symptome führt zu Konsequenzen in der Beurteilung des Falles, der Auswertung sowie der homöopathischen Therapie.

Die Syphilis

Allgemein

Die erworbene Syphilis ist eine schwere fortschreitende Erkrankung, die unbehandelt mit dem Tod enden kann. Die hereditäre Syphilis äußert sich häufig in Missbildungen.
Beispielhaft sollen einige Stigmata und Symptome der erworbenen und hereditären Syphilis genannt werden. Die Sammlung wird im Rahmen dieses Einführungslehrbuchs niemals komplett sein. Hierfür wird jedem Leser die ausführliche Primär- und Sekundärliteratur empfohlen.

Erworbene Syphilis

„An der Stelle nämlich, wo das syphilitische Miasms beim unreinen Beischlafe zuerst eingerieben worden war und gehaftet hatte, ist es in demselben Augenblicke nicht mehr örtlich – das ganze Nervensystem, der ganze lebende Körper hat seine Gegenwart schon angenommen (percipirt); das Miasm ist schon das Eigenthum des ganzen Organisms geworden. Alles, noch so schnelle Abwischen und Abwaschen, mit welcher Flüssigkeit es auch geschehe [...] ist zu spät, ist vergeblich." (Hahnemann, Chronische Krankheiten, Band 1).
Epidemien mit Syphilis (Synonym: Lues, harter Schanker) wurden schon 1495 beschrieben. Syphilis wird beim Geschlechtsverkehr über das Bakterium Treponema pallidum übertragen. Die Syphilis verläuft in Stadien, kann alle Organe befallen und führt unbehandelt zum Tod. Auch nach Ausheilung besteht keine bleibende Immunität.

Primärstadium

- Ulcus durum (Abb. 1) nach zwei bis drei Wochen an der Eintrittspforte, heilt meist unbehandelt nach Tagen bis Wochen ab.
- Regionale Lymphknotenschwellungen.

Sekundärstadium (etwa neun Wochen nach Infektion)

- Grippeähnliche Allgemeinsymptome, z. B. Fieber, Gelenkschmerzen
- Kreisrunder kupferfarbener Ausschlag (Syphilid) am gesamten Körper, nicht juckend, hinterlässt manchmal fleckartige depigmentierte Hautstellen, v. a. am Nacken (sog. „Halsband der Venus")
- Papeln im Mund-, Genital- und Analbereich (Condylomata lata)
- Lymphknotenschwellungen
- Fleckartiger Haarausfall (Alopecia areolaris)
- Befall des Knochensystems: Knochenschmerzen, Knochenentzündungen, Knochenexostosen, Knochennekrosen
- Angina specifica

> Nach Abklingen des Sekundärstadiums kann die Syphilis in eine Latenzphase mit Beschwerdefreiheit übergehen. Dauer: einige Jahre bis Jahrzehnte bis lebenslang.

Tertiärstadium (nach zwei bis fünf Jahren)

- Befall von Herz, Gefäßen, Nervensystem
- Gummen (entzündliche geschwürartige Wucherungen) im gesamten Organismus führen zu Gewebszerstörung mit Perforationen, Herzinfarkt, Aneurysmen, Apoplexie, Mesaortitis luica, Narben.

Quartärstadium – Metalues (nach 10 bis 20 Jahren)

- Progressive Paralyse, Tabes dorsalis: Demyelinisierung der Hinterstränge mit allgemeinen fortschreitenden Lähmungen, Schmerzanfällen, Empfindungsstörungen, Reflexausfällen, fehlender reflektorischer Pupillenverengung, Demenz und Tod.

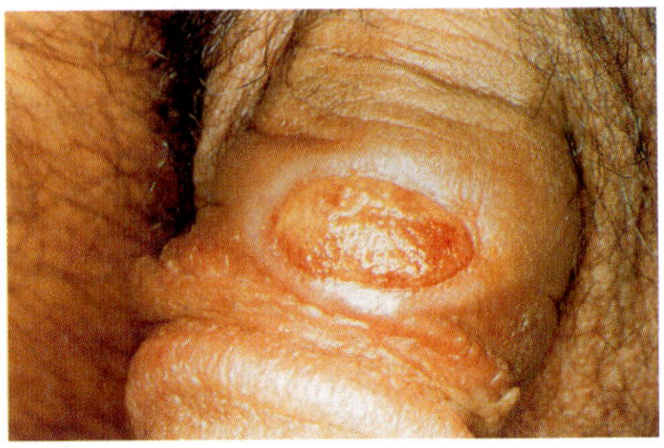

Abb. 1: Ulcus durum. [1]

Hereditäre Syphilis

In der Schulmedizin ist bekannt, dass eine an Syphilis erkrankte Schwangere ihr Kind nach dem 4. Monat über die Plazenta infizieren kann. Je nach Schweregrad der Erkrankung kann es zur Totgeburt im 7. oder 8. Monat kommen. Liegt die Infektion der Schwangeren schon länger zurück, kann der infizierte Säugling Symptome des zweiten Stadiums zeigen (z. B. Anämie, Hepatitis, Pneumonie) oder bei der Geburt beschwerdefrei sein und erst nach einer Latenzzeit von Jahren bis Jahrzehnten erste Symptome entwickeln.
In der Homöopathie konnte beobachtet werden, dass es bei der vererbten Form der Syphilis keinen stadienhaften Verlauf wie bei der erworbenen Syphilis gibt. Viele Erkrankungen und einige Stigmata können ähnlich sein wie bei der erworbenen Form, viele Stigmata und einige Erkrankungen sind spezifisch für die hereditäre Syphilis und nicht bei der erworbenen Form zu finden. Die Latenzzeit der hereditären Syphilis ist unberechenbar – sie kann mit ihrer Symptomatologie z. B. auch eine Generation latent bleiben und sich erst in der nächsten Generation zeigen. Die hereditäre Syphilis ist im Unterschied zur erworbenen Form erregerlos und nicht kontagiös. Die Therapie der hereditären Syphilis verlangt andere homöopathische Arzneimittel als die der erworbenen Form. Wichtig ist es zunächst, die chronische hereditäre Krankheit Syphilis aus dem, was der Patient Ihnen erzählt oder wie Sie ihn wahrnehmen, zu erkennen. Aus diesem Grund werden hier einige Symptome und Stigmata der primären und sekundären Miasmatik aufgeführt.

> Bei den hereditären chronischen Krankheiten wird zwischen der primären Miasmatik, das sind die Vorerkrankungen der Blutsverwandten, und der sekundären Miasmatik, das ist die Biografie der Erkrankungen des Patienten, unterschieden.

Primäre Miasmatik

- Missbildungen, Fehlgeburten, Totgeburten, Zwillingsgeburten, häufige

Kindersterblichkeit durch plötzlichen Kindstod oder andere schwere Erkrankungen
- Alkoholismus, Drogensucht, psychiatrische Erkrankungen, Suizid
- Ulcera, Apoplexie, Herzinfarkt
- Neurologische Erkrankungen wie Multiple Sklerose, Morbus Parkinson, Epilepsie
- Knochenerkrankungen wie Osteogenesis imperfecta, Osteomyelitis, Hüftgelenksdysplasie

Sekundäre Miasmatik

- Zwergwuchs, Gigantismus, Verdickung der Schädelknochen führt zu Frontal-, Occipital-, Parietalhöcker, Olympierstirn; Hydrocephalus, Asymmetrien, Venektasien an Stirn, Schläfe und Nasenwurzel
- Meningitis, chronische Migräne, Stottern, spät gehen und sprechen, Nägelkauen
- Angewachsene Ohrläppchen, Taubstummheit, Innenohrtaubheit
- Amblyopie, Ptosis, Strabismus, Atrophie des Sehnervs
- Prognathie, Persistieren der Milchzähne, Diastema (Zahnlücke zwischen den Schneidzähnen), Fehlen von Zähnen, Kiefermissbildungen, Tonnenform der oberen Schneidezähne
- Sattelnase, Nasenobstruktion seit der Geburt, Adenoide
- Alt aussehende Säuglinge
- Hasenscharte, Tonsillengeschwüre
- Anusatresie, Hypospadie, rudimentäre Hoden, Penis klein wie bei Knaben
- Kinderkrankheiten: Scharlach, Mumps, Röteln
- Naevus flammeus, Psoriasis, Muttermale mit Haarbüscheln, überzählige Brustwarzen
- Hydrozele, Varikozele, Hernien
- Knochenschmerzen, überzählige Knochen, Säbelscheidentibia, Hüftgelenksluxation, Klumpfuß
- Juveniler Diabetes, Rheumatismus, Krebs, Anämie

Therapie der hereditären Syphilis

Bei der Therapie der chronischen hereditären Syphilis ist es wichtig, dass nicht nur oberflächlich behandelt wird, sondern die Syphilis „an der Wurzel" therapiert wird. Dies bedeutet in der Konsequenz, dass im Laufe der Therapie primär die syphilitischen Symptome verschwinden sollten. Nach einiger Zeit können dann Symptome eines anderen Miasmas, z. B. der Sykose oder der Psora, in den Vordergrund treten, sodass diese behandelt werden können. So kann der Homöopath über die Zeit Schritt für Schritt die chronischen Krankheiten heilen, bis z. B. nur noch ab und an Symptome der latenten Psora auftauchen.
Aus diesem Grund ist es wichtig, neben den Stigmata der hereditären Syphilis auch einzelne Symptome der Syphilis zu kennen, die als Verlaufsparameter im Laufe der homöopathischen Therapie dienen können. Beispielhaft sollen hier einige aufgeführt werden.
Es ist empfehlenswert, die miasmatischen Symptome und Stigmata während oder nach der Anamnese getrennt aufzuschreiben und zu repertorisieren. So kann ein verwirrender Fall in seine chronischen Krankheiten aufgesplittet werden, wodurch die im Vordergrund stehende chronische Krankheit sowie das benötigte Arzneimittel klarer hervortreten.

Mögliche Verlaufsparameter der Syphilis

- Träume von Blutvergießen, Krieg, Schlachten, Tod
- Nägelkauen
- Stottern
- Häufiges Händewaschen
- Lässt Gegenstände leicht fallen, stolpert leicht
- Langsames Sprechenlernen
- Hartnäckige Kopfschmerzen wie von einem Band oder Reifen. Kopfschmerzen schlimmer nachts, durch Wärme, Ruhe
- Gelbe, eitrige, dicke Krusten auf der Kopfhaut
- Geschwüre an Kopfhaut, Mundwinkel, Mund, Zahnfleisch, Zunge
- Ausfall von Wimpern, Augenbrauen, Barthaaren, Alopecia areata
- Augenlider rot und entzündet mit Krusten
- Ptosis, Ektropium, Entropium
- Akne
- Nasenkrusten dunkel, grünlich, schwarz oder braun. Krusten lassen sich schwer ablösen, hinterlassen rohe schmerzhafte Stellen, bis sich wieder neue Krusten bilden.
- Ozäna
- Kupfergeschmack im Mund
- Reichlicher Speichelfluss, wie Baumwolle, fadenziehend, klebrig
- Analfissur
- Penis-, Eichelgeschwüre mit ebenen oder erhabenen Rändern
- Husten wie ein- oder zweimaliges Bellen eines Hundes
- Wachstumsschmerzen nachts, Knochenentzündungen
- Hautausschläge jucken nicht, wenig schmerzhaft, um die Gelenke herum, v. a. an den Beugeseiten, kreisförmig, kupferfarben

Zusammenfassung

- Die erworbene Syphilis ist eine schwere fortschreitende Erkrankung, die unbehandelt zum Tod führen kann.
- Die hereditäre Syphilis äußert sich häufig in Missbildungen.
- Die hereditäre Syphilis unterscheidet sich von der erworbenen Form durch Erregerlosigkeit, fehlende Chronologie, unberechenbare Latenzzeiten und vermehrte irreversible Stigmata.
- Das Erkennen der chronischen Krankheit über die Stigmata und Symptome führt zu Konsequenzen in der Beurteilung des Falles, der Auswertung, sowie der homöopathischen Therapie.

Die Tuberkulinie

Allgemein

Die infektiöse Tuberkulose entsteht auf dem Boden der chronischen Krankheit Psora oder der Kombination von Psora mit Sykose, Psora mit Syphilis. Die hereditäre Tuberkulinie ist eine Sonderform der chronischen Krankheiten, da sie durch Verschmelzung zweier chronischer Krankheiten entsteht. Somit existiert eine sykotische Tuberkulinie (Psora und Sykosis) und eine syphilitische Tuberkulinie (Psora und Syphilis).
Die Tuberkulinie wurde von J. H. Allen in die Homöopathie eingeführt. Er beschrieb die Verkomplizierung der chronischen Krankheit Psora mit Syphilis und nannte diese Kombination „Pseudopsora". Da Künzli sich nicht über Hahnemanns Aussagen hinwegsetzen wollte, war für ihn die Tuberkulinie keine eigenständige chronische Krankheit, er sah in ihr einen Ausdruck der Psora. Ortega beschrieb eine leichte psorisch-sykotische und eine schwere psorisch-syphilitische Form der Tuberkulinie. Laborde und Risch sahen die Tuberkulinie als eigenständige chronische Krankheit, trennten zwischen der sykotischen und der syphilitischen Tuberkulinie und ordneten beiden Symptome zu.

Erworbene Tuberkulose

Im Unterschied zu den anderen erworbenen chronischen Erkrankungen zeigt die erworbene Tuberkulose kein spezifisches dermatologisches Lokalsymptom. Sie kann ohne Hautsymptome verlaufen oder z. B. bei der Hauttuberkulose viele verschiedene Hautkrankheiten zeigen.
Während Sykosis und Syphilis in klar eingeteilten Stadien verlaufen, ist die Stadieneinteilung bei der Tuberkulose nicht so eindeutig. Akute Tuberkulose entsteht entweder auf dem Boden der Psora oder aus einer Kombination der chronischen Krankheiten Psora und Sykosis oder Psora und Syphilis. Alte Homöopathen warnten davor, eine akute Tuberkulose mit den Arzneimitteln Natrium muriaticum, Silicea, Tuberculinum, Kalium carbonicum oder Phosphorus zu behandeln.
Die Tuberkulose ist eine Erkrankung der ärmeren Bevölkerung. In Deutschland nahm die Häufigkeit der Erkrankung, die meistens durch das Mycobacterium tuberculosis übertragen wird, bis 1990 stark ab. In Deutschland werden etwa 15 000 neue Fälle pro Jahr gemeldet, weltweit geht man von etwa zehn Millionen Erkrankungen mit vier Millionen Todesfällen jährlich aus!
Die erworbene (infektiöse) Tuberkulose ist nicht gleichzusetzen mit der Tuberkulinie (Pseudopsora) nach Allen. Die akute Tuberkulose kann sowohl bei psorischen sowie hereditär tuberkulinischen als auch hereditär kanzerinischen Individuen auftreten.

Primärtuberkulose

Drei bis sechs Wochen nach Tröpfcheninfektion mit Mykobakterien bilden sich kleine knötchenförmige Entzündungen in der Lunge (Primärkomplex der geschlossenen Tuberkulose). Diese führen zu unspezifischen Symptomen wie Temperaturerhöhung, Husten, Nachtschweiß oder Appetitlosigkeit. Vom Primärkomplex ausgehend können sich vor allem bei einem geschwächten Immunsystem folgende Krankheitsbilder entwickeln:

- **Hiluslymphknoten-Tuberkulose:** Ausbreitung über die Lymphbahnen.
- **Pleuritis exsudativa:** Feuchte Rippenfellentzündung durch Mitbeteiligung der Pleura. Symptome: Luftnot.
- **Miliartuberkulose:** Hämatogene Streuung in andere Organe, Ausgangspunkt für Postprimärtuberkulose. Symptome: Müdigkeit, Schwäche, Appetitlosigkeit, Gewichtsabnahme, Lymphknotenschwellungen, Fieber, Nachtschweiß, ständiges Hüsteln, Hämoptoe, Luftnot, Anämie, Untergewicht, Landouzy-Sepsis, Tod.
- **Meningitis tuberculosa:** Hämatogene Streuung bis zur Hirnhaut. Symptome: Wesensveränderungen, Irritabilität, Halluzinationen, Bewusstseinsstörungen, Kopfschmerzen, Nackensteifigkeit, Fieber, Krampfanfälle, Koma, Tod.

Postprimärtuberkulose

Wenn die während der Erregeraussaat entstandenen Organherde nicht abheilen, kommt es zur Organtuberkulose mit Kavernenbildung. Die häufigste Organtuberkulose ist die Lungentuberkulose. Entsteht hierbei eine Verbindung zu Blut-, Lymphgefäßen, Bronchien oder Harnsystem, können die Bakterien weiter streuen und durch Ausscheidungen an die Umwelt gelangen (offene Tuberkulose).
Die Organtuberkulosen können sich durch Allgemeinsymptome wie Abgeschlagenheit, Müdigkeit, subfebrile Temperaturen, Nachtschweiß zeigen. Oder sie äußern sich organspezifisch z. B. durch lang anhaltenden Husten mit gelblich-grünem, blutigem Schleim, Schmerzen in der Brust und Atemnot (Lungentuberkulose) oder durch schmerzhafte Schwellungen an den Gelenken, der Wirbelsäule (Knochentuberkulose).

Hauttuberkulose

Eine Sonderform der Tuberkulose ist die seltene Hauttuberkulose als Folge einer exogenen Ansteckung oder endogenen Ausbreitung der Tuberkulose. Folgende Tuberkuloseformen können an der Haut entstehen:

- **Tuberculosis cutis luposa:** Schwere, chronisch verlaufende reaktivierte Tuberkulose. Häufigste Form der Hauttuberkulose in Europa. Schuppige entzündliche Herde mit Tendenz zu Geschwür- und Narbenbildungen bis zu Verstümmelungen. Aus lange bestehenden Herden können sich Tumore entwickeln.
- **Tuberculosis cutis verrucosa:** Meist Reaktivierungstuberkulose mit warzenähnlichen Schuppen, die zu Eiterbildung neigen.
- **Tuberculosis cutis colliquativa:** Entzündliche Knotenbildung mit späterer Erweichung, Perforation und Fistelbildung mit Tendenz zu bizarrer Narbenbildung bei Abheilung.
- **Tuberculosis subcutanea et fistulosa:** Zur Einschmelzung neigende Infiltrationen mit eitrig sezernierenden Fisteln, v. a. anogenital.
- **Tuberculosis cutis miliaris disseminata:** Makulopapuläres Exanthem mit extrem ungünstiger Prognose.
- **Tuberculosis miliaris ulcerosa mucosae et cutis:** Multiple schmerzhafte bakterienreiche Ulzera der Haut und Schleimhaut mit schlechter Prognose.
- **Tuberculosis fungosa serpinginosa:** Chronische Hauttuberkulose mit pilzartig erhabenen Hauterscheinungen vor allem der Unterarme und des Handrückens.
- **Tuberkulid:** Folgende Krankheitsbilder werden dem Tuberkulid zugeordnet:
  - **Lichen scrofulosorum:** gruppiert stehende follikuläre Papeln am Rumpf
  - **Papulonekrotisches Tuberkulid:** chronisch-rezidivierende, nekrotisierende und narbig abheilende Papeln
  - **Erythema induratum:** subkutane Knoten unter verfärbter Haut an Unterschenkelstreckseiten
  - **Erythema nodosum:** Entzündung des Unterhautfettgewebes

Hereditäre Tuberkulinie

Laborde und Risch haben durch Recherchen in alter schulmedizinischer Literatur herausgefunden, dass der Begriff der hereditären Tuberkulose schon seit 1860 in der Schulmedizin bekannt war. Der Arzt Dr. Josef Hollós schrieb:
„Wenn Tuberkulose bei einem der Elternteile gewesen ist, kann es vorkommen, dass ein

oder zwei von den Kindern an manifester Tuberkulose erkranken werden, aber die anderen werden nicht an akuter Tuberkulose erkranken, sondern, wie auch später die Enkelkinder, werden sie andere Symptome der hereditären Tuberkulose aufweisen, die ich als Intoxikationssymptome gruppiert habe, wie z. B. u. a. Struma oder Rheumatismus."
In Hollós Buch folgen Aufzählungen und Fallberichte über hereditäre Tuberkulosekranke, die sich als klinische Symptome in der homöopathischen Beschreibung der hereditären Tuberkulinie wiederfinden.
Die homöopathische hereditäre Tuberkulinie ist eine Sonderform der chronischen Krankheiten, da sie aus einer doppelten miasmatischen Kombination entsteht, nämlich der Psora und Sykosis (sykotische Tuberkulinie) oder der Psora und Syphilis (syphilitische Tuberkulinie). Die hereditäre sykotische Tuberkulinie hat einige Symptome und Erkrankungen mit der syphilitischen Tuberkulinie gemeinsam, und jede hat ihre spezifischen Symptome. Patienten mit hereditärer sykotischer Tuberkulinie zeigen psorische, sykotische und syko-psorische Symptome, sie sind anfälliger für akute Tuberkulose, sykotische Gonorrhö und Kondylome. Die sykotische Tuberkulinie scheint die Morphologie zu schonen, zeigt aber einige Symptome auf der Haut. Sie ist bisher ein wenig untersuchtes Gebiet. Die hereditäre syphilitische Tuberkulinie wurde vor allem von J. H. Allen erforscht, er nannte sie auch die Pseudopsora. Die hereditäre syphilitische Tuberkulinie führt zu Morphologieveränderungen und Missbildungen, prädisponiert für akute Tuberkulose und akute Syphilis.
Die hereditäre Tuberkulinie ist im Unterschied zur erworbenen Tuberkulose erregerlos und nicht kontagiös. Ihre Metamorphose ist relativ geordnet, sodass sich ihre Symptome und Erkrankungen gut vorhersehen lassen. Dies scheint ein Charakteristikum der hereditären verschmolzenen Miasmen zu sein, wodurch sie sich von den einzelnen hereditären Miasmen unterscheiden. Hier werden einige Symptome und Stigmata der primären und sekundären Miasmatik aufgeführt und – wo möglich – in sykotische und syphilitische Tuberkulinie unterteilt.

Primäre Miasmatik

- Tuberkulose, Polio, Typhus, Tetanus, Krebs
- Psychiatrische Erkrankungen, Hysterie, Alkoholismus
- Legasthenie
- Kinderkrankheiten: schwerer Keuchhusten, Masern
- Pneumonien, chronische Bronchitiden, Asthma, Allergien, Heuschnupfen
- Struma, Morbus Basedow, Anämie, Hämophilie
- Starke Dysmenorrhö
- Pityriasis versicolor, Tinea, Vitiligo, Erythema nodosum
- Migräne, Rheumatismus

Sekundäre Miasmatik

Hereditäre sykotische Tuberkulose

- Arthritische und rheumatische Beschwerden der Augen
- Speicheldrüsensteine
- Gallensteine, Nierensteine bei Jugendlichen
- Divertikulitis, chronische Appendizitis
- Diabetes mellitus juvenilis
- Gicht
- Naevus flammeus bei Neugeborenen, Lichen, Psoriasis, Akne

Hereditäre syphilitische Tuberkulose

- Flaumbehaarung auf Brust und Rücken bei Babys
- Kongenitale Hüftluxation
- Hydrocephalus, Epilepsie
- Fontanellen schließen sich sehr spät
- Neigung zu Erkältungen, Zugluftempfindlichkeit
- Epistaxis: hell, schwer zu stillen
- Blaue Skleren
- Astigmatismus
- Chronische Pupillenerweiterung, Iritis, Gerstenkörner

Therapie der hereditären Tuberkulinie

Bei der Therapie der chronischen hereditären Tuberkulinie ist es wichtig, dass die Tuberkulinie „an der Wurzel" therapiert wird. Dies bedeutet in der Konsequenz, dass im Laufe der Therapie primär die tuberkulinischen Symptome verschwinden sollten. Nach einiger Zeit können dann Symptome eines anderen Miasmas, z. B. der einzelnen chronischen Krankheiten Syphilis, Sykosis oder Psora in den Vordergrund treten, sodass diese behandelt werden können. So kann der Homöopath über die Zeit Schritt für Schritt die chronischen Krankheiten heilen, bis z. B. nur noch ab und an Symptome der latenten Psora auftauchen.

Mögliche Verlaufsparameter der Tuberkulinie

- Pruritus ani, Bartholinitis, Akne, Tinea capitis, Herpes genitalis, starke Reaktion auf Insektenstiche
- Migräne besser durch Nasenbluten, reichlicher Kopfschweiß
- Enuresis nocturna
- Chronische Prostatitis
- Ausfluss bei kleinen Mädchen, Dysmenorrhö
- Subfebrile Temperatur

Zusammenfassung

- ✖ Die erworbene Tuberkulose ist eine Erkrankung, die der Organismus bei guter Immunlage bekämpfen kann, bei schlechter Immunlage drohen ein chronischer Verlauf und der Tod.
- ✖ Die hereditäre Tuberkulinie ist eine chronische Krankheit, die von Allen in die Homöopathie eingeführt und von Laborde und Risch näher analysiert wurde.
- ✖ Die hereditäre Tuberkulinie kann durch die Kombination von Psora mit Sykosis oder Psora mit Syphilis entstehen.
- ✖ Die sykotische Tuberkulinie und syphilitische Tuberkulinie unterscheiden sich in ihren Symptomen. Die syphilitische Tuberkulinie wurde von Allen relativ genau beschrieben. Die sykotische Tuberkulinie ist bisher wenig erforscht.

Die Kanzerinie

Allgemein

Die Krebserkrankung ist homöopathisch gesehen eine systemische Krankheit. Sie kann bei Patienten mit hereditärer Kanzerinie auftreten. Die hereditäre Kanzerinie ist eine Sonderform der chronischen Krankheiten, da sie durch Verschmelzung von drei chronischen Krankheiten Psora, Sykosis und Syphilis entsteht. Die hereditäre Kanzerinie des Patienten ist vor dem Ausbruch der Krebserkrankung in der Anamnese durch Symptome, Krankheiten und Stigmata zu erkennen. Beispielhaft sollen einige Stigmata und Symptome der hereditären Kanzerinie genannt werden. Die Sammlung wird im Rahmen dieses Einführungslehrbuchs niemals komplett sein. Hierfür wird jedem Leser die ausführliche Primär- und Sekundärliteratur empfohlen.

Hereditäre Kanzerinie

Die hereditäre Kanzerinie ist die Kombination der drei chronischen Krankheiten Psora, Sykosis und Syphilis. Oft kommt zu dieser Kombination ein Auslöser hinzu, der zur Entwicklung einer Krebserkrankung führt. Diese Auslöser können laut Laborde und Risch z. B. (nicht angegangene) Impfungen, seelischer Kummer oder Schock, karzinogene Stoffe, Unterdrückung von Hauterkrankungen, Absonderungen und anderer Erkrankungen sein.

Die hereditäre Kanzerinie ist eine chronische Krankheit, die zu Krebs führen kann. Jahrelang vor dem Auftreten der Krebserkrankung produziert sie Warnsignale in Form von spezifischen Krankheiten, Zeichen und Symptomen. Diese Warnsignale werden von Laborde und Risch „stellvertretende Krankheiten für den Krebs" genannt, da sie das Auftreten der Krebserkrankung verzögern oder eine Generation lang ihr Auftreten verhindern können. Neben einigen Symptomen der drei chronischen Krankheiten Psora, Sykosis und Syphilis finden sich neue charakteristische Krankheiten und Zeichen dieser hereditären verschmolzenen miasmatischen Kombination. Werden diese stellvertretenden Krankheiten in der primären oder sekundären Miasmatik des Patienten erkannt, kann der Homöopath die hereditäre Kanzerinie schon vor Auftreten einer Krebserkrankung homöopathisch behandeln und somit sinnvolle Prophylaxe betreiben.

Laborde und Risch beobachteten einen Zusammenhang zwischen Tuberkulose und Krebs: Beide Krankheiten können von einer Generation zur nächsten alternieren oder der Tuberkulose kann einige Jahre später eine Krebserkrankung folgen. Patienten mit hereditärer Kanzerinie bekommen häufig keine Kinderkrankheiten oder erkranken an diesen erst im Erwachsenenalter oder bekommen mehrfach die gleiche Kinder- bzw. Infektionskrankheit.

Wichtig ist es zunächst, die chronische hereditäre Kanzerinie aus dem, was der Patient Ihnen erzählt oder wie Sie ihn wahrnehmen, zu erkennen. Aus diesem Grund werden hier einige Symptome und Stigmata der primären und sekundären Miasmatik aufgeführt.

> Bei den hereditären chronischen Krankheiten wird zwischen der primären Miasmatik, das sind die Vorerkrankungen der Blutsverwandten, und der sekundären Miasmatik, das ist die Biografie der Erkrankungen des Patienten, unterschieden.

Primäre Miasmatik und stellvertretende Krankheiten für Krebs

- Tuberkulose, Diphtherie, Mononucleosis infectiosa
- Asthma bronchiale, Diabetes mellitus
- Perniziöse Anämie, Hypoplastische Anämie, Thallassämie
- Chronische Osteomyelitis, Knochenfisteln, Knochenkaries, Spondylose
- Ulcus ventriculi et duodeni, chronische Colitis mucosa, Verstopfung, Dyspepsie
- Chronische Migräne, Neuralgien, Hepatitis, Gicht, Rheumatismus, Nachtschweiß
- Chronische Ekzeme, Verrucosis, Psoriasis, Neurodermitis, Angiome, Ulcus cruris, Fisteln, nicht heilende Geschwüre und Verletzungen, Lupus erythematodes
- Psychiatrische Erkrankungen, endogene Depression, Alkoholismus, Suizidneigung, übertriebene Angst vor Krebs, hartnäckige Schlaflosigkeit, Epilepsie.

Sekundäre Miasmatik

Bei Neugeborenen, Kindern und Jugendlichen

- Missbildungen: angeborene Herzfehler, Zahn-, Kiefer-, Gaumen- und Knochendefekte
- Kinderkrankheiten: keine oder alle nacheinander oder nach der Pubertät oder mehrmals die gleiche
- Hämochromatose, Morbus Wilson
- Anämie, Hämophilie, Neurofibromatose Recklinghausen
- Adipositas bei Kindern
- Wachstumsstopp
- Onychophagie, reißt Haut um die Nägel ab
- Nasenpolypen
- Pylorusstenose
- Asthma bronchiale
- Zöliakie, Rektumprolaps bei Kindern, Afterekzem, Analfissur
- Verspätete Menarche, Ausfluss bei kleinen Mädchen
- Rheumatisches Fieber bei Kleinkindern
- Nacken-, Rücken- und Kreuzschwäche bei Klein- und Schulkindern
- Akne juvenilis, Haarwachstum auf der Glabella oder auf der Zunge
- Café-au-lait-Fleck, Naevi, viele Muttermale
- Verruca vulgaris, Mollusca contagiosa, Neurodermitis, Angiome

Bei Erwachsenen

- Kinderkrankheiten im Erwachsenenalter mit schwerem Verlauf
- Kann kein Fieber mehr und keine akute Krankheiten entwickeln

- Myokarditis nach Infekten
- Autoimmunerkrankungen, Allergien, Morbus Bechterew
- Anorexia nervosa, Bulimie, Zwangsneurose
- Gesichtslähmung, Sudeck-Syndrom,
- Atherome, frühes Ergrauen der Haare
- Speichelsteine, Lymphdrüsenfisteln, Struma nodosa
- Mamma-Zysten, Mamma-Abszesse, eingezogene Brustwarzen
- Myom, Prostata-Adenom, Krebs
- Klimakterische Hitzewallungen
- Lupus erythematodes, Warzen, Melanome, Xeroderma pigmentosa, Lipome

Therapie der hereditären Kanzerinie

Bei der Therapie der chronischen hereditären Kanzerinie ist es wichtig, dass nicht nur oberflächlich behandelt, sondern die Kanzerinie „an der Wurzel" therapiert wird. Dies bedeutet in der Konsequenz, dass im Laufe der Therapie primär die kanzerinischen Symptome verschwinden sollten. Nach einiger Zeit können dann Symptome eines anderen Miasmas, z. B. der einzelnen chronischen Krankheiten Syphilis, Sykosis oder Psora in den Vordergrund treten, sodass diese behandelt werden können. So kann der Homöopath über die Zeit Schritt für Schritt die chronischen Krankheiten heilen, bis z. B. nur noch ab und an Symptome der latenten Psora auftauchen. Aus diesem Grund ist es wichtig, neben den Stigmata der hereditären Kanzerinie auch einzelne Symptome der Kanzerinie zu kennen, die als Verlaufsparameter im Laufe der homöopathischen Therapie dienen können. Beispielhaft sollen hier einige aufgeführt werden.

Es ist empfehlenswert, die miasmatischen Symptome und Stigmata während oder nach der Anamnese getrennt aufzuschreiben und zu repertorisieren. So kann ein verwirrender Fall in seine chronischen Krankheiten aufgesplittet werden, wodurch die im Vordergrund stehende chronische Krankheit sowie das benötigte Arzneimittel klarer hervortreten.

Mögliche Verlaufsparameter der Kanzerinie

- Anfälligkeit für Gerstenkörner
- Chronische Konjunktivitis, Blepharitis, schwarze Ringe um die Augen
- Rhinitis atrophicans, chronische Sinusitis, Epistaxis
- Hartnäckige Schlaflosigkeit, Schlafstörungen, Pavor nocturnus
- Nächtliche Kopfschmerzen
- Zwanghafter Lidschlag, Tics nerveux, übertriebene Angst vor Krebs
- Chronische Otitis, Tonsillitis, chronische Mandelpfröpfe, Aphthen im Mund
- Rezidivierende schwere Pneumonien
- Spastische Obstipation, Kinder haben Angst vor dem Stuhlgang
- Bruxismus
- Herpes labialis, blaue Lippen
- Lymphknotenschwellung, Lymphknotenverhärtung
- Analekzem, Analfissur, Analabszess, Analfistel, Analherpes, Hämorrhoiden
- Chronische Zystitis, Hämaturie, Nierenbeckenentzündung
- Übelriechender, schleimiger, blutiger Ausfluss der weiblichen Genitalien
- Pruritus, Neurodermitis, Furunkel, Akne, Warzen, Sonnenallergie, Niednägel
- Chronischer Nachtschweiß, Nachtschweiß vor oder während der Periode
- Kann nicht schwitzen

Zusammenfassung

- Die hereditäre Kanzerinie ist eine Sonderform der chronischen Krankheiten, sie entsteht durch die Verschmelzung der drei chronischen Krankheiten Psora, Sykosis und Syphilis.
- Die hereditäre Kanzerinie des Patienten kann vor dem Ausbruch der Krebserkrankung in der Anamnese durch Symptome, Krankheiten und Stigmata erkannt werden.
- Durch das Erkennen und die homöopathische Behandlung der hereditären Kanzerinie kann sinnvolle Krebs-Prophylaxe betrieben werden.
- Vor Ausbruch einer Krebserkrankung produziert der Organismus meistens Warnsymptome oder stellvertretende Krankheiten, die dazu führen können, dass die Krebserkrankung verzögert auftritt oder eine Generation nicht auftritt.
- Das Erkennen der chronischen Krankheit über die Stigmata und Symptome führt zu Konsequenzen in der Beurteilung des Falles, der Auswertung, sowie der homöopathischen Therapie.

Homöopathische Arzneimittel

Was sind homöopathische Arzneimittel?

In der Homöopathie sind etwa 12 000 Arzneimittel-Substanzen bekannt, von denen ein Teil ausführlich geprüft ist. Es werden immer mehr Substanzen erforscht und weitere Arzneimittelprüfungen am gesunden Menschen durchgeführt (s. S. 42). 80 % der Arzneimittel werden aus pflanzlichen, 15 % aus mineralischen und 5 % aus tierischen Substanzen hergestellt.
Verwendet werden:

- **Pflanzen:** die gesamte Pflanze oder einzelne Teile von ihr, z. B. Tollkirsche – Belladonna
- **Tiere:** Teile des Organismus oder tierische Produkte, z. B. Gift der Buschmeisterschlange – Lachesis
- **Mineralien:** z. B. Blei – Plumbum
- **Synthetische Stoffe:** z. B. Nitroglycerin – Glonoinum
- **Nosoden:** menschliche oder tierische Krankheitsprodukte, z. B. gonorrhoisches Sekret – Medorrhinum

Am besten bekannt ist in der Homöopathie die Darreichungsform der Globuli, es gibt jedoch auch andere Möglichkeiten, homöopathische Arzneimittel zu verabreichen (▮ Tab. 1, ▮ Abb. 1). Einige Arzneimittel werden auch zu Cremes bzw. Gels verarbeitet und als homöopathische Externa verkauft. So kann bei einem Sturz mit folgender Arnica-Symptomatik ein Arnica-Gel oder eine Arnica-Salbe hilfreich sein, dennoch ist auch hier darauf zu achten, dass sie anhand des Ähnlichkeitsgesetzes ausgewählt wird. Die Symptomatik des Patienten sollte also mit den Symptomen übereinstimmen, die das Arzneimittel in der Arzneimittelprüfung am Gesunden hervorgebracht hat. So kann es sein, dass eine Arnica-Creme, die nach Sturz auf das Steißbein angewendet wurde, nicht hilft, da sich der Patient in einem Hypericum-Zustand befindet und ihm ein Hypericum-Öl sehr viel mehr geholfen hätte. Problematisch ist hier, dass die Creme rein lokal appliziert wird, der Körper sich aber im Gesamten in einem veränderten Zustand befindet. Deswegen werden orale Globuligaben vorgezogen. Hahnemann warnt vor äußerer Behandlung von Lokal-Symptomen ohne die innere chronische Krankheit zu behandeln. Dazu gehören z. B. lokale Entfernungen von Warzen, Salbenbehandlungen von Ekzemen etc. Viele Homöopathen nach Hahnemann haben ähnliche Beobachtungen gemacht. Die Lokaltherapie führte zu einer Exazerbation der chronischen Krankheit bzw. zu noch schwereren Krankheiten (s. S. 18). In der Medizin ist dieses „Shifting" gut bekannt, aber wenig beachtet. Wird z. B. Neurodermitis lokal mit Kortison behandelt, geht sie zurück, kommt wieder und geht wieder zurück. Im Laufe der Jahre bekommt der Patient Heuschnupfen, der mit Antiallergika behandelt wird. Nach einigen Jahren beginnt der asthmatische Husten und das Asthma. Hier ist auf einmal die Lunge betroffen. Eine Beeinträchtigung und Erkrankung der Lunge ist weit schwerwiegender als eine Erkrankung mit Neurodermitis. Sie liegt tiefer im Körper und ist schlechter beobachtbar. Interessant ist, dass unter homöopathischer Therapie und Besserung der Grunderkrankung oft frühere Erkrankungen wieder auftreten. Während der Therapie des Asthmas kommt es z. B. wieder zu Heuschnupfen und Neurodermitis und das Asthma wird leichter bzw. verschwindet.

> Von äußerlichen Behandlungen von Lokalsymptomen kann nur abgeraten werden. Sie können zum Symptomen-Shifting (Metaschematismus) und zu Exazerbationen von chronischen Krankheiten führen.

Die homöopathischen Potenzen

Hahnemann wandte sich von der damaligen Medizin ab, weil sie mit hoch dosierten Substanzen die Patienten vergiftete (s. S. 6). Er proklamierte zu Beginn seiner homöopathischen Tätigkeit „mäßige Gaben": Er verschüttelte z. B. 62 mg getrockneten Pflanzensaft mit 400 Tropfen Ethanol. Doch auch bei den „mäßigen Gaben" sah er oft starke Verschlimmerungen. Durch weitere Reduktion der Dosen konnte Hahnemann die Verschlimmerungen mäßigen und die anschließenden Besserungen hielten länger an. Er entdeckte, dass Arzneimittel, die nicht nur verdünnt, sondern zusätzlich noch verrieben und verschüttelt wurden, „heilkräftiger" waren. Er nannte diese Art der Medikamentenherstellung **Dynamisieren** oder **Potenzieren.** Die Herstellung potenzierter Arzneimittel beschrieb er im „Organon" und in „Chronischen Krankheiten". Durch die verschiedenen Auflagen der Bücher lässt sich sein Entwicklungsprozess gut nachvollziehen: 1814 beschreibt Hahnemann die Arzneimittelherstellung durch Verdünnen und Schütteln über mehrere Stufen; seine Patienten beka-

Darreichungsform	Beschreibung
Globuli	Streukügelchen aus Stärkemehl und Rohrzucker
Dilution	Flüssige Zubereitung
Trituration	Verriebener Milchzucker
Tabletten	Gepresst aus verriebenem Milchzucker und Tablettierhilfsstoffen

▮ Tab. 1: Übersicht über gängige orale Darreichungsformen homöopathischer Arzneimittel.

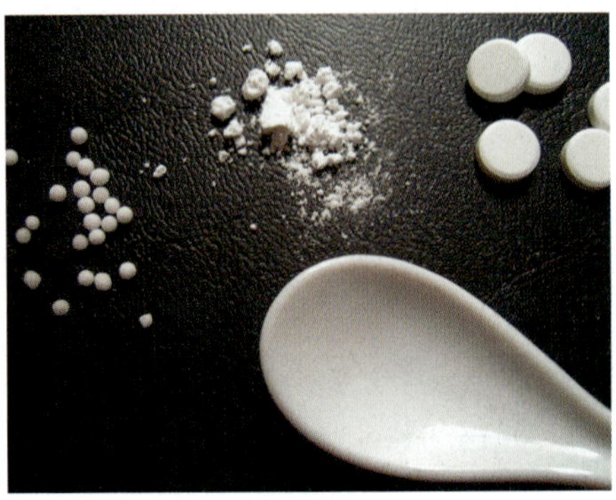

▮ Abb. 1: Globuli, Trituration, Tabletten und Dilution. [13]

Tab. 2: Übersicht über die homöopathischen Potenzen.

Potenz	Beschreibung
D-Potenzen	D steht für Dezimal, also Potenzierung im Verhältnis 1 : 10
C-Potenzen	C steht für Centesimal, also Potenzierung im Verhältnis 1 : 100
Q-Potenzen	Q steht für Quinquagiesmillesimal, also im Verhältnis 1 : 50 000
LM-Potenzen	eine verwirrende Bezeichnung, LM-Potenzen sind in der Praxis mit den Q-Potenzen vergleichbar, dürfen aber nicht mit der 50 000. Potenz der Centesimal-Reihe verwechselt werden

men einen Tropfen von der so hergestellten 12. Verdünnung. 1833 beschreibt er die Herstellung der C30 und experimentiert mit Potenzierungen bis C300. Die Ausgangssubstanzen wurden im Herstellungsprozess potenziert, dabei wurde für jede neue Potenzstufe ein neues Glas benutzt (Mehrglasmethode). Eine Wiederverwendung der Gläser lehnte Hahnemann strikt ab. In seiner Pariser Zeit entwickelte er die Q-Potenzen und beschrieb deren Herstellung in der 6. Auflage des Organons. Da die 6. Auflage aufgrund von Streitigkeiten erst 1921 publiziert wurde, dauerte es lange, bis die Q-Potenzen in den homöopathischen Praxen bekannt und eingesetzt wurden. Die Q-Potenzen werden bis zur C3 verrieben und dann im Verhältnis 1 : 50 000 potenziert (s. S. 40). Der Patient gibt das Globulus in eine Weingeistlösung und potenziert die Lösung selbstständig durch tägliches Schütteln weiter.

Heute sind eine Vielzahl von homöopathischen Potenzen erhältlich (Tab. 2, 3). Diese spiegeln Hahnemanns Entwicklung und die Geschichte der Homöopathie wider: Der Laienhomöopath S. N. von Korsakoff stellte 1832 ein neues Herstellungsverfahren vor, die sog. Einglasmethode, weil der Potenziervorgang in einem einzigen Potenziergefäß stattfindet. Nach dem Ausleeren des Gefäßes bleibt ein Rückstand im Gefäß, das mit dem Hundertfachen des Rückstandes wieder aufgefüllt und weiterpotenziert wird.

Die D-Potenzen stammen nicht von Hahnemann, sie wurden erstmals von Hering hergestellt, in Deutschland 1836 durch Vehsemayer vorgestellt und haben so an Popularität gewonnen. Vehsemayer gehörte zu den Kritikern Hahnemanns, die sich „rationelle Homöopathen“ nannten und mit niedrigen Potenzen therapierten (s. Geschichte der Homöopathie ab S. 6).

Arzneimittel	Beschreibung
Pulsatilla ∅	Urtinktur von Pulsatilla
Pulsatilla D6	6. Potenz der Dezimalreihe (1 : 10)
Pulsatilla C30	30. Potenz der Centesimalreihe (1 : 100), Mehrglasmethode
Pulsatilla CH30	in Frankreich übliche Beschriftung: C 30 nach Hahnemann, Mehrglasmethode
Pulsatilla CK30	30. Potenz nach Korsakoff hergestellt, Einglasmethode
Pulsatilla C200	200. Potenz der Centesimalreihe
Pulsatilla M	1000. Potenz der Centesimalreihe
Pulsatilla XM	10 000. Potenz der Centesimalreihe
Pulsatilla LM	50 000. Potenz der Centesimalreihe
Pulsatilla CM	100 000. Potenz der Centesimalreihe
Pulsatilla MM	1 000 000. Potenz der Centesimalreihe
Pulsatilla Q1	1. Potenz der Quinquagiesmillesimalreihe (1 : 50 000)

Tab. 3: Übersicht über die Potenzstufen am Beispiel von Pulsatilla.

Zusammenfassung

- 80 % der homöopathischen Arzneimittel werden aus pflanzlichen, 15 % aus mineralischen und 5 % aus tierischen Substanzen hergestellt.
- Homöopathische Arzneimittel werden nicht lokal angewendet, da sich der gesamte Organismus in einem Zustand befindet bzw. von der Krankheit betroffen ist und nicht nur Einzelteile.
- Hahnemann hat die homöopathischen Arzneimittel im Laufe seines Lebens immer weiter entwickelt, seine Entwicklungen waren die C- und Q-Potenzen.
- Die Q-Potenzen beschreibt Hahnemann erst in der 6. Auflage des „Organon“. Da dieses erst 1921 publiziert wurde, wurden sie erst spät bekannt.

Herstellung potenzierter homöopathischer Arzneimittel

Hahnemann hat seinen Zeitgenossen und seiner Nachkommenschaft genaue Anweisungen gegeben, wie er homöopathische Arzneimittel herstellte und welche Erfahrungen er mit ihnen machte. Die Herstellung homöopathischer Arzneimittel beschreibt er im „Organon" (6. Auflage § 169–271) und in „Chronische Krankheiten" (Band 1, S. 182 ff.).
In diesem Kapitel sollen Hahnemanns Angaben wiedergegeben werden und nicht die des „Homöopathischen Arzneibuchs" (HAB). Dieses wurde 1978 im Auftrag des Bundesministeriums für Jugend, Familie und Gesundheit erstellt und unterscheidet sich in einigen Punkten von den Anweisungen Hahnemanns.
Im Jahr 1797 berichtete Hahnemann erstmals über heftige Erstverschlimmerungen nach der Gabe einer dem Krankheitszustand ähnlichen Arznei. Deswegen verkleinerte er die Dosis der Arznei immer weiter. Er verdünnte sie nicht nur, sondern verrieb sie mit Milchzucker und verschüttelte sie in Alkohol und Wasser. Hahnemann schreibt in § 269, dass durch die beschriebene Vorgehensweise die Substanzen ihre „dynamischen Kräfte", also Arzneikräfte entfalten. Aus diesem Grund nennt er den Vorgang „Dynamisieren, Potenzieren" und die Produkte „Dynamisationen oder Potenzen". So können auch Substanzen wirksam werden, die im rohen Zustand nicht die geringste Arzneikraft besitzen, wie z. B. das Kochsalz – Natrium muriaticum. Hahnemann bemerkt, dass eine alleinige Verdünnung nicht zu diesem Effekt führt.
Hahnemann hat in seinen Anweisungen zur Herstellung homöopathischer Arzneimittel seine Mengenangaben in Gran angegeben. Ein deutsches Gran entspricht in etwa 62 mg.

> Hahnemann beschreibt im „Organon", wie homöopathische Arzneimittel hergestellt werden. Apotheker stellen die Arzneimittel nach dem „Homöopathischen Arzneibuch" her, das in einigen Punkten von Hahnemanns Anweisungen abweicht.

Verreibung bis zur C3

Für die Herstellung der C1 wird die Ursubstanz in einem Verhältnis von 1 : 100 verrieben, d. h. auf insgesamt 6,2 g Milchzucker werden 62 mg Ausgangssubstanz gegeben. Die Verreibung zur C1 geht in mehreren Schritten vor sich, deswegen werden die 6,2 g Milchzucker gedrittelt.

- Das erste Drittel der ersten Portion Milchzucker (etwa 2,1 g) wird in der Reibeschale verrieben, sodass die Poren der Schale gut verschlossen sind. Beim Reiben wird das Pistill mit Druck gegen die Reibeschale ruhig im Kreis bewegt.
- Nun werden 62 mg der gepulverten frischen Arzneisubstanz dazugegeben. Nach kurzem Mischen wird sechs bis sieben Minuten verrieben, dann wird die Mischung drei bis vier Minuten mit dem Spatel vom Boden abgekratzt, nochmals sechs bis sieben Minuten verrieben und erneut drei bis vier Minuten abgekratzt.
- Nun wird das zweite Drittel (2,1 g) des Milchzuckers hinzugegeben, um erneut nach kurzem Vermischen sechs bis sieben Minuten zu reiben, drei bis vier Minuten abzukratzen, sechs bis sieben Minuten zu verreiben und drei bis vier Minuten abzukratzen.
- Nach der Zugabe des dritten Drittels Milchzuckers wird wieder wie oben beschrieben nach dem Vermischen verrieben, abgekratzt, verrieben und abgekratzt.

Die Verreibung bis zur C1 dauert etwa eine Stunde. Das hergestellte Pulver wird in ein Gefäß mit der Aufschrift „C1" abgefüllt und verwahrt.

- Von dieser C1 werden 62 mg entnommen und mit dem ersten Drittel der zweiten Portion Milchzucker (2,1 g) verrieben. Es wird wie oben beschrieben verrieben und abgekratzt.
- Nun wird das zweite Drittel dazu gegeben und verrieben und abgekratzt und
- das dritte Drittel verrieben und abgekratzt.

Nach insgesamt zwei Stunden kann die C2 in ein Gefäß abgefüllt und verwahrt werden.
Ebenso wird die C3 hergestellt (▮ Abb. 1).

Weitere Potenzierung der C-Potenzen (1 : 100)

Für die weitere Verarbeitung wird ab der C3 nicht mehr verrieben, sondern in einem Verhältnis von 1 : 100 flüssig potenziert (▮ Abb. 2).

> Beiläufig entdeckte Hahnemann die Tatsache, dass man unlösliche Stoffe durch wiederholtes Verreiben in einen Zustand der Löslichkeit bringen kann. Er entdeckte somit die Kolloidchemie, die aber die Nachkommen nicht an seinen Namen, sondern an den des Engländers Graham knüpften, der erst später zu denselben Einsichten kam.

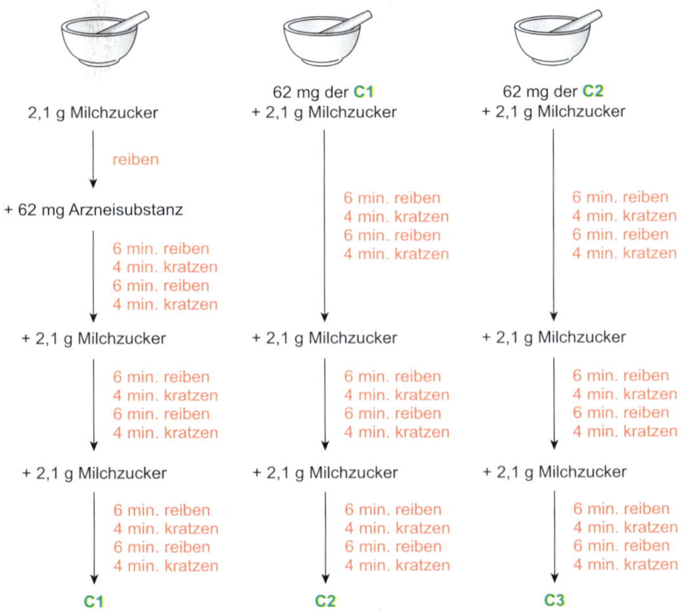

▮ Abb. 1: Verreibung bis zur C3. [3]

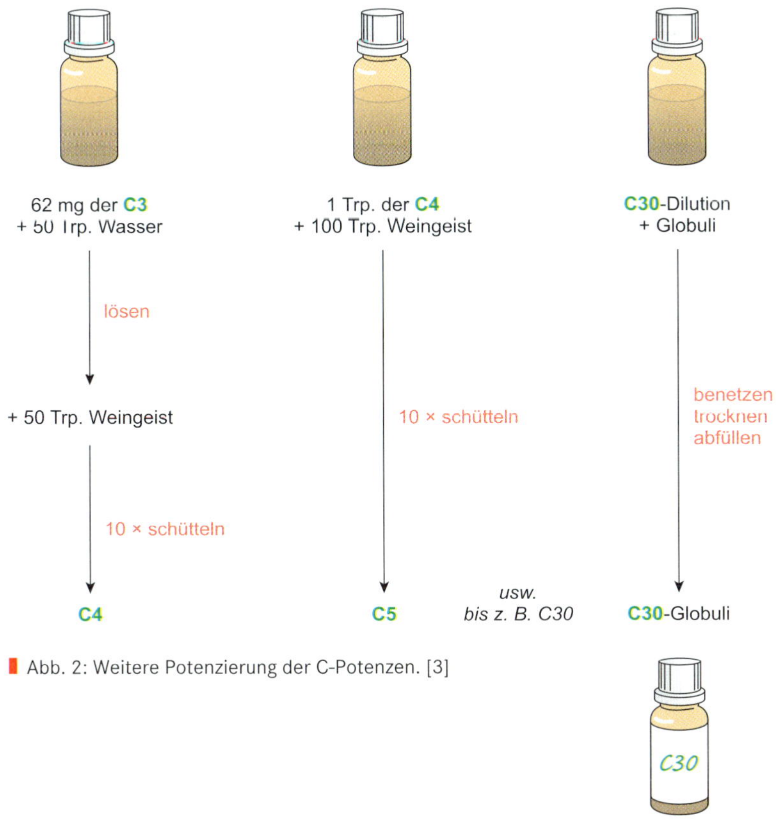

Abb. 2: Weitere Potenzierung der C-Potenzen. [3]

Von der C3 werden 62 mg in 50 Tropfen destilliertes Wasser gemischt und kurz darauf mit 50 Tropfen Weingeist weiter vermischt. Diese Mischung wird 10-mal geschüttelt und entspricht der C4.

Ein Tropfen der C4 wird zu 100 Tropfen reinem Weingeist gegeben und 10-mal geschüttelt. Diese Mischung entspricht der Potenz C5.

Für höhere Potenzen wird nach dem gleichen Verfahren weiterpotenziert. Globuli werden hergestellt, indem z. B. die C30-Dilution auf unarzneiliche Globuli gegeben wird. Die Globuli werden getrocknet und in Gläser abgefüllt, die mit „C30" beschriftet sind.

Weitere Potenzierung zu Q-Potenzen (1 : 50 000)

Für die weitere Verarbeitung zu Q-Potenzen (Abb. 3) wird im Wechsel flüssig und fest potenziert. Durch die Potenzierungsschritte von 1 : 100 (flüssig) und 1 : 500 (Globuli) entsteht ein Potenzschritt von 1 : 50 000. Die Arzneien werden wie oben beschrieben bis zur C3 verrieben. 62 mg der C3 werden in 500 Tropfen eines Gemischs aus Branntwein und destilliertem Wasser (Verhältnis 1 + 4) aufgelöst. Von dieser flüssigen C3 wird ein Tropfen mit 100 Tropfen gutem Weingeist vermischt (Potenzierungsschritt 1 : 100) und mit der Hand 100-mal gegen ein mit Leder eingebundenes Buch gestoßen. Ein Tropfen dieser Lösung benetzt etwa 500 unarzneiliche Globuli, von denen 100 Stück 62 mg wiegen sollen (Potenzierungsschritt 1 : 500). Diese Globuli werden getrocknet und mit Q1 beschriftet. Zur Herstellung der Q2 wird ein Kügelchen Q1 in einem Tropfen Wasser aufgelöst. Dieser Tropfen wird mit 100 Tropfen reinen Weingeist 100-mal geschüttelt (Potenzierungsschritt 1 : 100). Mit dieser Lösung werden unarzneiliche Globuli befeuchtet (Potenzierungsschritt 1 : 500) und getrocknet. Diese Globuli werden als Q2 bezeichnet.

Auf diese Weise wird weiter potenziert bis zur Q30.

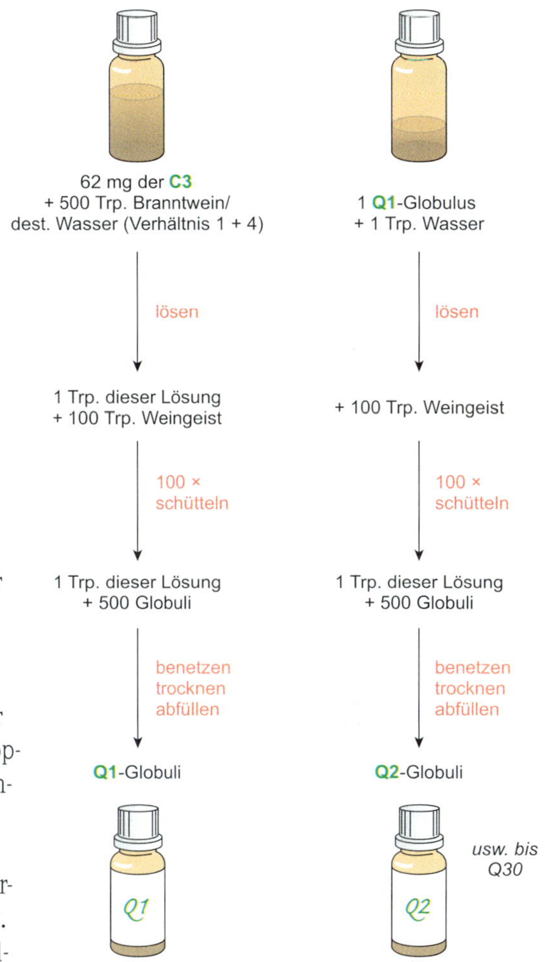

Abb. 3: Weitere Potenzierung zu Q-Potenzen. [3]

Zusammenfassung

- Hahnemann hat die großartige Entdeckung gemacht, dass auch unarzneiliche Substanzen durch eine bestimmte Vorgehensweise, die er „Dynamisieren" oder „Potenzieren" nennt, arzneilich gemacht werden können.
- Für die Herstellung von C-Potenzen wird die Ausgangssubstanz im Verhältnis 1 : 100 bis zur C3 verrieben und dann 1 : 100 flüssig potenziert.
- Die Q-Potenzen werden wie die C-Potenzen bis zur C3 im Verhältnis 1 : 100 verrieben und dann im Verhältnis 1 : 50 000 im Wechsel flüssig (Potenzierungsschritt 1 : 100) und als Globuli (Potenzierungsschritt 1 : 500) potenziert.

Die homöopathische Arzneimittelprüfung

Die Arzneimittelprüfung am Gesunden vor Hahnemann

Schon vor Hahnemann wurden Arzneimittel an Gesunden überprüft, jedoch oft mit anderen Hintergedanken. Erste Hinweise stammen von Herakleides von Taras und die von griechischen Königen veranlassten Giftprüfungen an Gesunden. Hahnemann nennt einige seiner Vorfahren, die Arzneimittel am Gesunden prüften. Zu ihnen gehört Conrad Gesner (1515–1565), der Versuche mit Helleborus albus und Tabak durchführte, Albrecht von Haller (1708–1777) und Anton Stoerck (1731–1803), der Schierling (Conium), Stechapfel (Stramonium), Eisenhut (Aconitum) und Colchicum prüfte. Außerdem erwähnt Tischner Carl Kratochwill, Karl Krapf, William Alexander, Corbin Griffin, Robert Whytt, Jean François Coste, Pierre Rémi Willemet und William Withering, der Digitalis prüfte.

Hahnemanns Entwicklung der Arzneimittelprüfung am Gesunden

Im Artikel „Versuch über ein neues Prinzip zur Auffindung der Heilkräfte der Arzneisubstanzen, nebst einigen Blicken auf die bisherigen" beschreibt Hahnemann die damalige Art der Medizin und der Medikamentenfindung als unzuverlässig. Für die Arzneimittelprüfung sieht er chemische Experimente wie z. B. die Messung der Verfärbungen an entnommenem menschlichen Blut durch Arzneien als sinnlos an, da die Abnahmetechnik große Einflüsse auf das Aussehen hat. Auch Tierversuche verwirft er, da sie nicht auf den Menschen übertragbar seien: „[...] So tödlich für Menschen auch die Taxusblätter sind, so werden doch Hausthiere davon fett [...]." Er untersuchte auch die botanischen Verwandtschaften von Arzneien, doch auch hier kam er zu dem Ergebnis, dass diese keine ausreichenden Schlüsse auf die Arzneiwirkungen zulassen. Somit kam er zu dem Ergebnis, dass ihm nichts anderes übrig bliebe, als die Arzneiwirkungen auf den gesunden menschlichen Organismus zu untersuchen. Er hatte ja schon beim Chinarindenversuch (s. S. 16) beobachten können, dass Arzneien einen Einfluss auf den gesunden Körper haben. Nach dem Chinarindenversuch entwickelte Hahnemann die Arzneimittelprüfung immer weiter. Er beschreibt sie im „Organon" in den §§ 105 bis 145.

> Ziel der Arzneimittelprüfungen ist es, eine möglichst vollständige Symptomensammlung (Materia medica) zu erhalten bzw. sie zu überprüfen und zu erweitern.

Hahnemanns Vorschriften zur homöopathischen Arzneimittelprüfung

Hahnemann hat selbst viele homöopathische Arzneimittelprüfungen durchgeführt – zum einen an sich selbst und an seiner großen Familie, zum anderen an Freunden und Schülern. Das genaue Vorgehen bei einer Arzneimittelprüfung beschreibt er im „Organon" ab § 124. Die Prüfsubstanz wird vor der Arzneimittelprüfung festgelegt. Arzneilich wirksame Lebensmittel sowie Gewürze, Kräuter, Alkohol, Kaffee und Tee sollen vermieden werden. Unter den Probanden sollten – wenn möglich – Frauen und Männer sein.
Die Probanden sollen vier bis sechs Globuli der Potenz C30 über mehrere Tage in etwas Wasser aufgelöst einnehmen (Organon, 6. Auflage, § 128). Die Anzahl der Globuli und der Zeitraum können individuell an die Reaktionen angepasst werden. Die beobachteten Symptome werden zeitnah aufgeschrieben. Wichtig ist die Beachtung der Modalitäten und Begleitumstände, unter denen die Symptome auftreten. Da nicht alle Probanden die gleichen Symptome zeigen, werden die Ergebnisse verglichen und als Übersicht aufgeschrieben. Hahnemann sortierte die Symptome nach Mitteln und nach Körperregionen – so entstand die erste Materia medica Hahnemanns: „Die Reine Arzneimittellehre."

Arzneimittelprüfung mit Doktor Hahnemann: Franz Hartmann prüfte viele Arzneimittel unter Hahnemanns Leitung in der Zeit von 1811 –1821 und beschrieb, wie diese abliefen: „Streng verbot er, während einer solchen Prüfung, Kaffee, Thee, Wein, Branntwein und alle andern erhitzenden Getränke eben so scharfe Gewürze, wie Pfeffer, Ingwer, selbst stark gesalzene Speisen und Säuren. Vor anhaltendem, angestrengtem Studiren und Romanlesen warnte er, daneben so vor vielen Spielen, die nicht blos die Phantasie, sondern auch den Geist sehr in Anspruch nehmen, als Hazard-, Karten-, Schach-, Billiard-Spiel, wodurch die Beobachtung getrübt und unsicher gemacht werde. Er verlangte darum keineswegs müßiges Nichtsthun, sondern rieth, nur die leichteren Arbeiten, leichtere Unterhaltung und zum Spazierengehen in freier Luft, zum mäßigen Genuß im Essen und Trinken und nicht zu langem Schlafen, wo möglich auf Matratze unter leichtem Deckbett. Die Arzneien, die geprüft werden sollten, gab er uns selbst, die vegetabilischen als Essenz oder Tinktur, die andern in erster oder zweiter Verreibung. Nie verheimlichte er uns den Namen der zu prüfenden Arznei und sein Wunsch, alle Arzneien für die Zukunft uns selbst zu fertigen, den wir ersten Schüler gewissenhaft erfüllten, überzeugte uns hinreichend, dass er uns in dieser Hinsicht, vielleicht eines besonderen Zweckes wegen nie getäuscht hat. Da er die Arzneien meistens schon an sich und den Seinen geprüft hatte, so kannte er ihre Kraft und Stärke schon hinreichend, um für jeden von uns die Zahl der Tropfen und Grane der jedesmaligen Individualität angemessen, bestimmt anzugeben, mit denen er anfangen müsse, um keinen Nachtheil daraus für sich erwachsen zu sehen. Diese Gabe nun wurde mit einer möglichst großen Menge Wasser gemischt, um der Berührungspunkte mehr zu geben, als es mit der unverdünnten Arznei geschehen könnte, und früh nüchtern genommen, unter einer Stunde aber nicht genossen. Zeigten sich nach 3 – 4 Stunden keine Befindensveränderungen, so mussten wir einige Tropfen mehr, auch wohl die doppelte Gabe nehmen und die Zeitrechnung wurde von dieser letzten Gabe angefangen, eben so wenn das Mittel

zum dritten Mal wiederholt wurde. Brachte es nach dreimaliger Wiederholung gar keine erheblichen Veränderungen hervor, so nahm Hahnemann an, der Organismus sei für dieses Mittel nicht empfänglich und ließ deshalb dem Subjekte keine weitern Versuche damit machen, sondern nach mehrern Tagen von derselben Person ein anderes Mittel prüfen. Um genau alle auftretenden Beschwerden sogleich auffinden zu können rieth er, stets eine Schreibtafel und Bleistift mit sich zu führen, wobei zugleich der Vortheil sich herausstellte, dass man sich der gehabten Empfindung (Schmerz) genau bewusst war und sie bestimmt zu bezeichnen vermochte, was man nicht immer konnte, wenn man erst nach einiger Zeit die Beschwerden niederschrieb. Jedes Symptome, was sich offenbarte, musste im Zusammenhange verzeichnet werden, selbst wenn sich die heterogensten Empfindungen darin gepaart hatten. Vorschrift war ferner: hinter jedem Symptom eingeklammert, die Zeit zu bemerken, in welcher es sich kund gab, die von der zuletzt genommenen Arzneigabe bestimmt wurde. Nur dann erst, wenn 1 – 2 Tage lang gar kein Arzneisymptom mehr auftrat, nahm Hahnemann an, dass die Wirkung der Arznei vorüber sei und er ließ dem Körper noch einige Zeit Ruhe, bevor er ein neues Mittel prüfen ließ. – Er nahm Symptome, die wir ihm übergaben, nie auf Treu und Glauben an, sondern ging sie jederzeit noch einmal mit uns durch, um gewiß zu sein, dass wir auch die richtigen Ausdrücke und Bezeichnungen gebraucht, und weder zu viel noch zu wenig gesagt hätten. Anfangs ergaben sich da oft genug Unrichtigkeiten, die nach jeder neuen Prüfung immer seltener wurden und endlich ganz wegfielen, wenigstens bei denen, die die Wichtigkeit der Sache einsahen und denen es darum auch rechter Ernst mit diesen Arzneiprüfungen war, dessen ich mich stets habe rühmen können und darum auch jetzt noch auf meinen eigenen Symptomen fest baue."
(Richard Haehl: Samuel Hahnemann)

Entwicklung der homöopathischen Arzneimittelprüfung nach Hahnemann

Zu Hahnemanns Lebzeiten und danach wurden viele Arzneimittelprüfungen durchgeführt. Beispielsweise seien die Arzneimittelprüfungen von Hahnemanns Wegbegleiter Stapf zu nennen. Von Hering (1800–1880) ist die Arzneimittelprüfung mit Lachesis (Gift der Buschmeisterschlange) am bekanntesten. Metzger führte zwischen 1932 und 1959 und Bayr und Stübler zwischen 1977 und 1986 Arzneimittelprüfungen durch.
Leider ist bei vielen Arzneimittelprüfungen bis heute der Standard nicht gerade hoch und Hahnemanns Anweisungen, man möge von Interpretationen Abstand nehmen, wird nicht immer beherzigt. Somit ist bei vielen Prüfungen fraglich, ob die entstandenen Symptome zuverlässig sind. Aus diesem Grund forderte Metzger eine Vorbeobachtungsphase, in der der Proband seinen Gesundheitszustand mit allen Symptomen vermerkt, um sie aus den Prüfsymptomen später extrahieren zu können. 2002 gab der Deutsche Zentralverein homöopathischer Ärzte aus dem gleichen Grund Richtlinien zur Planung, Durchführung und Dokumentation einer homöopathischen Arzneimittelprüfung heraus. Sie haben die Forderung Metzgers nach einer Vorbeobachtungsphase in ihre Leitlinie integriert, außerdem soll der Proband die Prüfsymptome nach neuen und alten Symptomen sortieren. Erst nach Bestätigung dieser Symptome durch eine erneute Prüfung oder in der Therapie werden sie in die homöopathische Arzneimittellehre übernommen.

Die Arzneimittelbeschreibungen

Die Arzneimittelbeschreibungen finden sich im Buch „Materia medica". Die Prüfsymptome werden meistens im Kopf-zu-Fuß-Schema sortiert. Dieses Ordnungssystem wurde bis heute in vielen Arzneimittellehren beibehalten. Da Arzneimittelprüfungen nicht zu organischen Folgezuständen oder Pathologien führen, wurden ältere Berichte aus der Toxikologie mit in die Arzneimittelbeschreibungen aufgenommen, da sie häufig zu pathologischen Folgezuständen oder zum Tod führten. Außerdem wurden die Beschreibungen durch Beobachtungen von geheilten Fällen ergänzt.
Das Lernen von Arzneimitteln ist eine Lebensaufgabe für jeden Homöopathen. Oft wird dem Studierenden das Arzneimittel durch eine Arzneimittelprüfung zugänglicher. In der Praxis werden die Arzneimittel durch Verschreibungen und das Beobachten von Heilverläufen lebendig (s. „Lernmöglichkeiten von Arzneimitteln" ab S. 80).

Zusammenfassung

- Schon vor Hahnemann wurden Arzneimittelprüfungen am Gesunden durchgeführt.
- Hahnemann führte erstmals systematische Arzneimittelprüfungen am Gesunden durch.
- Hahnemann empfiehlt für die Durchführung einer homöopathischen Arzneimittelprüfung die Einnahme von vier bis sechs Globuli C30 in etwas Wasser aufgelöst über mehrere Tage.
- Auftretende Symptome während einer Arzneimittelprüfung sollten sofort aufgeschrieben werden mit Beobachtung der Begleitumstände.
- Diese Symptome der Arzneimittelprüfungen werden in der Materia medica gesammelt und sortiert.

Die homöopathische Anamnese I

„Nach unseren Erfahrungen ist es so: Wenn der Arzt im Stile der üblichen Anamnese fragt, so erhält er eben Antworten auf seine Fragen – aber weiter auch nichts. Wenn er zu einer ‚tieferen' Diagnose kommen will, so muss er erst einmal lernen zuzuhören."
(Michael Balint: Der Arzt, sein Patient und die Krankheit)

Eine wichtige Grundsäule der homöopathischen Therapie ist die Anamnese. Nicht umsonst sagen die alten Meister: „Ein gut aufgenommener Fall ist schon halb geheilt." In der ersten homöopathischen Anamnese geht es darum, sich einen Gesamteindruck vom Patienten, seinen Äußerungen, Sorgen, Gewohnheiten und Lebensumständen zu verschaffen und möglichst genaue Angaben zu seiner Krankheit und seinen individuellen Symptomen zu bekommen. Auf viele dieser Daten legt die Schulmedizin wenig Wert. Deswegen wird die homöopathische Anamnese für den Therapeuten zu Beginn eine Umstellung sein und etwas Übung erfordern.

Ziel der homöopathischen Anamnese ist festzustellen, was den Patienten individualisiert, also was ihn von einem anderen Patienten mit einer ähnlichen Diagnose unterscheidet. Hierfür sind die auffallenden, seltsamen, charakteristischen Symptome von besonderer Wichtigkeit. Während der Anamnese wird die Arzt-Patienten-Beziehung aufgebaut, die zu einem Vertrauensverhältnis führt. Dadurch kann sich der Patient öffnen und seine Symptome und seinen Zustand intimer und genauer beschreiben.

Vorbereitungen für die Anamnese

Während der Anamnese öffnet sich der Patient und erzählt viele sehr persönliche Dinge. Dies wird er vor allem dann tun, wenn er sich wohl und sicher fühlt. Einige ideale Bedingungen dafür könnten z. B. folgende sein:

- Ein schönes Zimmer mit gemütlichen Stühlen (der Patient sitzt ein bis drei Stunden). Der Patient sollte die Möglichkeit haben, die Nähe bzw. Distanz des Stuhles zum Homöopathen zu variieren.
- Geräuschisolierung: Die Tür sollte gut verschließbar sein, sodass niemand anderes das Gespräch hören kann, auch nicht die Sekretärin oder die Mutter, die im Wartezimmer auf ihr Kind wartet. Unsere Sekretärin erzählte mir, dass sie in der alten Praxis bis zur Schallisolierung der Türen immer Musik im Wartezimmer spielte, damit mit Sicherheit nichts von dem Gespräch zu hören war!
- Störungen während der Anamnese sollten minimiert werden, idealerweise betritt niemand anderes das Zimmer, es sei denn, es ist vom Patienten erwünscht. Wie in jeder Arztpraxis wird es auch einmal Notfälle geben – diese werden natürlich telefonisch durchgestellt, alle anderen Anrufer müssen bis nach der Anamnese warten.
- Für den Homöopathen ist es wichtig, dass er aufnahmebereit ist und seine ggf. vorhandenen privaten Sorgen und Konflikte vor oder nach der Anamnese bereinigt, aber nicht währenddessen.

Anamneseerhebung

Der Homöopath hört viel zu und nimmt wahr. Deswegen beginnt die Anamnese schon im Wartezimmer bei der Begrüßung. Sie können sofort viele Dinge bemerken, z. B.:

- Wie groß ist der Patient?
- Welche Augenfarbe hat er?
- Welche Haarfarbe und Frisur?
- Ist die Patientin geschminkt?
- Wie ist sein Habitus?
- Wie seine Gestik?
- Sieht er gepflegt oder ungepflegt aus?
- Wie ist sein Händedruck und die Beschaffenheit der Hände?
- Wie ist sein physischer Zustand? Gibt es sichtbare Zeichen für eine Erkrankung?
- Wie ist sein Gang?
- Wie und wo setzt er sich hin? Lässt er den Stuhl an der Stelle stehen oder rutscht er näher bzw. ferner?
- Wie sitzt er vor Ihnen – er könnte z. B. die Arme bzw. Beine kreuzen –, sitzt er unruhig oder ruhig?
- Was sind die ersten Dinge, die er Ihnen erzählt?
- Wie erscheint seine Gemütsverfassung?

> Wichtig ist, dass Sie sofort Ihre ersten Eindrücke des Patienten aufschreiben, denn nach einiger Zeit werden sie Ihnen nicht mehr auffallen, sondern sich in den Gesamteindruck des Patienten integrieren.

Es gibt mehrere Varianten, das Anamnesegespräch zu beginnen:

- Sie können auf das Thema des Patienten einsteigen, vielleicht erzählt er Ihnen, dass er die Praxis nicht gefunden hat, erzählt von einem Stau oder Unfall auf der Fahrt zum Termin oder aber auch von völlig anderen Themen, die ihn beschäftigen. Steigen Sie auf diese Themen ein, sind Sie mit etwas Übung ggf. sofort beim aktuellen Thema des Patienten und somit auch bei seinen aktuellen Beschwerden.
- Sie können die Anamnese immer mit einem ähnlichen Satz beginnen, sodass Sie die Reaktionen und Verhaltensweisen der Patienten vergleichen können. Sie können z. B. beginnen mit: „Was führt Sie zu mir?", „Was kann ich für Sie tun?", „Erzählen Sie mir von Ihren Beschwerden!"

> Wichtig ist, dass Sie dem Patienten von Beginn an zuhören und vor allem die ersten Sätze des Patienten genau aufschreiben. Sollte der Patient nach seinen ersten Worten schweigen, signalisieren Sie ihm, dass Sie zuhören, z. B. durch ein Kopfnicken, ein „Mmh", „Aha!" oder „Was ist sonst noch?". Dies führt oft dazu, dass der Patient frei weitererzählt.

Sie sollten versuchen, den Wortlaut des Patienten mitzuschreiben. Der Patient könnte z. B. sagen: „Meine Atmung bekomme ich nicht so in den Griff, die ist schwerfällig." Schreiben Sie diese Worte mit, ggf. mit Abkürzungen oder ohne Artikel, aber schreiben Sie nicht z. B.: „Atmung: nicht gut." Vielleicht verwendet Ihr Patient auffällig häufig bestimmte Ausdrücke und es ist ein Charakteristikum für ihn.

Wenn der Patient Ihnen nur seine Diagnosen nennt und meint, fertig zu sein, können Sie etwas warten, ob er noch etwas erzählt, oder Sie können z. B. fragen: „Was noch?" Oder Sie fordern ihn

auf, Ihnen dazu mehr zu erzählen, z. B. durch: „ Aha, seit wann denn?“, „Erzählen Sie mir das bitte genauer!“, „Wie geht es Ihnen damit?“, „Können Sie mir ein Beispiel dafür geben?“, „Was macht die Erkrankung mit Ihnen?“ oder „Wie ist das für Sie genau?“. So wird der Patient wieder ins Erzählen kommen.
Neben den Fakten, die Ihr Patient Ihnen erzählt, sollten Sie noch Ihre Beobachtungen aufschreiben. So kann es sein, dass ein Patient bei gewissen Themen immer wieder die Stirn runzelt, sich räuspert, unruhig wird, weint, andere beschimpft, sich selbst tadelt etc. Schreiben Sie diese Beobachtungen auf und markieren Sie diese so, dass Sie im Nachhinein wissen, dass es Ihre Beobachtungen sind. Diese Beobachtungen und Symptome dienen zum einen der Arzneifindung, denn Sie können sie im Repertorium nachschlagen, zum anderen können sie einen Hinweis geben, welche Themen den Patienten stark bewegen. In diesen Momenten ist es besonders wichtig, dass Sie empathisch zuhören und versuchen zu verstehen, was mit dem Patienten auf der Gefühlsebene im Moment passiert. Es ist sinnvoll, an diesen Punkten und an anderen Punkten, bei denen Sie später noch etwas nachfragen wollen, etwas Platz zu lassen, um im Nachhinein die Stelle schnell zu finden und Ergänzungen nachzutragen. Oder Sie schreiben sich ein Stichwort ans Ende der Datei, sodass Sie nach der Anamnese über die Stichwortsammlung stolpern müssen!
Wenn der Patient spontan alles erzählt hat und er nach mehrmaligem Warten und „Was noch?“ nichts mehr zu erzählen hat, können Sie die nächste Phase der Anamnese beginnen, indem Sie den Patienten bitten, Ihnen mehr über einige bisher erzählte Symptome zu sagen. Versuchen Sie, das Symptom klar herauszuarbeiten mit Empfindungen und Modalitäten. Wenn der Patient Ihnen von seinen Kopfschmerzen erzählt hat, bitten Sie ihn in diesem zweiten Teil der Anamnese, Ihnen dazu Näheres zu erzählen. Er könnte sagen, dass er so ein Drücken in der rechten Schläfe hat. Jetzt haben Sie schon die Lokalisation und die Art des Schmerzes. Doch die Modalitäten (Faktoren, die die Kopfschmerzen beeinflussen) kennen Sie noch nicht. Fragen Sie wiederum offen, denn auf eine Frage wie z. B.: „Ist der Kopfschmerz besser durch Kälte?“ kann der Patient nur mit „Ja“ oder „Nein“ antworten und Sie haben dem Patienten die Worte schon in den Mund gelegt. Eine bessere Frage wäre z. B.: „Werden die Kopfschmerzen durch irgendetwas beeinflusst?“ Nun hat der Patient die Möglichkeit, Ihnen frei zu erzählen, z. B. dass er sich gestern mit seiner Frau gestritten hat, woraufhin die Kopfschmerzen bestialisch wurden, er sich dann hingelegt hat mit einem kalten Tuch auf der Stirn, woraufhin die Kopfschmerzen klar besser wurden. Nachdem er wieder aufgestanden war, wurden sie wieder ganz schlimm. Somit haben Sie eine mögliche Causa (Streit mit Ehefrau) erfahren und einige Modalitäten. Sie können zu diesen Symptomen oder zu den Kopfschmerzen weiterfragen, z. B.: „Gibt es bestimmte Zeiten, zu denen die Kopfschmerzen schlimmer werden, was verschlimmert und bessert sie noch?“, „Gibt es irgendwelche Symptome, die mit den Kopfschmerzen zusammen aufgetreten sind?“, „Was machen diesen Kopfschmerzen mit Ihnen und Ihrer Stimmung?“. Und er könnte Ihnen wieder erzählen, dass ihm mit den Kopfschmerzen immer übel ist und er extrem gereizt und empfindlich auf Geräusche reagiert.
So untersuchen Sie allen Symptome. Auf diese Weise können Sie Symptome finden, die individuell und auffällig für den Patienten sind und ihn von einem anderen Patienten mit derselben Diagnose, z. B. Kopfschmerzen absondern.

> Die Fragen werden immer offen gestellt, sodass der Patient sie nicht mit einem einfachen „Ja“ oder „Nein“ beantworten kann. Suggestivfragen sollten vermieden werden – wenn Sie auf etwas Bestimmtes hinauswollen, können Sie eher das Gegenteil vorschlagen und dann auf die Reaktion und Antwort des Patienten warten.

Bönninghausen hat einen juristischen Merkspruch verändert, sodass er sieben einprägsame Fragen zur Vervollständigung eines Symptoms beinhaltet: quis (wer)?, quid (was)?, ubi (wo)?, quibus auxilibus (was noch)?, cur (weshalb)?, quimodo (wobei)?, quando (wann)?
Der nächste Schritt der Anamnese besteht darin, den Patienten zu Funktionsbereichen und Organen zu befragen, die noch nicht angesprochen wurden. Hier hat sich das Schema von Kopf-zu-Fuß bewährt. Auch auf Essens-Abneigungen und Verlangen, mögliche Auslöser (Causa), Ängste, Sorgen, Schlaf und Träume wird eingegangen. Um einen Eindruck davon zu bekommen, was man erfragen könnte, lohnt es sich, das Repertorium und z. B. Fragebögen von Homöopathen durchzulesen (s. S. 116).

> Üben Sie diese Art der Anamnese mit Ihren Freunden, Familienangehörigen und Patienten. Sie werden bemerken, dass Sie ein größeres Wissen und Verständnis für den Kranken und seine Beschwerden entwickeln. Auch wenn Sie aus Zeitmangel nur einige Elemente der homöopathischen Anamnese im nicht homöopathischen Umfeld anwenden, werden Sie mehr erfahren als vorher.

Zusammenfassung

- Ablauf der Anamnese:
  - Erste Eindrücke vom Patienten
  - Zuhören
  - Präzisieren von Gehörtem
  - Ergänzen fehlender Angaben
  - Körperliche Untersuchung
- Üben Sie die homöopathische Anamnese bei Freunden, Verwandten und Patienten. Selbst wenn Sie nur einige Elemente im täglichen nicht homöopathischen Umfeld anwenden, werden Sie mehr erfahren als vorher.

Die homöopathische Anamnese II

Fremdanamnese

Hahnemann schreibt, dass es ihm nützlich war, auch die nahen Verwandten und z. B. die Ehefrau und Kinder des Patienten zu befragen. Somit kann eine homöopathische Anamnese komplettiert werden. Hierfür ist es natürlich wichtig, das der Patient einverstanden ist. Dieses Vorgehen ist bei Kindern selbstverständlich, kann aber auch bei Erwachsenen oder bei sehr alten Menschen von Vorteil sein. Auch Ihre Sprechstundenhilfe kann Ihnen manchmal wichtige Hinweise geben, denn zum Zeitpunkt des Wartens fühlte sich der Patient unbeobachtet und verhielt sich dementsprechend.

Biografische Anamnese

Der Patient wird Ihnen schon beiläufig viel über seine Biografie erzählt haben. Sollte der Patient keine Symptome erinnern, gehen Sie mit ihm zurück an die Orte seiner biografischen Entwicklung. Dann befindet sich der Patient in Gedanken und Gefühlen in dieser Zeit und kann sich leichter an Vorkommnisse und Erkrankungen erinnern. Beispiele wären hier die Geburt, die Entwicklung (Zähne bekommen, laufen, sprechen), Kindergartenzeit, Grundschule, Schulzeit, Pubertät, Menarche, erste große Liebe, Schulabschluss, Hochzeit, Schwangerschaften, Geburten, Kinder, Menopause etc.

Familienanamnese

Die Familienanamnese ist ein wichtiger Bestandteil einer ausführlichen homöopathischen Anamnese. Sie gibt Ihnen Hinweise auf hereditäre chronische Krankheiten (s. S. 26) und mögliche systemische Familienthemen.

Untersuchung

Zu einer ausführlichen Anamnese gehört immer eine körperliche Untersuchung. Neben der normalen Untersuchung mit Palpation, Auskultation und Perkussion sind alle wahrnehmbaren Symptome wichtig, wie z. B. der Körpergeruch, Hautbeschaffenheit, Nävi, Warzen, Geburtsmale, Körperform (z. B. oben breit – unten schmal oder andersherum).
Für Symptome, die Sie näher untersucht haben möchten, können Sie Laboruntersuchungen anordnen oder andere Untersuchungen durchführen, um Diagnosen zu vervollständigen oder schwerwiegende Krankheiten auszuschließen.

Anamnese bei akuten Erkrankungen

Kommt ein Patient wegen einer akuten Erkrankung erstmals in Ihre Praxis, ist es sinnvoll, dennoch eine Erstanamnese durchzuführen unter genauer Exploration der Akutsymptomatik. Somit kann entschieden werden, ob es sich wirklich um eine akute Erkrankung handelt oder um eine Exazerbation der chronischen Erkrankung (s. S. 18). Bei Reaktionen auf Arzneimittel oder bei fehlender Wirkung des Arzneimittels ist der homöopathische Arzt mit dem Vorwissen der Erstanamnese effektiver in der Lage zu handeln. Sollte es sich wirklich um ein Akutereignis handeln, können Sie natürlich auch akut behandeln, in der Anamnese geht es dann um die akuten Symptome, deren Modalitäten und alle Begleitumstände.

> Für die „homöopathische Diagnose“, die während einer Erstanamnese erstellt wird, erzählt Ihnen der Patient viele Verhaltensreaktionen, Ängste und andere psychische Individualitäten. Dies führt bei Patienten manchmal dazu, dass sie das Gefühl haben, sie hätten sich zu sehr geöffnet. Es ist selbstverständlich, dass mit den Informationen behutsam und vertraulich umgegangen wird. Es ist oft hilfreich, dies nochmals zu verbalisieren und ggf. zu erklären, dass es sich nicht um eine Psychotherapie handelt, sondern dass dies ein bewährter Weg ist, um die Mittel zu differenzieren.

Schreibkürzel

Schreiben Sie die Anamnese und die Untersuchung am besten im Wortlaut des Patienten mit. Dafür hat es sich bewährt, Kürzel einzuführen oder Füllwörter wegzulassen. Hier kann jeder sein System anwenden, denn Sie müssen nachher wieder lesen können, was Sie geschrieben haben. Im Computer-Zeitalter ist es hilfreich im Zehnfingersystem tippen zu können.
In der Homöopathie haben die Modalitäten einen großen Stellenwert, sodass es für diese auch in der gängigen Literatur Abkürzungen gibt:
> für Verbesserung oder auch **amel** für Amelioration.
< für Verschlimmerung oder auch **agg** für Aggravation.

Folgetermine

Zum Ende der Anamnese sollten Sie Ihrem Patienten Ihre Kontaktdaten mitgeben, damit er Sie bei Reaktionen auf das Arzneimittel und akuten Beschwerden erreichen kann. Sie können ihm Literatur empfehlen oder einige Bücher in Ihrer Praxis auslegen, damit er nachlesen kann, warum er nur einmal einige Globuli bekommt und diese für alle seine Beschwerden helfen sollen. Es hat sich bewährt, den Patienten etwa fünf bis zehn Wochen nach der Erstaufnahme nochmals einzubestellen, da nach dieser Zeit die Mittelwirkung beurteilt werden kann (s. „Verlaufsbeurteilung“ ab S. 64). Nach diesem oder dem nächsten Termin können auch viele Dinge telefonisch behandelt werden. Durch die Praxistermine wird die Arzt-Patienten-Bindung gestärkt und Sie haben die Möglichkeit, sich den Patienten einzuprägen, sodass Sie immer wissen, mit wem Sie sprechen, wenn er sich später telefonisch meldet. Auch nach einer längeren Therapiepause ist es sinnvoll, den Patienten einzubestellen, um zu erfahren, was in der Zwischenzeit passiert ist, und sich den Patienten mit seiner individuellen Geschichte wieder ins Gedächtnis zu rufen.

Abb. 1: Repertorisation: Akuter Fall aus der Praxis. [3]

	Hyper.	Led.	Calen.	All-c.
Total	5	4	2	3
Rubrics	3	3	2	2
Families				
INJURIES, blows, falls and bruises; general; nerves, of, with great pain (15)	3	1	1	2
EXTREMITIES; INJURIES; fingers (27)	1	1	1	1
EXTREMITIES; NAILS; complaints of; injuries, fingernails (4)	1	2		

Überblick über die erhaltenen Daten:

- Daten des Patienten (Name, Titel, Adresse, Geburtsdatum, Telefonnummer)
- Beruf und Familienstand
- Konsultationsdatum mit Uhrzeit und Dauer
- Anamnese, ggf. Komplettierung durch Fremdanamnese
- Biografische und Familienanamnese
- Medikamtenanamnese
- Befunde der Untersuchung
- Vorbefunde
- Diagnosen
- Ggf. Extraktion von Verlaufsparametern aus der Anamnese
- Ihre eigenen Gedanken zum Patienten, zu seinen Themen
- Ggf. Herausarbeiten der chronischen Krankheiten des Patienten
- Notizen, wozu Sie nicht gekommen sind und was noch fehlt
- Repertorisation bzw. Seitenangaben der verwendeten Rubriken, der nachgeschlagenen Materia medica
- Verordnetes Mittel mit Potenz, Einnahmedatum, Dosierung
- Ggf. Gedanken zu einem Alternativ-Mittel
- Ggf. allgemeine Empfehlungen, Rezepte, zusätzliche Therapien

Akuter Fall aus der Praxis: Der kleine Benedikt ist 1,5 Jahre alt. Als seine Mutter die Autotür zuschlägt, sind seine kleinen Finger dazwischen. Er schreit wie am Spieß. Die Mutter holt ihn schnell aus dem Auto auf ihren Arm und ruft vom Parkplatz aus in der Praxis an. Dort, wo die Autotür auf die kleinen Finger schlug, ist ein roter Streifen. Er befindet sich an den Fingerspitzen der linken Hand auf Höhe der Nägel. Benedikt weint immer noch sehr und schreit „Auaaaaaa".

Beurteilung: Es handelt sich um eine sehr schmerzhafte Quetschung auf Höhe der Fingernägel und Fingerspitzen, wo sehr viele Nerven enden. Wichtig ist die Beobachtung, ob eine Epiphysenfuge oder ein Knochen mitbetroffen sind. Deswegen bitte ich die Mutter, ihm Spielzeug oder etwas zu essen oder zu trinken in die Hand zu geben, damit ich sehe, ob er mit den Fingern greift. Er möchte dies zunächst nicht machen. Da die Nervenschmerzen so sehr im Vordergrund stehen, wird Hypericum verordnet. Ledum wäre eher bei einer Stichverletzung angezeigt.

Rubriken: Die Symptome werden im Repertorium „Complete Millennium Repertory" (MacRepertory) nachgeschlagen (Abb. 1).

Verordnung: Benedikt erhält 2 Globuli Hypericum C200 in den Mund. Die Mutter soll in einigen Minuten Rückmeldung geben. Die Mutter ruft nach 20 Minuten an und berichtet, dass ihr Sohn sich beruhigt habe. Der Schmerz sei nicht mehr so schlimm, Benedikt greife eine Banane mit der linken Hand, aber zum Halten verwende er beide Hände.

Vorgehen: Warten und bis morgen beobachten auf Schwellung und Funktionsdefizite.

Telefonanruf nach vier Tagen: Benedikt geht es sehr gut, er benutzt seine Hand wie die andere und hat keinerlei Beschwerden mehr.

Vorgehen: Warten.

Zusammenfassung

- Zu einer ausführlichen homöopathischen Anamnese gehören ggf. eine Fremdanamnese, eine biografische und Familienanamnese.
- Die körperliche Untersuchung sollte bei jeder homöopathischen Erstanamnese durchgeführt werden.
- Um möglichst viel im Wortlaut des Patienten mitzuschreiben, lohnt es sich, schnell schreiben zu lernen bzw. sich Kürzel anzueignen.

Was anfangen mit der Datenflut?

Nach der langen Erstanamnese stellt sich dem homöopathischen Anfänger die Frage, was er mit diesen ganzen Informationen anfangen soll. Wie kommen Sie von dieser Datenflut zu einem Arzneimittel?
Dafür ist es wichtig, sich die Ziele der Anamnese nochmals vor Augen zu führen.

Ziele der Anamnese sind:

- Den Patienten kennenzulernen, idealerweise im gesunden und kranken Zustand, um differenzieren zu können, was die Krankheit mit dem Patienten macht.
- Bindung, Vertrauen und Verständnis für den Patienten herzustellen.
- Auf dieser Grundlage und mit dem Wissen über seine Vorerkrankungen und Familienkrankheiten die Krankheitssituation einschätzen und verstehen zu können.
- Den Verlauf der chronischen Krankheit des Patienten festzustellen.
- Arzneimittel zu finden, die die chronische Krankheit aufhalten, heilen, ggf. im Akutfall lindernd wirken.
- Sinnvolle Therapie und Krankheitsprophylaxe zu betreiben.

Die Symptome und Zeichen charakterisieren den Patienten und seine Krankheit. Hahnemann schreibt in § 7 über die Bedeutung der Gesamtheit der Symptome:
„Da man nun an einer Krankheit, von welcher keine sie offenbar veranlassende oder unterhaltende Ursache (causa occasionalis) zu entfernen ist sonst nichts wahrnehmen kann, als die Krankheits-Zeichen, so müssen, unter Mithinsicht auf etwaiges Miasm und unter Beachtung der Nebenumstände es auch einzig die Symptome sein, durch welche die Krankheit die, zu ihrer Hülfe geeignete Arznei fordert und auf dieselbe hinweisen kann – so muß die Gesammtheit dieser ihrer Symptome, dieses nach außen reflectirende Bild des innern Wesens der Krankheit, d. i. des Leidens der Lebenskraft, das Hauptsächlichste oder Einzige sein, wodurch die Krankheit zu erkennen geben kann, welches Heilmittel sie bedürfe, – das Einzige, was die Wahl des angemessensten Hilfsmittels bestimmen kann – so muß, mit einem Worte, die Gesammtheit der Symptome für den Heilkünstler das Hauptsächlichste, ja Einzige sein, was er an jedem Krankheitsfalle zu erkennen und durch seine Kunst hinwegzunehmen hat, damit die Krankheit geheilt und in Gesundheit verwandelt werde."

Hahnemann gibt uns Regeln an die Hand, die über eine Auswahl der Symptome, deren Gewichtung (Hierarchisation) und Repertorisation zu einem Arzneimittel führen. Dafür ist das Wissen über die Anwendung dieser Regeln und die Kenntnis der einzelnen Arzneimittel (s. S. 52, s. ab S. 80) eine Grundvoraussetzung zur sicheren Auswahl des Arzneimittels. Durch die Anamnese werden Zeichen und Symptome gefunden, die den Patienten von einem anderen mit der gleichen Diagnose differenzieren. Dies kann auf unterschiedlichsten Ebenen geschehen, z. B. in der Physiognomie, dem Allgemeinzustand während der Erkrankung, der Krankheitssymptome und der Gesamtkonstitution, die den Patienten auch, wenn er gesund ist, charakterisiert. Nun wird ein Arzneimittel gesucht, das in der Arzneimittelprüfung und in der Toxikologie ähnliche Symptome hervorrief wie beim Patienten (s. S. 42).
In der Homöopathie sind mittlerweile viele Strömungen mit unterschiedlichsten Vorgehensweisen zur Analyse der Anamnese bekannt. In diesem Buch wird hauptsächlich die Vorgehensweise der Kent-Künzli-Schule dargestellt.

Bedeutung der Symptome

Es gibt zwei Arten von Symptomen. Zum einen gibt es die pathognomonischen Symptome, das sind die Symptome, die meistens bei einer Erkrankung vorhanden sind, z. B. Hautausschlag bei Masern oder Diarrhö bei gastrointestinalem Infekt. Sie charakterisieren die Krankheit, führen aber oft nicht dazu, dass wir diesen Kranken mit dieser Diagnose von einem anderen mit derselben Diagnose differenzieren können. Zum anderen gibt es die individuellen Symptome, das sind die jeweiligen Symptome des Kranken, mit denen er individuell auf die Krankheit reagiert. Hahnemann schreibt im „Organon", dass es diese Symptome sind, die uns meistens zum richtigen Arzneimittel führen. Auch die Arzneimittel haben Symptome, die bei vielen Arzneimitteln zu finden sind, und es gibt einige, die spezifisch sind, d.h. das Arzneimittel von einem anderen differenzieren. Diese spezifischen Symptome sollten mit den individuellen Symptomen des Kranken übereinstimmen. Beim Lernen der Materia medica ist es wichtig, einen allgemeinen Einblick in das Arzneimittel zu gewinnen und zu erlernen, welche Symptome das Arzneimittel individualisieren und von anderen Mitteln differenzieren.

Symptomarmut und Symptomfülle

Eine Schwierigkeit sind Krankheiten mit nur wenigen oder keinen auffallenden Symptomen, Hahnemann nannte sie einseitige Krankheiten und beschreibt sie in § 173:
„Bloß diejenigen Krankheiten scheinen nur wenige Symptome zu haben, und deßhalb Heilung schwieriger anzunehmen, welche man einseitige nennen kann, weil nur ein oder ein Paar Hauptsymptome hervorstechen, welche fast den ganzen Rest der übrigen Zufälle verdunkeln. Sie gehören größtentheils zu den chronischen."
Bei diesen Erkrankungen ist eine ausführliche Anamnese unerlässlich, die bis zu den frühesten Symptomen in der Kindheit zurückgeht. Nennt der Patient eine Fülle von Symptomen, eignen sich die charakteristischen Symptome besonders zur Arzneimittelwahl, um nicht vor lauter Symptomen das Arzneimittel nicht mehr zu sehen.

Gewichtung der Symptome, Hierarchisation

Die Hierarchisation wird anhand eines Artikels von Dr. Horst Barthel beschrieben.

I Auffallendere, sonderliche, ungewöhnliche, eigenheitliche Symptome

Hahnemann schreibt im viel zitierten § 153:
„Bei dieser Aufsuchung eines homöopathisch specifischen Heilmittels, [...] sind die auffallendern, sonderlichen, ungewöhnlichen und eigenheitlichen (charakteristischen) Zeichen und Symptome des Krankheitsfalles, besonders und fast einzig fest in's Auge zu fassen; denn vorzüglich diesen, müssen sehr ähnliche, in der Symptomenreihe der gesuchten Arznei entsprechen, wenn sie die passendste zur Heilung sein soll."
Viele Homöopathen haben sich mit der Frage beschäftigt, was denn eigentlich „auffallende, sonderliche, ungewöhnliche und eigenheitliche" Zeichen und Symptome sind. Barthel beschreibt nach Künzli und Pierre Schmidt einige allgemeingültige Charakteristika von auffallenden Symptomen.

Ein Symptom kann charakteristisch sein:

- An sich, z. B. eine gelb-bräunliche Verfärbung in Sattelform über dem Nasenrücken (z. B. Sepia)
- Durch seine Modalität, z. B. Tränen der Augen in kalter Luft (z. B. Pulsatilla)

- Durch seine Lokalisation, z. B. Warze auf der Nasenspitze (z. B. Causticum)
- Durch seine Ausstrahlung, seine Erstreckung in andere Körperpartien, z. B. Symptome gehen von links nach rechts (z. B. Lachesis)
- Durch ein auffallendes Gefühl oder eine auffallende Empfindung, z. B. Gefühl, als ob die Mammae kalt wären (z. B. Medorrhinum)
- Durch Beginn, Verlauf und Ende des Symptoms, z. B. plötzlicher Beginn oder plötzliches Ende eines Symptoms (z. B. Belladonna)
- Durch die Kombination zweier konträrer Symptome, z. B. Schläfrigkeit, sobald er im Bett ist aber schlaflos (z. B. Pulsatilla)
- Durch die Abwesenheit eines erwarteten Symptoms, z. B. durstlos bei hohem Fieber (z. B. Apis)
- Durch seine Periodizität, z. B. Kopfschmerzen alle sieben Tage (z. B. Phosphorus)
- Durch das Abwechseln von Symptomen, z. B. Wechsel von Asthma und Erbrechen (z. B. Ipecacuanha)
- Durch die Abfolge der Symptome, z. B. Wechsel von Gemütssymptomen mit körperlichen Beschwerden (z. B. Platina)
- Durch vikariierende Symptome (sich ersetzende), z. B. Nasenbluten statt Periode (z. B. Lachesis)

Neben den allgemeingültigen Charakteristika gibt es natürlich die persönlichen Charakteristika und Themen, die sich aus dem Gesamtbild der Anamnese ergeben. Ein Patient kann zum Beispiel immer Milch geliebt haben und sie seit seiner Krebserkrankung nicht mehr vertragen. Dies zeigt, dass der Patient das Thema „Milch“ hat, was es näher zu explorieren gilt. Ein übergewichtiger Patient könnte Ihnen erzählen, dass er früher gertenschlank war und Probleme hatte zuzunehmen. Das sollte Ihnen zu denken geben und Sie sollten versuchen zu ergründen, was passiert ist, dass der Patient sich so entwickelt.
So gibt es verschiedene Sichtweisen, welche Symptome auffallend sind. Wichtig sind nicht die Kategorien, sondern die Schulung der Aufmerksamkeit auf Auffälligkeiten.

II Geistes- und Gemütssymptome

Über den Gemütszustand schreibt Hahnemann in § 217, dass zur Behebung des Krankheitszustandes ein Arzneimittel zu wählen ist, das „auch vorzüglich diesen Geistes- und Gemüths-Zustand in möglichster Aehnlichkeit darbietet“.

Zu den Geistes- und Gemütssymptomen gehören folgende Gruppen:

- Existenzielle Symptome, z. B. Gleichgültigkeit gegen sein Leben
- Soziale Symptome, z. B. Sorgen um die anderen
- Verhaltensweisen, z. B. Waschzwang, bedauert sich selbst
- Modalitäten, z. B. Ruhelosigkeit bei Schmerzen, Erwartungsspannung vor Prüfungen
- Geistessymptome, z. B. Verfolgungswahn, Fehler in Raum und Zeit

III Allgemeinsymptome

Zu den Allgemeinsymptomen gehören die Symptome, die den Patienten als Ganzes betreffen. Der Patient spricht oft von sich selbst, wie z. B. „Ich bin durstig“.

Zu den Allgemeinsymptomen gehören folgende Gruppen:

- Umwelteinflüsse, Entwicklung, Schwangerschaft, Geburt, Pubertät, Menopause, z. B. Jahreszeiten, Periodizität, Wärme, Wetterwechsel, Entwicklungsstillstand
- Stellung, Ruhe, Bewegung, z. B. Verlangen nach Bewegung, nach Ein-, Ausatmen
- Seitenbeziehung, z. B. Kälte der linken Seite
- Absonderungen, z. B. Blutungen, Schweiße, Abszesse
- Speisen, Getränke, Genussmittel, z. B. Durst auf große Mengen
- Schlafstörungen, Verhalten im Schlaf, Schlaflage, Träume, z. B. Lachen im Schlaf
- Menses-, sexuelle Störungen, z. B. Amenorrhö

IV Causa

Zu den Causae gehören folgende Gruppen:

- Beschwerden infolge von psychischen Erlebnissen, z. B. Schock
- Beschwerden infolge von somatischen Einflüssen, z. B. verdorbenen Speisen
- Unterdrückung von …, z. B. von Hautausschlägen, Fluor

V Lokalsymptome

- z. B. eitrige Stippchen auf den Mandeln, Fußsohlenwarzen

Bei einer Tendenz zu Erkrankungen und Lokalsymptomen, wie z. B. immer wiederkehrende Tonsillitiden, wird das Symptom als Allgemeinsymptom gewertet. Auch bei Veränderungen bzw. Empfindungen, die bei drei oder mehr Lokalsymptomen auftreten, wie z. B. brennende Schmerzen der Füße, Handflächen und Genitalien, wird die Empfindung des Brennens bei den Allgemeinsymptomen vermerkt.

> Nimmt der Patient Medikamente ein, können diese das Symptomenbild verändern oder verschleiern. Somit können z. B. Symptome der weiblichen Periode nur verwertet werden, wenn keine hormonellen Kontrazeptiva eingenommen werden. Ansonsten ist es sinnvoll, die Symptome in der Zeit vor Einnahme der Medikamente zu erfragen oder – wenn möglich – diese abzusetzen.

Kent empfiehlt, zuerst alle Symptome eines Patienten zusammenzuschreiben und dann erst daranzugehen, sie einzuteilen. Er sagt, dass man in 99 von 100 Fällen die Lokalsymptome weglassen kann, da sie meistens bereits in den Allgemeinsymptomen enthalten sind und die Allgemeinsymptome höhergradig sind als die Lokalsymptome.
Hering schreibt, dass ein Stuhl auf mindestens drei Beinen stehen kann, d. h. wenn drei auffällige Symptome vorhanden sind, steht die Arzneimittelwahl auf festen Füßen.

Zusammenfassung

- Bei der Fallanalyse werden zunächst die Symptome der Anamnese gesammelt und dann gewichtet (hierarchisiert).
- Hierarchisiert wird nach folgendem Schema:
  - I Auffallende, sonderliche, ungewöhnliche und eigenheitliche Symptome,
  - II Geistes- und Gemütssymptome,
  - III Allgemeinsymptome,
  - IV Causa und
  - V Lokalsymptome.

Repertorisation

Das Repertorium

Im Repertorium sind die einzelnen Symptome aufgeführt mit denjenigen Arzneimitteln, die dieses Symptom in der Arzneimittelprüfung hervorgerufen oder am Krankenbett geheilt haben. Das Repertorium wird benötigt, um die Symptome, die der Patient Ihnen während der Anamnese mitteilt, nachzuschlagen. Wichtig ist, dass dies nicht wahllos geschieht, sondern erst nach der Hierarchisation der Symptome (s. S. 48).

Entstehung des Repertoriums

Hahnemann führte die ersten Arzneimittelprüfungen durch, die Prüfungssymptome schrieb er in seinen Büchern „Reine Arzneimittellehre“ und „Die chronischen Krankheiten“ nieder. Die vielen Einzelsymptome sind in dieser Form so gut wie nicht lesbar – Arzneimittel wie z. B. Calcarea erscheinen nicht erlernbar. Schon aus diesem Grund hatte Hahnemann die Idee eines Repertoriums, in dem man die Symptome nachschlagen kann. Er erstellte für seinen Eigengebrauch einen „Index“, in dem er die einzelnen Symptome der Arzneimittelprüfungen niederschrieb mit den Arzneimitteln dahinter, die dieses Symptom in der Arzneimittelprüfung hervorgebracht hatten. Er teilte seine Ideen mit seinem Schüler Bönninghausen, der auch ein Repertorium erstellte. Bönninghausen sortierte nicht nur die einzelnen Symptome, sondern zerteilte diese auch in ihre Einzelelemente wie Ort, Empfindungen, Modalitäten, Zeiten etc. Findet sich beim Patienten z. B. immer ein ziehender Schmerz an verschiedenen Körperstellen, so konnte diese sich durch den Fall hindurchziehende Empfindung im Repertorium nachgeschlagen werden. Bönninghausen löste sich somit streng genommen erstmals von den Arzneimittelprüfungen, denn die zerlegten Symptome und Empfindungen waren auf dieser Art und Weise nicht in den Arzneimittelprüfungen aufgetreten. Bönninghausen vergab auch erstmals einzelnen Arzneien in den Repertoriumsrubriken Wertigkeiten, um zu markieren, dass diese Arznei bei diesem Symptom sehr wertvoll ist.

Bezeichnung	Schriftart	Auftreten Arzneimittelprüfung		Klinisch bestätigt
1. Grad	normal	selten		-
2. Grad	*kursiv*	*häufiger*	*und/oder*	*ja*
3. Grad	**Fettdruck**	**häufig**	**und/oder**	**häufig**

Tab. 1: Wertigkeiten im Kentschen Repertorium.

Kent gab 1897 „A Repertory of Homoeopathic Materia Medica“ heraus. In diesem Repertorium stellte er viele bis dahin bekannte Repertorien zu einem Werk zusammen. Er sortierte die Symptome nach dem Kopf-zu-Fuß-Schema mit weiteren Unterteilungen (s. unten). Kents Repertorium war lange Zeit das am meisten Verwendete. Auch die Sortierung wurde im Wesentlichen bis heute beibehalten. Die Arzneimittel werden aus Platzmangel abgekürzt und sind nach Wertigkeiten markiert (Tab. 1). Aus dem Repertorium von Kent haben Künzli und Barthel das „Repertorium Generale“ entwickelt, das die Künzli-Punkte als Besonderheit hat. Hier hat Künzli seine persönlichen Erfahrungen mit Arzneimitteln oder Rubriken, die sich als besonders gut erwiesen haben, mit einem Punkt markiert (Tab. 2). Ab 1970 wurden die Repertorien deutlich ergänzt, es entstanden Werke wie das „Synthesis“, „Complete“ und andere, die ab 1980 auch erstmals als Computerrepertorien auf den Markt kamen.

Symptomengrade und Wertigkeiten

Im Repertorium sind die Arzneimittel nach verschiedenen Graden oder Wertigkeiten markiert. In Buch- und Computerform werden diese veranschaulicht durch verschiedene Schriftarten (Tab. 1). Sie geben an, wie charakteristisch dieses Symptom für diese Arznei ist. Wichtig zu wissen ist, dass die Grade in den Repertorien zum Teil recht unterschiedlich sind. Somit ist es von Vorteil, die Arzneimittel zu kennen und zu wissen, welches Symptom ein typisches Keynote eines Arzneimittels ist (z. B. Angst bei Gewitter als Keynote von Phosphorus).

Gebrauch des Repertoriums

Ziel der Repertorisation ist es, ein Arzneimittel zu finden, das dem Patienten helfen wird. Dabei haben die charakteristischen Symptome eine besondere Rolle. Es wird geschaut, welches Arzneimittel möglichst viele der charakteristischen Rubriken abdeckt und somit die individuelle Krankheit des Patienten widerspiegelt. Bei einem Repertorium in Buchform wird dies mithilfe von Repertorisationsbögen durchgeführt, auf denen die Arzneimittel für die einzelnen Symptome markiert werden (s. S. 118). Durch die Computerrepertorisation hat sich dies entscheidend vereinfacht, allerdings mit dem Risiko, dass der behandelnde Arzt wahllos zu viele Rubriken eingibt und mehr die Masse entscheidet als die Qualität der einzelnen Symptome und Rubriken. Ein anderer Nachteil ist, dass einige Rubriken in den Repertorien stark erweitert werden, sodass sie zu groß sind und für die Arzneimittelauswahl keine Hilfestellung mehr darstellen. Ein Vorteil ist, dass die Rubriken zur Anamnesedatei kopiert werden können, sodass Sie diese jederzeit wieder aufrufen können. Aus diesen Gründen würde die Autorin Anfängern empfehlen, zunächst mit einem Repertorium in Buchform zu beginnen, das nicht so viele Nachträge hat, und ergänzend mit dem Computerrepertorium zu arbeiten. Es hat sich bewährt, Symptome aus allen Ebenen des Patienten zu verwenden. Somit wird vermieden, dass z. B. zehn psychische Symptome und ein Körpersym-

Bezeichnung	Schriftart	Bedeutung
Künzlipunkt	●	klinisch sehr bewährt
<u>4. GRAD</u>	<u>UNTERSTRICHENE FETTE VERSALIEN</u>	<u>KLINISCH OFT BESTÄTIGT, HINWEISE VON SCHMIDT, VITHOULKAS</u>

Tab. 2: Ergänzungen der Kentschen Klassifizierung.

ptom oder zehn Hustensymptome und ein Schlafsymptom die Arzneimittelwahl verfälschen. Sind mehrere charakteristische Symptome einer Ebene vorhanden, sollten diejenigen ausgesucht werden, die am bezeichnetsten sind und immer auftreten. Dr. Horst Barthel gab Repertorisationskurse, als es noch keine Computerrepertorien gab. Er wählte die für den Fall wirklich charakteristischen und auffälligen Symptome aus, verglich die dazugehörigen Rubriken und Arzneimittel und konnte so sehr präzise das ähnlichste Arzneimittel verordnen. Dies ist immer noch eine sinnvolle Vorgehensweise, wenn auffallende Symptome vorhanden sind. Im nächsten Schritt kann überprüft werden, ob auch die anderen Symptome des Patienten das gewählte Arzneimittel abdecken. Sollten keine charakteristischen Symptome vorhanden sein, wird anhand der verschiedenen Hierarchieebenen und der Gesamtheit der Symptome ein ähnliches Arzneimittel gesucht. Die Symptome müssen jeweils in Repertoriumssprache übersetzt werden, was einiges an Übung und Genauigkeit erfordert (s. Beispiel).

Beispiel: Ein Patient hat Schmerzen, die bei Berührung schlimmer werden. Starker Druck verschlimmert mehr als leichter Druck. Welches ist die passende Repertoriumsrubrik?
Das Symptom lautet: „Allgemeines – Druck – agg.“.
Bei einer ungenauen Übersetzung kann man dazu verleitet werden, folgendes Symptom zu verwenden, da es viel auffälliger wäre und weniger Arzneien in dieser Rubrik stehen: „Allgemeines – Druck – amel. fester – leichter agg.“. Dieses wäre jedoch nicht das Symptom, das der Patient Ihnen beschrieben hat, da auch leichter Druck verschlimmert. Wenn Sie dieses Symptom als auffallendes Symptom auswählen würden, hätten Sie einen Fehler gemacht, da die Rubrik und somit die Arzneimittel falsch sind.

Aufbau des Repertoriums

Es lohnt sich, den Aufbau des Repertoriums genau zu studieren, denn er folgt einer Logik. So können Sie mit einiger Übung schneller Symptome auffinden. Die erste Ebene ist die Ebene von Kopf zu Fuß.

Kapitelgliederung im „Kents Repertorium Generale“: Psyche, Schwindel, Kopf, Augen/Sehen, Ohren/Hören, Nase, Gesicht, Mund, Zähne, Hals/äußerer Hals, Magen, Abdomen, Rektum, Stuhl, Harnorgane, Genitalien, Larynx & Trachea, Atmung, Husten, Auswurf, Brust, Rücken, Extremitäten, Schlaf, Frost/Fieber/Schweiß, Haut, Allgemeines.
Die zweite Ebene zeigt die Symptome alphabetisch sortiert. Die nächsten Ebenen beschreiben das Symptom der vorausgehenden Ebene näher, auch alphabetisch sortiert.
Eine Ausnahme von der alphabetischen Sortierung stellen folgende Themenbereiche dar, die zu Beginn jeder Unterebene vor der alphabetischen Aufzählung erscheinen:

- Lateralitäten (z. B. rechts – links)
- Zeitangaben (z. B. morgens – nachts)

Am Ende der alphabetischen Sortierung finden sich die

- Erstreckungen bzw. Ausstrahlungen (von Kopf zu Fuß)
- Lokalisationen (z. B. Hinterkopf, Scheitel)
- Schmerzempfindungen (z. B. krallend, stechend).

Beispiel: Der Patient beschreibt Ihnen ein Schwindelgefühl, das beim Drehen im Bett nach links auftritt.
Sie wählen zuerst das Kapitel Schwindel, dann das Hauptcharakteristikum Drehen, dann die Verschlimmerung, also agg., dann das Bett und dann die noch genauere Spezifizierung nach links.
Das vollständige Symptom lautet im Repertorium: „Schwindel – drehen, beim – agg – Bett, im – links, nach“.

Ausnahmen

Die Ausnahmen können zu verwirrenden Suchaktionen führen. In Tabelle 3 sollen deswegen einige erwähnt werden.

Repertorisationsübungen

Es hat sich bewährt, Repertorisationsübungen in der Gruppe vorzunehmen, da es dann nicht so frustrierend ist, wenn ein Symptom nicht gefunden wird. Sie können einzelne Symptome im Repertorium suchen oder auch alle Repertoriumsrubriken lesen, um zu erfahren, welche Symptome dort aufgeführt werden. Repertorisationsübungen von äußerlich sichtbaren Symptomen finden Sie bei den Fällen (s. „Repertorisation von äußerlich sichtbaren Symptomen“ ab S. 100).

Körperregion	Kapitel Repertorium
Lippen	Gesicht
Nacken	Rücken
Ösophagus	Hals
Appetit, Durst	Magen
Nahrungsmittel	Allgemeines
Achselhöhle	Brust
Mamma, Herz	Brust

Tab. 3: Ausnahmen im Repertorium.

Zusammenfassung

- Im Repertorium stehen die Arzneimittel zu den Symptomen.
- In der Materia medica stehen die Symptome zum Arzneimittel.
- Hahnemann hat als Erster Materiae medicae und ein Repertorium erstellt.
- Bis heute hat sich die Sortierung von Kent durchgesetzt: In der ersten Ebene Kopf-zu-Fuß-Schema, weitere Ebenen alphabetisch. Ausnahmen von dieser Sortierung betreffen die Lateralitäten, Zeitangaben, Erstreckungen, Lokalisationen und Schmerzempfindungen.
- Das Repertorium wird ständig weiter ergänzt und überprüft, mittlerweile gibt es neben Büchern auch Computersoftware.

Arzneimittelkenntnis

Das Repertorium ist nur ein Ideengeber und kein Programm, das Ihnen das richtige Arzneimittel an die erste Stelle rückt. Aus diesem Grund müssen alle Arzneimittel, die bei der Auswertung an den ersten Stellen stehen, überprüft werden, ob sie als Simillimum in Betracht kommen. Sehr geübte und belesene Homöopathen machen dies im Kopf. Alle anderen benötigen Bücher, in denen die homöopathischen Arzneimittel beschrieben werden. Diese Bücher nennen sich Materiae medicae, die Arzneimittel werden kapitelweise beschrieben. Beim Nachlesen der Arznei sollte eine größtmögliche Ähnlichkeit zwischen der Beschreibung und dem Patienten vorhanden sein.

Arzneimittelbeschreibungen

Die Arzneimittelbeschreibungen setzen sich zusammen aus homöopathischen Arzneimittelprüfungen am Gesunden (s. S. 42), aus Vergiftungssymptomen mit der Ursubstanz der geprüften Arznei und klinischer Beobachtung. Jede Substanz kann ein homöopathisches Arzneimittel sein. Einige physiologisch unwirksame Rohsubstanzen (z.B. Kochsalz-Natrium muriaticum) sind nach Potenzierung wirksam und rufen Symptome in der Arzneimittelprüfung am Gesunden hervor (s. S. 42). Die Arzneimittelprüfung ist die wichtigste Quelle für Symptome. Dennoch zeigen sich bei der Arzneimittelprüfung nur funktionelle und reversible Symptome, aber keine Vergiftungs- oder bleibenden pathologischen Symptome. Da Patienten oft mit schweren Erkrankungen kommen, ist es notwendig, auch Vergiftungssymptome der Ursubstanzen der Arzneien in der Materia medica und im Repertorium aufzuführen, um eine breitere Palette an Symptomen widerspiegeln zu können. So finden sich auch organische Krankheiten und Pathologien bis hin zu tödlichen Erkrankungen in der Materia medica und im Repertorium. Auch Symptome, die durch eine homöopathische Behandlung verschwunden sind, sowie klinische Verifikationen vorhandener und neuer Symptome fließen mit in die Arzneimittelbeschreibungen ein. Die Symptome der Arzneimittel werden in der Materia medica entweder in Textform beschrieben oder auch anhand des bewährten Kopf-zu-Fuß-Schemas sortiert.
Hahnemann hat selten Arzneimittel-Temperamente beschrieben. Er hat die Symptome der Arzneimittel von Kopf zu Fuß sortiert niedergeschrieben. Für den homöopathischen Anfänger sind diese seitenlangen Auflistungen von Prüfungssymptomen kaum lesbar. Nach einiger Erfahrung lohnt es sich dennoch, die Arzneimittellehren von Hahnemann zu lesen bzw. durchzublättern. Dann werden Sie damit etwas anfangen können bzw. werden feststellen, wie verändert die heutigen Arzneimittellehren im Vergleich zur damaligen Zeit sind.
Seit etwa 1900 wurden in der Homöopathie „Arzneimittelbilder" beschrieben – die ersten stammen von Kent, der die Symptome zueinander in Beziehung setzte. Er schuf aus den einzelnen Symptomen ein stark überzeichnetes Bild, ähnlich einer Karikatur. Der Vorteil ist, dass der Lernende sich die Arzneimittel leichter merken kann. Der Nachteil ist, dass die Beschreibungen teilweise plakative klischeehafte Menschen- bzw. Arzneimitteltypen entwerfen. Dies kann den homöopathischen Anfänger dazu verführen, beim Patienten nach diesen Klischeebildern zu suchen. Eine Weiterführung der „Arzneimittelbilder" findet sich heute in der Beschreibung von Arzneimittelfiguren, z. B. in Form von Märchen oder Comics.
Ein Versuch unserer Zeit ist es, die vielen Symptome zusammenzufassen und Essenzen oder Themen von Arzneimitteln herauszuarbeiten. Vithoulkas hat versucht, hinter den Originalsymptomen einen Menschentypus mit dessen Lebensgefühl darzustellen. Sankaran beschreibt hinter den Arzneimitteln verzerrte Lebensgrundgefühle, die bei Patienten wiederzufinden sind.

Einteilung der Materiae medicae

Bei den Materiae medicae gibt es Unterschiede in der Beschreibung der Arzneimittel. Bei einigen werden die Symptome in Symptomform, bei anderen in Textform wiedergegeben. Sie können unterteilt werden in primäre Materiae medicae und sekundäre Materiae medicae.

Primäre Materiae medicae

Primäre Materiae medicae beschreiben die Symptome der Arzneimittelprüfungen, ohne dass sie überarbeitet worden wären. Die Symptome werden nur nach dem Kopf-zu-Fuß-Schema sortiert und mit Namenskürzeln der Prüfer versehen. Auf diese Weise hat z. B. Hahnemann in der „Reinen Arzneimittellehre" und in den „Chronischen Krankheiten" die Symptome der Arzneimittelprüfer wiedergegeben, sodass manchmal Symptome öfter beschrieben sind, wenn sie in der Prüfung mehrmals aufgetreten sind. Weitere Beispiele sind die „Reine Arzneimittellehre" von Hartlaub, Trinks oder „The Encyclopedia of pure Materia medica" von T. F. Allen.

Sekundäre Materiae medicae

Sekundäre Materiae medicae sind bearbeitete Materiae medicae: Arzneimittelprüfungen, Toxikologie und individuelle Erfahrungen werden vom Autor zusammengefasst. Manche Autoren markieren Symptome, die sich z. B. besonders bewährt haben, auffallend sind etc. Hier handelt es sich um eine subjektive Bewertung. Beispiele sind „The Guiding Symptoms of our Homoeopathic Materia medica“ von Hering, das „Handbuch der homöopathischen Materia medica“ von Boericke oder Kents „Lectures on Homoeopathic Materia Medica“.

Wahl einer geeigneten Materia medica

Es ist ratsam, eine Materia medica zu besitzen, die in Kurzform die Charakteristika der Arzneimittel widerspiegelt. Hierdurch können Sie diese oft auf den ersten Blick unterscheiden und sich für ein Arzneimittel entscheiden. Hier kann z. B. das „Handbuch der homöopathischen Materia medica“ von William Boericke oder „Charakteristika homöopathischer Arzneimittel“ von H. Barthel empfohlen werden. Neben dieser kurzgefassten Arzneimittellehre ist eine ausführliche Materia medica unerlässlich, um Einzelheiten nachzulesen und einen gründlichen Eindruck von dem Arzneimittel zu gewinnen. Hier kommt z. B. die „Leitsymptome unserer Materia medica“ von Hering, „Mitteldetails der homöopathischen Arzneimittel“ von Seideneder oder „Praktische Materia medica“ von J. H. Clarke in Frage. Durch das Nachlesen wiederholen Sie die Arzneimittel und werden bei jedem Mal etwas Neues lernen und dadurch die Arzneimittel besser verinnerlichen.

Zusammenfassung

- Nach der Anamnese, Hierarchisation und Repertorisation folgt immer ein Abgleich mit der Materia medica.
- Materiae medica sind Bücher mit Arzneimittelbeschreibungen.
- Homöopathische Arzneimittelbeschreibungen setzen sich zusammen aus den Symptomen der Arzneimittelprüfungen am Gesunden, aus Vergiftungssymptomen mit der Ursubstanz der geprüften Arznei und klinischer Beobachtung.
- In primären Materiae medicae werden die Prüfungssymptome sortiert niedergeschrieben, mit Angabe des Prüfers. Sie werden nicht bewertet oder verändert.
- In sekundären Materiae medicae werden Arzneimittel anhand der Prüfungssymptome, der Toxikologie und der individuellen Erfahrung erfahrener Homöopathen beschrieben.

Potenzen und Dosierung I

Nach der Anamnese, Auswertung mit Hierarchisierung und Repertorisierung und Arzneimittelabgleich haben Sie sich für ein Arzneimittel entschieden. Die nächste wichtige Entscheidung ist, wie dieses gegeben wird und in welcher Potenz.

> Dem Patienten wird immer nur eine Arznei auf einmal verabreicht.

Entwicklung der potenzierten Arzneimittel

Eines der wichtigsten Ziele eines Homöopathen ist es, nicht zu schaden („primum non nocere"). Aus diesem Grund begann Hahnemann, Arzneien zu verdünnen, um deren toxische Effekte auf den Organismus zu reduzieren. Er dachte zunächst, dass die Wirkung der Arzneien durch die Verdünnung abnehmen müsste, beobachtete aber, dass die Wirkung kontinuierlich zunahm unter Abnahme der toxischen, materiellen Wirkung. Er beobachtete zusätzlich, dass das Verschütteln zu einer Zunahme der dynamischen Wirkung des Mittels führte. Da diese Ergebnisse durch wissenschaftliche Untersuchungen und Beobachtungen entstanden, nannte er die Homöopathie eine „Heilkunde der Erfahrung".
Die Kenntnis der geschichtlichen Entwicklung der Potenzen führt dazu, dass die heute gängigen Verfahren besser verstanden und angewandt werden können. Hahnemann hat im Laufe seines Lebens verschiedene Herstellungsarten von Arzneimitteln untersucht, sie führten ihn von reinen Arzneiverdünnungen über die Verdünnung 1 : 100 (C-Potenzen) und Verschüttelung mit unterschiedlicher Anzahl von Schüttelschlägen bis hin zu den Q-Potenzen (▮ Tab. 1).

Potenzen heute

Heute gibt es aufgrund der heterogenen Weiterentwicklung und der verschiedenen Strömungen in der Homöopathie (s. „Geschichte der Homöopathie" ab S. 6) verschiedene Potenzarten (s. S. 38). Die C-Potenzen basieren auf den Grundlagen Hahnemanns und wurden wesentlich durch J. T. Kent weiterentwickelt. Die Q-Potenzen wurden nach Veröffentlichung der 6. Auflage des Organons wesentlich durch die Schweizer Homöopathen Schmidt, Künzli und Voegeli wieder in die Praxis eingeführt. Die D-Potenzen wurden durch Hering und Vehsemayer entwickelt und werden hauptsächlich durch Anhänger der „naturwissenschaftlich-kritischen" Homöopathie eingesetzt.

Dosierung der Potenzen

Die Häufigkeit einer Gabe ist in der Homöopathie sehr viel wichtiger als die Gabengröße (Anzahl z. B. der Globuli, Tropfen). Der Organismus soll durch die Gabe des Simillimums eine richtige Information erhalten. Überlegen Sie sich aber, was mit Ihnen passiert, wenn eine Information, wie z. B. eine Werbesendung, oder die Aufforderung Ihrer Mutter: „Räum auf!" innerhalb kürzester Zeit immer wiederholt wird! Irgendwann, je nach individueller Sensibilität, wird die Information unerträglich, Sie reagieren in negativer Weise bzw. bekommen Symptome. Ähnlich ist es auch, wenn Sie die Arzneimittel zu häufig wiederholen. Aus diesem Grund ist das Wissen über die Wirkung der Arzneimittel (Informationen) und die Reaktionen des Organismus sehr wichtig. Der Organismus gibt dem behandelnden Homöopathen Hinweise in Form von Symptomen, wann er wieder eine Information benötigt (s. „Verlaufsbeurteilung" ab S. 64).

Akute Erkrankungen

> Definition „akute Erkrankung": selbstlimitierender Verlauf, der mit Genesung oder dem Tod endet.

Akute Erkrankungen können leicht verlaufen ohne Therapiebedarf oder sie können schwer verlaufen und eine intensive und schnelle Therapie benötigen. Aufgrund der Einschätzung der Intensität und Akutsituation müssen die Potenzen gewählt werden.

D-Potenzen

Hahnemann hat zu Beginn seiner Arbeit mit tiefen Potenzen gearbeitet und im Laufe der Zeit festgestellt, dass die höheren C-Potenzen (C30) wirkungsvoller sind. Die D-Potenzen haben durch die „naturwissenschaftlich-kritische Richtung" in der Homöopathie einen hohen Bekanntheitsgrad gewonnen. Sie haben keinen tiefen nachhaltigen Effekt, aber wenn eine leichte akute Krankheit vorhanden oder keine andere Potenz greifbar ist, können sie, wenn sie aufgrund des Simile-Gesetzes angewandt werden, hilfreich sein. Sie können z. B. als Globuli in D6, 12 oder C6, 12 verabreicht werden. Die Standard-Wiederholung bei der Potenz D, C6 liegt bei 3-mal tgl., bei D, C12 bei 2-mal täglich. Es ist auch bei den D-Potenzen wichtig, dass bei Besserung der Beschwerden abgewartet wird und nur dann wiederholt wird, wenn eine Stagnation der Besserung oder eine erneute Verschlimmerung eintritt.

Vorgehen	Zeitraum
Arzneiverdünnungen, niedrige C-Potenzen	1792 – 1824 (Organon 1. – 3. Aufl.)
Zwei Schüttelschläge	1824 – 1837
Mohnsamengroße Streuglobuli	ab 1824
Hohe C-Potenzen (C30)	1810 – 1835 (Organon 5. Auflage)
C-Potenzen in ab- oder ansteigender Dosierung	1835 – 1843 (CK)
Hohe C-Potenzen, Auflösung und Verrühren	1835 – 1843 (CK)
10 Schüttelschläge	1837 – 1839
Q-Potenzen	1838 – 1843 (Organon 6. Auflage)
10, 20, 50 und mehr Schüttelschläge	ab 1839

▮ Tab. 1: Geschichtliche Entwicklung der Potenzen.

C-Potenzen

Die C-Potenzen sind bei akuten Erkrankungen sehr bewährt, vor allem die C30 oder C200. In hochakuten Fällen kann auch eine C1000 hilfreich sein. Oftmals reicht eine Gabe von zwei Globuli. Die Globuli können sofort eingenommen werden, zum Essen, Trinken und Zähneputzen sollte ein Zeitabstand von etwa 10 Minuten eingehalten werden.

Nach der ersten Gabe muss unbedingt die Wirkung abgewartet werden. Bei einer Besserung der Beschwerden wird weiter abgewartet. Erst wenn eine Stagnation oder eine erneute Verschlimmerung eintritt, können nochmal zwei Globuli wiederholt werden.

Erfolgt keine Besserung auf das Arzneimittel, ist ggf. ein falsches Arzneimittel gewählt worden. Der Organismus zeigt als Reaktion oft kleine Symptome, die Hinweis auf das richtige homöopathische Mittel geben. Den Zeitpunkt des Mittelwechsels bestimmt die zugrunde liegende Erkrankung. Bei akuten, bedrohlichen Zuständen sollte nur einige Minuten bis Stunden gewartet werden (z. B. Pseudokrupp, akute Gastroenteritis), während bei subakuten Erkrankungen und Verläufen (z. B. grippale Infekte) etwa ein Tag gewartet werden sollte. Bei akuten Verläufen können die Globuli auch „verkleppert" eingenommen werden: Hierfür werden zwei Globuli der Potenz C30 in Wasser aufgelöst, der Patient rührt vor jeder Einnahme stark um und nimmt einen Teelöffel oder einen Schluck davon. Im Sommer kann ein Schluck Alkohol dazugegeben werden, damit die Lösung haltbar ist. Die Abstände der Einnahme richten sich auch hier nach der Intensität und der Akutsituation der Erkrankung. Nach drei Gaben sollte sich etwas verbessern, ansonsten ist am ehesten von einer falschen Mittelwahl auszugehen.

Manchmal wird ein Patient Sie anrufen, nachdem er selbst schon ein oder mehrere Arzneimittel eingenommen hat. Bitte warten Sie auch hier die Wirkung des Arzneimittels oder der Arzneimittel ab! Sie werden sonst die Wirkung des nächsten Mittels nicht beurteilen können. Es kann sein, dass es sich gar nicht um einen akuten Zustand handelt – deswegen gut zuhören, sich selbst eine Meinung bilden und nach vielen Mitteln einige Zeit warten.

Eine Anektode über Künzli von Fimmelsberg

Künzli wurde von einem Patienten (Arzt) mit grippalem Infekt angerufen, der sagte, er habe vor einigen Stunden ein homöopathisches Arzneimittel eingenommen, aber es helfe nicht. Künzli riet, 24 Stunden die Mittelwirkung abwarten. Am nächsten Tag rief der Patient wieder an, er habe vor einigen Stunden noch ein Mittel genommen, da es immer noch nicht besser wurde. Auch hier sagte Künzli: Warten! Und als der Patient am nächsten Tag mit der gleichen Botschaft anrief sagte er: Jetzt haben Sie wieder ein Arzneimittel eingenommen, da müssen wir wieder die Wirkung abwarten!

Dieses Beispiel zeigt uns die Ruhe des erfahrenen Dr. Künzli, von dem alle Homöopathen etwas lernen können!

Q-Potenzen

Die Gabe von Q-Potenzen ist bei akuten Erkrankungen sehr selten. Es werden meistens C-Potenzen verwendet. Bei hoch akuten Krankheiten, wie z. B. akutem Asthma bronchiale, können jedoch Q-Potenzen bevorzugt werden. Meistens handelt es sich bei diesen Fällen aber nicht um Akutkrankheiten, sondern um Exazerbationen von chronischen Krankheiten (s. ab S. 22).

Wichtige Regeln

Je akuter die Krankheit, desto schneller sollte das Arzneimittel helfen. Heilreaktionen („Erstverschlimmerungen" bzw. „Erstreaktionen") sind selten und sollten abgewartet werden. Sie führen zu einer Verschlimmerung der Symptome bei Besserung des Allgemeinzustandes. Bei Verschlimmerung des Allgemeinzustandes unter Besserung der Symptome handelt es sich fast immer um eine Unterdrückung, also ein falsches Arzneimittel. Wenn neue Symptome auftreten, deuten diese auf das ähnlichere Arzneimittel. Bei neuen, aber schon bekannten Symptomen kann es sich um eine chronische Erkrankung handeln, die Sie fälschlicherweise akut behandelt haben. Hier sollten Sie abwarten oder bei Progredienz das richtige Mittel für die chronische Erkrankung nachgeben. Sollten Symptome des Arzneimittels auftreten, hat der Patient das Arzneimittel ggf. zu häufig eingenommen und entwickelt Symptome einer Arzneimittelprüfung. Hier sollte am besten abgewartet oder bei Progredienz das richtige Mittel gegeben werden.

Zusammenfassung

- Die Potenzen haben einen langen Entwicklungsweg hinter sich. Hahnemann hat sie von den tiefen C-Potenzen bis zu den hohen C-Potenzen und den Q-Potenzen weiterentwickelt.
- Bei akuten Krankheiten werden bevorzugt C-Potenzen eingesetzt.
- Je akuter die Krankheit, desto schneller sollte das Arzneimittel wirken.
- In eine Besserung wird niemals hineintherapiert, sondern immer gewartet.

Potenzen und Dosierung II

Dosierung der Potenzen

Die Potenzen und Dosierungen sind bei akuten und chronischen Krankheiten unterschiedlich.

Chronische Erkrankungen

Definition chronische Erkrankung: chronischer Verlauf ohne Selbstheilungstendenz, die mit dem Tod endet.

Bei chronischen Erkrankungen gibt es leichtere und schwerere Krankheiten und vitalere und weniger vitale Patienten. Es gibt solche, die nebenbei mit schulmedizinischen Medikamenten behandelt werden müssen, und solche, bei denen unter homöopathischer Therapie die schulmedizinischen Medikamente abgesetzt werden können. Von diesen Kriterien ist es abhängig, welche Potenz gewählt wird.

D-Potenzen

D-Potenzen werden bei chronischen Erkrankungen nicht angewendet. Sie können bei schweren Pathologien lokal und palliativ angewandt werden. Beschreibung des Vorgehens finden sich u. a. bei Burnett, Pareek.

C-Potenzen

C-Potenzen werden bei chronischen Krankheiten sehr häufig verwendet. Die gängige Anwendung ist die von Kent entwickelte Kentsche Reihe. In der Kentschen Reihe werden die einzelnen Potenzen in längeren Abständen so oft wiederholt, bis keine Reaktion mehr spürbar ist. Dann wird zur nächsthöheren Potenz gewechselt. Schmidt beobachtete diesen Effekt im Allgemeinen nach zwei Gaben, sodass die Kentsche Reihe häufig wie unten beschrieben angewendet wird.

Kentsche Reihe der C-Potenzen:
30 - 30 - 200 - 200 - M - M - XM - XM - LM - LM - CM - CM - DM - DM - MM - MM.

Begonnen werden kann mit der C30 oder auch mit den Potenzen C200, C1000 (M) oder C10 000 (XM). Entscheidend ist hierfür die Schwere der Erkrankung (schwere Krankheit – eher tiefere Hochpotenz) und die Vitalität des Kranken (wenig Vitalität – eher tiefere Hochpotenz). Nach Durchlaufen der Kentschen Reihe wird wieder von vorne angefangen (C30 oder C200). Eine wichtige Regel ist hier, dass immer lange abgewartet und bei Besserung nicht wiederholt wird. Hilfreich können für die Beurteilung und die Zeitmessung die Mittelwirkzeiten der einzelnen Potenzen sein (▮ Tab. 1). Sollten echte Akutkrankheiten akute Zwischenmittel benötigen (Cave: Es könnten auch Reaktionen auf das Arzneimittel oder alte Erkrankungen sein, bei denen abgewartet werden sollte!), so können sie mit einer C30 oder C200 behandelt werden. Die Kentsche Reihe wird nach der Akuterkrankung fortgeführt. Auch nach einer langen Pause kann die Kentsche Reihe wie gewohnt fortgesetzt werden. Bei Mittelwechsel wird mit dem neuen homöopathischen Medikament eine neue Kentsche Reihe begonnen.
Die C-Potenzen werden bei chronischen Krankheiten am besten abends vor dem Schlafengehen genommen mit etwas Abstand zum Essen, Trinken und Zähneputzen.

„Erstverschlimmerung" oder „Heilreaktion"
Die so viel diskutierte „Erstverschlimmerung" ist eine Reaktion des Organismus auf das Arzneimittel und primär ein gutes Zeichen. Dorcsi gebrauchte den Begriff der „Heilreaktion", der sehr viel besser beschreibt, was passiert. Der Organismus reagiert auf die gegebenen Globuli – das ist ein guter Hinweis, dass das Mittel richtig ist. Bei einer Heilreaktion werden typischerweise die Symptome kurzzeitig schlimmer unter Besserung des Allgemeinbefindens des Patienten! Eine Besserung der Symptome unter Verschlimmerung des Allgemeinbefindens ist keine Erstreaktion, sondern meistens eine Unterdrückung mit einem falschen Arzneimittel.

Q-Potenzen

Q-Potenzen werden bei chronischen Krankheiten häufig angewendet. Sie wirken sanfter und rufen deshalb meistens keine Heilreaktionen („Erstverschlimmerungen") hervor. Sie wirken kürzer, sodass sie sofort abgesetzt werden können, und sie können täglich variabel dosiert und täglich mehr oder weniger verdünnt werden. Aus diesen Gründen eignen sich Q-Potenzen für die Therapie von schweren chronischen Erkrankungen, bei denen eine Verschlimmerung der Erkrankung und Symptome unerträglich bzw. lebensgefährlich sein könnte. Hierzu gehören z. B. Krebserkrankungen, hoch akute Fälle wie z. B. akutes Asthma bronchiale, schwere chronische Krankheiten wie z. B. schlimme Neurodermitis, psychiatrische Erkrankungen und Krankheiten, bei denen die Patienten ständig schulmedizinische Arzneimittel nehmen (z. B. Immunsuppressiva, Kortison etc.).
Q-Potenzen werden vor der täglichen Einnahme durch starke Schüttelschläge weiter potenziert, um eine Annäherung an die nächsthöhere Potenz zu erreichen, sodass nach einigen Wochen ohne großen Sprung ein milder Übergang zur nächsthöheren Potenz möglich ist (Q1, Q2, Q3 etc.). Die Q-Potenzen sollten aus diesem Grund nicht mit auf Reisen genommen werden, da sie hier unkontrollierbar oft geschüttelt werden, sodass ggf. auftretende heftige Reaktionen oder Reaktionslosigkeit auf die nächsthöhere Potenz schlecht beurteilt werden können. Auch die im Handel erhältlichen aufgelösten LM-Potenzen werden täglich geschüttelt. Sie werden schon aufgelöst verkauft, sodass hier die Problematik auftritt, dass sie schon vor dem Kauf unkontrolliert oft geschüttelt wurden – auch wenn die Firmen versuchen, dem durch randvolle Befüllung aus dem Weg zu gehen.
Unter der Therapie mit Q-Potenzen ist es wichtig, regelmäßige Rückmeldungen vom Patienten zu erhalten, um Effekte wie z. B. eine Spätverschlimmerung oder das Auftreten neuer bzw. alter Symptome richtig zu interpretieren und handeln zu können.

Spätverschlimmerungen sind dadurch charakterisiert, dass sich nach einer Besserung die Symptome wieder verschlimmern.

Hier sollte die Q-Potenz einige Tage weggelassen werden oder in verdünnterer Form weitergenommen werden. Wenn alte Symptome wiederkehren, sollte die Q-Potenz weiter verdünnt oder pausiert werden bis zum Verschwinden der Symptome. Bei neuen Symptomen entscheidet die Symptomatik und das Allgemeinbefinden, ob das Mittel verdünnter weitergenommen oder die Behandlung mit einem Folgemittel fortgesetzt wird.

Einnahmevorschrift Q-Potenzen

Zunächst werden 100 ml 20%iger Alkohol in eine 150-ml-Flasche gegeben, in der das Kügelchen der gewählten Q-Potenz aufgelöst wird. Diese Lösung wird vor jeder Einnahme 5-mal kräftig geschüttelt. Hierfür kann z. B. ein Handtuch auf den Tisch gelegt werden und darauf geschlagen werden. Von der Lösung wird ein Esslöffel in ein Glas Wasser (100 bis 200 ml) gegeben, kurz umgerührt, und davon ein Teelöffel eingenommen. Die Lösung in der Flasche wird für den nächsten Tag aufgehoben, die Lösung im Glas wird weggeschüttet. Die auf diese Art und Weise eingenommene Q-Potenz-Lösung reicht etwa 14 Tage.
Für Kinder und Patienten, die Alkohol nicht vertragen, kann ein Stück Holzkohle in 100 ml Wasser in einer 150-ml-Flasche gehängt werden. Alternativ ist auch eine Kohlekomprette möglich, die jedoch steril, also ohne Anfassen in die 100 ml Wasser gegeben werden sollte.

Gabe der Arzneimittel

Einige Patienten fragen nach dem Namen des Arzneimittels. Natürlich haben alle Patienten das Recht, den Namen des Arzneimittels zu erfahren. Sie können Ihre Patienten aber auch bitten, abzuwarten und den Mittelnamen erst bei einem der nächsten Male sagen. Dies hat sich bewährt bei Patienten, die homöopathische Vorerfahrung haben und die Arzneimittel nachlesen. Sie werden Ihnen manchmal beim Folgegespräch eher Symptome der Materia medica liefern als ihre eigenen Reaktionen auf das Arzneimittel. Wenn Sie in der Anamnese ein sich durchziehendes Problem herausgearbeitet haben, hat es sich bewährt, dem Patienten neben dem Mittel noch einige Worte der Grundidee des Arzneimittels mit auf den Weg zu geben. Damit haben Sie noch eine nicht medikamentöse Intervention mit dem Arzneimittel verbunden.

Wirkzeiten der C-Potenzen

Die Wirkzeiten der C-Potenzen sind Erfahrungswerte, die nicht absolut zu sehen sind. Dennoch geben Sie eine Richtschnur, denn innerhalb der angegebenen Zeiträume sollte ein Effekt des Arzneimittels auf den Organismus beobachtet werden, der meistens auch mindestens über diesen Zeitraum anhält. Die Wirkung kann natürlich auch sehr viel länger anhalten, deswegen sollten Sie nie pauschal wiederholen! Innerhalb der angegebenen Zeiträume sollten idealerweise keine anderen homöopathischen Arzneimittel eingenommen werden (▮ Tab. 1).

Potenz	Wirkzeit
C30	35 Tage
C200	35 Tage
M (C1000)	35 Tage
XM (C10 000)	35 Tage
LM (C50 000)	3 Monate
CM (C100 000)	3 Monate
DM (C500 000)	6 Monate
MM (C1 000 000)	1 Jahr

▮ Tab. 1: Wirkzeiten der C-Potenzen.

Wichtige Regeln

Hahnemann schreibt zur Wiederholung der Arzneien in § 246 im Organon:
„Jede, in einer Cur merklich fortschreitende und auffallend zunehmende Besserung ist ein Zustand der, so lange er anhält, jede Wiederholung irgend eines Arznei-Gebrauchs durchgängig ausschließt, weil alles Gute, was die genommene Arznei auszurichten fortfährt, hier seiner Vollendung zueilt."
Das bedeutet, dass die Wirkung einer Arznei immer auswirken muss – therapieren Sie nie in eine Besserung hinein!

Begleitende Therapie mit nicht homöopathischen Medikamenten

Bei schweren chronischen Erkrankungen werden die meisten Patienten mit nicht homöopathischen Medikamenten zu Ihnen kommen. Hier sollte kritisch überprüft werden, welche Medikamente der Patient auf jeden Fall beibehalten sollte und welche weggelassen werden können. Zu diesen Medikamenten gehören nicht nur schulmedizinische Medikamente, sondern auch tägliche bzw. wiederholte Einnahmen von Tiefpotenzen oder Schüssler-Salzen, Nahrungsergänzungsmitteln etc. Alle Arten von potenzierten Arzneien sollten abgesetzt werden, da sie lokal wirken und somit einzelne Symptome verdecken. So kann der Erfolg der homöopathischen Mittel nicht gesehen werden, ob z. B. die Wadenkrämpfe verschwinden, wenn der Patient täglich Magnesium-Brausetabletten oder Magnesium phosphoricum einnimmt. Ähnlich ist es auch bei der gleichzeitigen Anwendung von Schmerzmitteln etc. Bei schweren Erkrankungen wie Asthma bronchiale oder Hypertonie kann zunächst die Medikation belassen werden, sollte aber unter der homöopathischen Therapie mit der ersten Besserung reduziert werden unter Kontrolle der Werte und des Allgemeinbefindens. Bei manchen schweren Erkrankungen werden viele Symptome von der Dauermedikation verändert oder unterdrückt. Dies kann zu Problemen bei der homöopathischen Arzneifindung führen.

Zusammenfassung

- Die Potenzen und Dosierungen sind bei akuten und chronischen Krankheiten unterschiedlich.
- Kent kannte die Q-Potenzen noch nicht. Er hat die C-Potenzen weiterentwickelt, die heute in Form der Kentschen Reihe bekannt sind.
- Alte Homöopathen haben ihre Erfahrungswerte der Wirkungsdauer von C-Potenzen niedergeschrieben, sie reichen von 35 Tagen bis zu einem Jahr.
- In eine Besserung wird niemals hineintherapiert. Wichtig ist das Abwarten!
- Bei einer Heilreaktion oder Erstreaktion werden typischerweise die Symptome kurzzeitig schlimmer unter Besserung des Allgemeinbefindens des Patienten.
- Q-Potenzen haben viele Vorteile bezüglich ihrer Gabe, sodass sie häufig bei schweren chronischen Erkrankungen eingesetzt werden.

Beispielanamnese I

Hier soll exemplarisch eine Anamnese dargestellt werden, um zu zeigen, welche Informationen wichtig sein können und was mit diesen gemacht wird. Dieser Fall stammt aus der laufenden Praxis, die Daten wurden so weit abgeändert, dass der Patient nicht mehr zu erkennen ist, aber dennoch so belassen, dass die wichtigen Daten immer noch vorhanden sind. Neben der Erstaufnahme werden die Fallanalyse, Repertorisation, Arzneimittelgabe und Folgekonsultationen beschrieben, damit Sie einen Überblick über die gesamte Krankheitsgeschichte haben.

Laras Pneumonie

Die sechs Monate alte Lara ist seit ihrer Geburt in unserer homöopathischen Betreuung, war aber zum Zeitpunkt des beschriebenen Kontakts noch nicht zur Erstaufnahme gekommen.

Telefonkontakt am 20. 03. 2006 morgens

Lara hustet seit fünf Tagen sehr stark. Von der Kinderärztin wurde heute eine Pneumonie links diagnostiziert und im Rachenabstrich Pneumokokken nachgewiesen.
Ich bitte die Eltern vorbeizukommen, um eine ausführliche Anamnese durchzuführen und mir einen Eindruck von Laras Zustand zu machen.

Erstanamnese am 20. 03. 2006 nachmittags

Als ich ins Wartezimmer komme, sitzt die kleine Lara bei ihrer Mutter auf dem Schoß. Sie lächelt mich sofort an. Im Behandlungszimmer sitzt sie ruhig auf dem Schoß der Mutter und lacht mich weiterhin an.

> Schreiben Sie Ihre Eindrücke von dem Kind und dem Verhältnis von Mutter/Vater und Kind sofort auf, ansonsten werden Sie es vergessen bzw. es wird Ihnen nicht mehr auffallen, wie sympathisch die Kleine von Anfang an war.

Lara hat seit fünf Tagen starken Husten. Er kommt stoßweise, oft muss Lara dann erbrechen. Zu Beginn der Erkrankung war die Stimme und der Husten heiser, jetzt ist die Heiserkeit verschwunden. Heute waren sie zum Abhören bei der Kinderärztin, die hat eine Pneumonie links diagnostiziert. Seit Lara krank ist, isst sie nichts Hartes mehr und nichts mehr mit dem Löffel, sondern will nur noch Muttermilch trinken. Die Kinderärztin teilte der Mutter mit, dass der Hals knallrot ist, im Abstrich zeigten sich Pneumokokken. Die Temperatur liegt bei 39,1 °C. Lara hat schon länger einen Schnupfen, der klar aussieht mit gelblichen Borken, die teilweise in der Nase festhängen. Vom Allgemeinzustand her ist die kleine Patientin fröhlich, sie weint wenig und lächelt viel, wenn sie auf dem Schoß der Mutter sitzt. Sie spielt normalerweise sehr gerne mit der Mutter und möchte alles in die Hand nehmen. Seit gestern sitzt sie lieber ruhig auf dem Schoß der Mutter und möchte nicht spielen. Die Kinderärztin hat ein Antibiotikum, einen Schleimlöser, Nasenspray, Kochsalzlösung und ein fiebersenkendes Medikament verschrieben.
Schwangerschaft und Geburt: Die Mutter kam vor einigen Jahren zur Erstaufnahme, weil sie schon länger versucht hatte, schwanger zu werden. Sie war sehr erschöpft und immer wieder erkältet. Nach den ersten homöopathischen Mitteln hatte sie wieder mehr Kraft und wurde schnell schwanger. Sie hatte eine leichte Schwangerschaftsübelkeit und am Ende der Schwangerschaft einen mit Diät einstellbaren Diabetes. Die Entbindung von Lara dauerte etwa sechs Stunden.
Ich notiere mir: Lara steckt sich ständig die Finger in den Mund. Sie hat einen großen breiten Kopf. Braune Augen. Sie hat keinen Schnuller, sondern lutscht auf ihren Fingern herum.
Lara hat sehr schnell zugenommen. Als sie drei Monate alt war, brachte der große Bruder eine Erkältung aus der Krippe mit, bei der sich Lara ansteckte – seitdem ist sie verschnupft. Der Schnupfen war immer unterschiedlich, mal verstopft, mal laufend. Zweimal hatte sie Halsschmerzen und Husten. Dieses Mal hat sich mit dem Husten eine Pneumonie auf der linken Seite entwickelt. Sie ist immer ein fröhliches Kind, auch wenn sie krank ist.
Impfungen: Lara hat nach der ersten 6-fach-Impfung 38,4 Grad Fieber für einen Abend bekommen.
Essen: Sie guckt immer genau, was die anderen essen, aber wenn sie etwas bekommen soll, dann macht sie den Mund nicht auf. Deswegen wird sie hauptsächlich gestillt.
Medikamente: Keine.
Entwicklung: Lara hat noch keine Zähne. Größe und Gewicht liegen auf der 60ten Percentile. Sie sitzt noch nicht allein, aber versucht sich aufzurichten. Drehen kann sie sich noch nicht, Greifen kann sie sehr gut. Sie äußert Vokale wie „lalala".
Ängste und Schlaf: Sie ist lieber auf dem Schoß der Mutter als auf dem Boden. Sie schläft gegen 21 Uhr ein und schläft bis 8.30 Uhr mit einigen Unterbrechungen. Sie spielt dann noch im Bett oder schläft noch mal kurz ein. Nach einer Stunde weint sie und möchte bei den Eltern und ihrem Bruder sein. Sie braucht immer Licht. Wenn sie nach dem Einschlafen noch mal erwacht, schreit sie, wenn es dunkel ist, wenn Licht leuchtet, schläft sie nach dem kurzen Erwachen einfach weiter.

Familienanamnese:
Mutter: Erkältungsneigung. Drei Nieren.
Vater: Schwere Allergien, Ein- und Durchschlafstörungen.
Bruder: Infektanfälligkeit, ist in Krippe seit er 1,5 Jahre alt ist.
Tante mü: Down-Syndrom.
Tante vä: an plötzlichem Kindstod gestorben.
Opa mü: Hypertonie. Reizdarmsyndrom.
Oma mü: Migräne.
Opa vä: Gestorben bei Autounfall mit 45 Jahren. Darüber wird in der Familie nicht gesprochen. Eigentlich Zwilling gewesen, Zwillingsbruder ist tot geboren worden.
Oma vä: Myom, deswegen Hysterektomie. Autoimmunerkrankung.

Körperliche Untersuchung:
Lara hat warme Füße, sie lässt sich gerne untersuchen, wirkt aber durch die Pneumonie und das Fieber etwas reduziert. Die Mutter meint: „Wenn sie etwas nicht will, dann bekommt man es nicht." Die Kinderärztin sagt deswegen, sie sei bockig. Diesen Widerstand merke ich, als ich ihr in den Mund schauen möchte. Dennoch sehe ich, dass der Rachen knallrot ist, die Zunge ist nicht belegt und nicht glänzend. Im Ohr etwas Ohrenschmalz, die Trommelfelle sind spiegelnd und nicht gerötet. Deutliche Rasselgeräusche über der gesamten linken Lunge, rechts Vesikuläratmen. Braune Augen. Doppellidfalte. Gut ernährt, breites Gesicht. Keine Lymphknotenschwellungen. Abdomen weich, Darmgeräusche rege über allen vier Quadranten. Gut sichtbare kleine blaue Adern an der Nasenwurzel zwischen den Augen. Einige Kopfhaare. Haare über dem Steißbein.

Beurteilung

Aus der Familienanamnese wird ersichtlich, dass hier eine schwere chronische Krankheit vorhanden ist, die bei Lara bisher kaum sichtbar wurde. Lediglich dieser ständige Schnupfen und jetzt eine Pneumonie im Säuglingsalter geben Hinweise. Aus diesem Grund gehe ich davon aus, dass es sich hier nicht um eine akute Erkrankung handelt, sondern um eine akute Exazerbation einer chronischen Krankheit. Am ehesten handelt es sich um eine syphilitische Erkrankung, die schon bei den Großeltern vä sichtbar ist. Dort gibt es den frühen Tod des Zwillingsbruders des Opas vä, den frühen Tod des Opas vä (Suizid?), den plötzlichen Kindstod der Tante vä, die schweren Allergien des Vaters, die wahrscheinlich auch syphilitisch bedingt sind. Auf der mütterlichen Seite gibt es die Tante mit Trisomie 21 und die drei Nieren der Mutter als weitere syphilitische Stigmata.

Weiteres Vorgehen

Auf die Erstanamnese folgt die Fallanalyse, die Hierarchisation und Repertorisation der Symptome (s. S. 60) und der Abgleich mit der Materia medica (s. S. 62). Darauf folgt die Arzneimittelgabe und Verlaufsbeurteilung (s. S. 62).

Zu Beginn der homöopathischen Tätigkeit sollte die Erstanamnesen genau ausgearbeitet und analysiert werden. Dies spart oftmals viel Zeit bei den Folgekonsultationen und der künftigen Mittelwahl. Es hat sich bewährt, sich zuerst klarzumachen, was für einen Patienten mit welcher Krankheit man behandelt, dann aus der Anamnese Symptome und Auffälligkeiten zusammenzusuchen, diese zu hierarchisieren und erst dann zu repertorisieren. Für die Differenzialdiagnostik der infrage kommenden Arzneimittel ist Arzneimittelkenntnis und Zugriff auf eine Materia medica Voraussetzung.

Beispielanamnese II

Welchen Patienten mit welcher Krankheit behandle ich?

Die erste Frage vor einer Therapie ist immer, welcher Patient mit welcher Erkrankung behandelt werden soll und ob ich mir das zutraue bzw. einen erfahrenen Homöopathen kenne, den ich jederzeit dazurufen könnte. Die nächste Frage ist: Was ist an der Erkrankung das zu Heilende und auf welchem Boden tritt sie auf – handelt es sich um eine akute oder chronische Erkrankung?
Lara hat am ehesten eine Pneumokokken-Pneumonie auf dem Boden einer chronischen Erkrankung. Bei der Familienanamnese zeigt sich, dass es sich am ehesten um eine syphilitische Tuberkulinie handeln könnte (s. S. 34). Dies kann ein Hinweis darauf sein, dass die Erkrankung komplizierter verlaufen kann als z. B. eine rein psorische Pneumonie.

Welche Symptome konnte ich in der Anamnese sammeln?

Hier werden zunächst alle Symptome gesammelt ohne sie zu werten, das kommt im zweiten Schritt. Alles kann ein Symptom sein: wenn sich der Patient ständig über das Gesicht fährt, mit den Fingern spielt, eine Faust macht, ständig ähnliche Worte verwendet oder ähnliche Redewendungen. Achten Sie auf alles!

Sammlung der Symptome

- Steckt sich dauernd die Finger in den Mund
- Großer breiter Kopf, „dickköpfig“?
- Fröhlich auch bei Krankheit, lächelt mich an
- Gerne körperliche Nähe, möchte nicht allein spielen
- Weint bei Dunkelheit, wenn sie aufwacht
- Doppellidfalte
- Kleine blaue Adern direkt zwischen den Augen an der Nasenwurzel
- Hat immer Schnupfen
- Transparenter Schleim aus der Nase, gelbe Borken aus und in der Nase
- Knallroter Hals mit nachgewiesenen Pneumokokken
- Trockener Husten
- Erbrechen beim Husten
- Rasselgeräusche über der linken Lunge
- Lungenentzündung links bei Kindern
- Verlangen nach Flüssigem/Muttermilch
- Haare über dem Steißbein
- Fieber nach Impfung

Hierarchisation der gesammelten Symptome

I
- Fröhlich auch bei Krankheit, lächelt mich an
- Erbrechen beim Husten

II
- Steckt sich dauernd die Finger in den Mund
- „Dickköpfig“
- Gerne körperliche Nähe, möchte nicht alleine spielen
- Weint bei Dunkelheit, wenn sie aufwacht

III
- Hat immer Schnupfen (transparenter Schleim aus der Nase, gelbe Borken aus und in der Nase)
- Verlangen nach Flüssigem/Muttermilch
- Kleine blaue Adern direkt zwischen den Augen an der Nasenwurzel
- Fieber nach Impfung

IV
- Keine Causa vorhanden

V
- Großer breiter Kopf
- Doppellidfalte
- Knallroter Hals mit nachgewiesenen Pneumokokken
- Trockener Husten
- Pneunomie links bei Kindern (Rasselgeräusche über der linken Lunge)
- Haare über dem Steißbein

Beurteilung

Bei diesem Fall eines Säuglings sind noch nicht sehr viele Symptome vorhanden, die vollständig oder sehr auffallend sind. Auffallend ist jedoch, dass der Säugling sehr fröhlich ist, was nicht sehr häufig bei Säuglingen mit Pneumonie vorkommt. Auch das Erbrechen beim Husten ist kein Symptom, was sehr häufig bei einer Pneumonie vorkommt.

Repertorisation

Für die Repertorisation wird ein Repertorium in Buchform oder als Programm im Computer benötigt. Der Vorteil des Computerrepertoriums besteht darin, dass die nachgeschlagenen Rubriken zu der Anamnese kopiert werden können, dass das Nachschlagen schneller geht und das Computerprogramm viele Zusatzfunktionen hat. Der Nachteil ist sicherlich, dass die Gefahr besteht, zu viele Rubriken zu wählen und sich nicht mehr auf die charakteristischen Symptome und sicheren Rubriken zu verlassen. Außerdem fällt das „Schmökern“ im Buch weg, was viel zum Erlernen des Repertoriums und der Rubriken beiträgt. Somit würde die Autorin jedem Anfänger zu einer Buchversion raten, um später auf Computer umzusteigen.

Repertorisation der Gesamtheit der Symptome

Hier werden alle sinnvollen Symptome repertorisiert (▮ Abb. 1). Das sind alle Symptome ohne unsichere Symptome und ohne Symptome, die einen nicht weiterbringen (s. unten). Es sollten alle Hierarchieebenen unter den Symptomen vertreten sein. So sollten psychische und körperliche Symptome ausgewählt werden. Außerdem ist darauf zu achten, dass nicht zu viele Symptome eines Körperbereichs verwendet werden. In diesem Fall könnten z. B. im Bereich der Nase der chronische Schnupfen, die gelblichen Krusten, der klare Schnupfen und der sich immer verändernde Schnupfen repertorisiert werden. Damit wäre aber die Nase überproportional vertreten. Es werden nur diejenigen repertorisiert, die den Fall charakterisieren. Hier wurden deswegen der chronische Schnupfen und die gelblichen Krusten ausgewählt.
Bei kleinen Unterrubriken, wie z. B. Lungenentzündung links, muss bei der Repertorisation auch die allgemeine Lungenentzündungsrubrik beachtet werden, da die Unterrubrik sehr klein ist und dadurch die Arzneimittelwahl

stark einschränkt. Da in diesem Fall in dieser Rubrik 160 Mittel stehen, wird sie nicht mit in die allgemeine Repertorisation aufgenommen.

	Calc.	Sil.	Sulph.	Lyc.	Tub.	Phos.
Total	20	14	13	11	12	10
Rubrics	10	8	8	7	6	6
Families						
STOMACH; VOMITING; general; coughing; on (100)	1	2	2			1
MOUTH; FINGERS in the mouth, children put (19)	2	1	1	1		
MIND; OBSTINATE, headstrong; children (34)	3	1		1	4	
MIND; COMPANY; desire for (121)	2	1	1	3		4
MIND; FEAR; general; dark (64)	2	1	1	2	1	2
NOSE; DISCHARGE; crusts, scabs, inside; yellow (17)	2					
NOSE; CORYZA; general; chronic, prolonged (73)	2	2	2	2	2	1
SKIN; NETWORK of bloodvessels (17)	2			1		
GENERALITIES; VACCINATION; after (41)		4	4		3	1
HEAD; LARGE (14)	2	2	1			
CHEST; INFLAMMATION; lungs, pneumonia; left (16)	2		1		1	1
SKIN; HAIRY; general; parts, unusual (6)				1	1	

Abb. 1: Repertorisation der Gesamtheit der Symptome. [3]

Nicht verwendete Symptome

Einige Repertorisationsrubriken oder Symptome werden nicht verwendet, z. B. wenn das Symptom unsicher oder nicht im Repertorium vorhanden ist. Für die Zufriedenheit von Lara während der Pneumonie findet sich keine passenden Rubrik. Die z. B. vorhandenen Rubriken „fühlt sich wohl, bevor er sehr krank wird“ und „sagt, er sei gesund, obwohl er sehr krank ist“ spiegeln nicht den Zustand von Lara wider. Somit wird dieses Symptom vermerkt und nachher im Arzneimittelabgleich überprüft, ob der Zustand der Kranken dem beschriebenen Zustand des Mittels ähnlich ist. Andere Symptome sind so normal, dass sie nicht unbedingt repertorisiert werden müssen. Hierzu gehört das Symptom von Lara, dass sie Muttermilch trinken will und nichts Hartes essen möchte. Dies ist völlig normal bei Säuglingen. Auch die Rubriken „Halsentzündung“ und „trockener Husten“ werden nicht verwendet, da in ihnen zu viele Arzneimittel vertreten sind, sodass die Rubriken nicht zur Differenzierung der Arzneimittel beitragen. Die Rubrik „Lungenentzündung bei Kindern“ kann herangezogen werden, schränkt die Auswahl an Arzneimitteln jedoch stark ein, da sie sehr wenige Arzneimittel beinhaltet. Diese Rubrik ist sicher unvollständig, kann aber ein guter Hinweis sein, wenn ansonsten zu wenige Symptome vorhanden sind.

Repertorisation der aktuellen Symptome

Da es sich hier um eine hoch akute Situation mit Pneumonie bei einem Säugling handelt, ist es sinnvoll, die aktuellen Symptome auch getrennt zu repertorisieren (Abb. 2). Hier kann sichtbar werden, ob sich in den akuten Symptomen das gleiche Mittel zeigt, wie in der Repertorisation der Gesamtanamnese, oder ob Hinweise auf andere Mittel gefunden werden. Idealerweise deuten die aktuellen Symptome auf dasselbe Mittel wie die Gesamtheit der Symptome. Sollten sich Hinweise auf ein anderes Mittel finden, muss die Anamnese noch einmal genau analysiert werden, bis man sich mit Sicherheit für ein Mittel entscheidet. In diesem Fall zeigt sich, dass die aktuellen Symptome auf Calcarea deuten, das auch bei der Repertorisation der Gesamtanamnese führend ist und zum Allgemeineindruck der kleinen Lara passt.

	Calc.	Kali-p.	Sulph.	Ip.
Total	7	4	4	5
Rubrics	4	3	3	2
Families				
STOMACH; VOMITING; general; coughing; on (100)	1	2	2	2
MOUTH; FINGERS in the mouth, children put (19)	2	1	1	3
NOSE; DISCHARGE; crusts, scabs, inside; yellow (17)	2	1		
CHEST; INFLAMMATION; lungs, pneumonia; left (16)	2		1	

Abb. 2: Repertorisation der aktuellen Symptome. [3]

Beurteilung

Die Repertorisation der Gesamtheit der Symptome und der aktuellen Symptome ergibt Calcarea carbonica. Nicht immer ist das in der Repertorisation an erster Stelle stehende Mittel das Simillimum. Die Differenzialdiagnostik der Arzneimittel, die zu Beginn der Repertorisation stehen, wird im nächsten Kapitel näher erläutert (s. S. 62).

Tipp: Werten Sie zu Beginn Ihrer homöopathischen Laufbahn jede Anamnese nach diesem Schema aus. Wenn Sie Ihr Wissen erweitern und andere Auswertungsmöglichkeiten kennenlernen, eignen Sie sich eine ähnliche Vorgehensweise an, damit Sie auch die neuen Techniken gut erlernen und sie mit den Techniken, die Sie schon beherrschen, vergleichen können. Vergleichen Sie sowohl den Weg der Auswertung als auch die gefundenen Mittel.

Beispielanamnese III

Materia-medica-Abgleich der Beispielanamnese

In der Beispielanamnese wurden die Symptome zunächst gesammelt, hierarchisiert und dann repertorisiert. Die repertorisierten Symptome wurden getrennt nach Gesamtheit der Rubriken und **aktuelle Rubriken:**
STOMACH; VOMITING; general; coughing; on
MOUTH; FINGERS in the mouth, children put
MIND; OBSTINATE, headstrong; children
MIND; COMPANY; desire for
MIND; FEAR; general; dark
NOSE; DISCHARGE; crusts, scabs, inside; yellow
NOSE; CORYZA; general; chronic, prolonged
SKIN; NETWORK of bloodvessels
GENERALITIES; VACCINATION; after
HEAD; LARGE
CHEST; INFLAMMATION; lungs, pneumonia; left
SKIN; HAIRY; general; parts, unusual
Mittel, die bei diesen Analysen weit vorne stehen und infrage kommen könnten sind: Calcarea carbonica (Calc.), Kalium phosphoricum (Kali-p.), Sulphur (Sulph.), Ipecacuanha (Ip.), Aconitum (Acon.), Silicea (Sil.), Lycopodium (Lyc.), Tuberculinum (Tub.), Phosphorus (Phos.), Thuja (Thuj.). Es werden zu den Rubriken jeweils Symptome in der Materia medica von Boericke „Handbuch der homöopathischen Materia medica" gesucht (▌Tab. 1, 2). Aus didaktischen Gründen werden die einzelnen Symptome aufgeschlüsselt, was sehr schematisch wirkt. Eigentlich müssten noch andere Materiae medicae zurate gezogen werden, da in den kurzen Arzneimittelbeschreibungen von Boericke manche Symptome nicht dargestellt sind, obwohl bekannt ist, dass sie zum Arzneimittel gehören. Im praktischen täglichen Vorgehen wird der Materia-medica-Abgleich immer weniger Zeit einnehmen, da Sie diesen bei zunehmender Arzneimittelkenntnis gedanklich vornehmen.
Dieser Abgleich mit der Materia medica zeigt, dass neben Calcarea auch die Arzneimittel Silicea, Lycopodium und Phosphorus viele Symptome von Laras Zustand abdecken. In der Gesamtschau ergibt sich jedoch Calcarea als das Simillimum.

Rubrik/Arzneimittel	Calc.	Kali-p.	Sulph.	Ip.	Acon.
STOMACH; VOMITING; general; coughing; on	Saures Erbrechen	–	–	Erbrechen	Erbrechen
MOUTH; FINGERS in the mouth, children put	–	–	–	–	–
MIND; OBSTINATE, headstrong; children	Eigensinnig	–	–	–	–
MIND; COMPANY; desire for	–	–	–	–	–
MIND; FEAR; general; dark	Ängstlich, agg. gegen Abend	Angst	–	–	Angst
NOSE; DISCHARGE; crusts, scabs, inside; yellow	Gelbe Absonderung	–	Trockene Krusten	–	–
NOSE; CORYZA; general; chronic, prolonged	Erleidet leicht einen Rückfall, Personen, die sich leicht erkälten	–	Chronischer trockener Katarrh	Schnupfen	Schnupfen
SKIN; NETWORK of bloodvessels	–	–	–	–	–
GENERALITIES; VACCINATION; after	–	–	–	–	–
HEAD; LARGE	Kinder mit großem Kopf	–	–	–	–
CHEST; INFLAMMATION; lungs, pneumonia; left	Kitzelnder Husten	Husten	Lockerer Husten	Husten, grobblasiges Rasseln	Heiserer, trockener, kruppartiger Husten
SKIN; HAIRY; general; parts, unusual	–	–	–	–	–

▌Tab. 1: Abgleich von Repertorisationsrubriken mit dem „Handbuch der homöopathischen Materia medica" von Boericke.

Rubrik/Arzneimittel	Sil.	Lyc.	Tub.	Phos.	Thuj.
STOMACH; VOMITING; general; coughing; on	–	–	–	Erbrechen	–
MOUTH; FINGERS in the mouth, children put	–	–	–	–	–
MIND; OBSTINATE, headstrong; children	Eigensinnige, dickköpfige Kinder	Dickköpfig	–	–	–
MIND; COMPANY; desire for	–	Furcht, alleine zu sein	–	Große Todesfurcht beim Alleinsein	–
MIND; FEAR; general; dark	Ängstlich	–	–	Furchtsamkeit	–
NOSE; DISCHARGE; crusts, scabs, inside; yellow	Trockene harte Krusten	Krusten	–	–	Eiter, Schorf in der Nase
NOSE; CORYZA; general; chronic, prolonged	Große Erkältungsanfälligkeit	Neigung zu Katarrhen, chronischer Schnupfen bei Kleinkindern	–	Chronischer Katarrh	Chronischer Katarrh
SKIN; NETWORK of bloodvessels	–	–	–	–	–
GENERALITIES; VACCINATION; after	Impfschäden	–	–	–	Impfschäden
HEAD; LARGE	Kinder mit großem Kopf	–	–	–	–
CHEST; INFLAMMATION; lungs, pneumonia; left	Heftiger Husten	Brustkatarrh bei Kleinkindern, scheint voller rasselnden Schleims zu sein. Verschleppte Pneumonie	Bronchopneumonie bei Kindern, Rasseln über der ganzen Brust	Pneumonie. Harter, trockener, enger, quälender Husten, Heiserkeit.	Trockener Reizhusten
SKIN; HAIRY; general; parts, unusual	–	–	–	–	–

▌Tab. 2: Abgleich von Repertorisationsrubriken mit dem „Handbuch der homöopathischen Materia medica" von Boericke.

Arzneimittelgabe

Lara erhält zwei Globuli von Calcarea carbonica C200. Da sich die Autorin mit der Arzneimittelwahl relativ sicher ist, sollen die Eltern die schulmedizinischen Medikamente nicht geben. Um jederzeit den Verlauf beurteilen und ggf. eingreifen zu können, ist es essenziell, dass Laras Eltern täglich Rückmeldung geben.

Weiterer Verlauf

Telefonkontakt am 21.03.2006 morgens

Lara geht es unverändert, sie hat nur wenig getrunken und wachte nachts auf. Nachts bekam sie schlecht Luft, sodass die Mutter ihr eine Nasendusche machte, bei der Lara stark schrie, danach beruhigte sie sich schnell. Beim Schreien wurde sie dunkelrot im Gesicht. Jetzt schläft sie.
Vorgehen: Warten und abends noch mal melden.
Begründung: Die Mittelgabe erfolgte am Vortag mittags. Seitdem ist keine Progredienz der Erkrankung festzustellen. Es wird bis abends gewartet, ob nun eine Besserung folgt. Länger sollte jedoch nicht gewartet werden, da es sich hier um eine akute Pneumonie beim Säugling handelt, die innerhalb kurzer Zeit besser werden muss.

Telefonkontakt am 21.03.2006 abends

Es geht Lara viel besser. Sie hustet nur noch ab und zu und ist rosiger im Gesicht.
Vorgehen: Warten.
Begründung: In eine Besserung wird nicht hineintherapiert, sondern weiter gewartet.

> Wichtig: in eine Besserung wird nie hineintherapiert, sondern immer gewartet, bis ein Stillstand oder eine erneute Verschlechterung auftritt!

Praxistermin am 22.3.06 mittags

Es geht Lara viel besser, sie ist rosiger. Sie trinkt wieder mehr und hat gestern auch wieder allein gespielt. Gestern Abend ist sie schnell und ruhig eingeschlafen und hat nicht geweint, als die Mutter aus dem Zimmer ging. Das Fieber ist gesunken, sie hat 37 Grad. Lara hustet noch immer, aber seltener, es ist ein normales Husten. Der Schleim ist noch in der Nase, deswegen macht die Mutter eine Nasendusche. Lara trinkt etwa vier- bis fünfmal nachts an der Brust und schläft danach schnell wieder ein. Andere Medikamente haben die Eltern ihr jetzt nicht gegeben.

Körperliche Untersuchung: Die Lunge ist frei, auf der linken Seite ist noch ein verschärftes Atemgeräusch zu hören, jedoch kein Rasseln und kein Giemen. Der Schleim sitzt hörbar weiter oben. Lara ist in einem deutlich besseren Allgemeinzustand.
Vorgehen: Warten, in fünf Tagen noch einmal Lunge abhören.
Begründung: Die Besserung hält an, es gibt keinen Grund, das Mittel zu wiederholen oder ein anderes zu geben.

Telefonat am 24.03.2006 mittags

Lara ist immer noch sehr fröhlich, letzte Nacht brauchte sie keine Nasendusche. Beim Husten hört man, dass noch Schleim vorhanden ist. Der Schleim aus der Nase ist transparent.
Vorgehen: Warten.
Begründung: Es geht ihr immer noch besser – das Mittel wirkt.

Telefonat am 27.03.2006 morgens

Sie waren bei der Kinderärztin, die Lunge ist frei, die Ohren auch. Der Hals ist jedoch wieder knallrot. Lara hustet in der zweiten Hälfte der Nacht. Der große Bruder hat auch wieder eine Erkältung. Letzte Nacht wieder keine Nasendusche. Wenn sie sitzt, geht es ihr besser.
Vorgehen: Warten. Nach einer so schnellen Besserung der Pneumonie darf Lara noch ein bisschen husten und einen roten Hals haben.

Verlauf bis heute

In den nächsten Wochen verschwindet der Husten vollständig. Bei wiederkehrenden Infekten wird bis heute Calcarea carbonica in aufsteigenden Potenzen verabreicht, zwischendrin waren einige Zwischengaben von Tuberculinum bovinum fällig, danach konnte aber immer wieder mit Calcarea weitertherapiert werden.

Verlaufsbeurteilung

Lara bekam nach der Erstanamnese am 20.03.2006 eine Einmalgabe von Calcarea C200. Bei kleinen Kindern ist es oft einfacher, C-Potenzen zu verabreichen als Q-Potenzen. Laras Zustand war recht stabil, sodass auf die Gabe einer Q-Potenz verzichtet wurde. Am Morgen nach der Erstaufnahme war Laras Zustand unverändert. Es wurde gewartet, da es zu keiner Progredienz der Erkrankung kam. Die Eltern wurden gebeten, abends noch einmal anzurufen, um bei einer ggf. auftretenden Verschlimmerung oder fehlender Besserung schnell handeln zu können. Abends ging es ihr viel besser. Sie war rosiger und hustete weniger. Lara zeigte also eine Verbesserung der Symptomatik ohne Erstverschlimmerung (4. Reaktion nach Kent) (s. S. 70 f.). Aufgrund des Grundsatzes, niemals in eine Besserung hineinzutherapieren, wurde abgewartet. Die Besserung hielt an. Am 27.03.2006 teilte die Mutter mit, dass die Lunge frei und der Hals knallrot sei. Die Symptome verlagerten sich von der lebenswichtigen Lunge zum Pharynx (2. Heringsche Regel) (s. S. 64).
Im weiteren Verlauf wird darauf geachtet, dass v. a. die Symptome der zugrunde liegenden chronischen Krankheit verschwinden (s. S. 26). Hierzu gehören u. a. der ständige Schnupfen, die blauen Adern zwischen den Augen an der Nasenwurzel und die Pneumonie.
Bei komplizierteren Fällen lohnt es sich, alle Symptome der zugrunde liegenden chronischen Krankheit zu extrahieren und eine Liste mit Verlaufsparametern zu erstellen (s. S. 118).

Zusammenfassung

- Lara bekam eine frische Pneumonie diagnostiziert. Die Eltern konnten für eine Erstanamnese sofort in die Praxis kommen.
- Nach der Anamnese, Hierarchisation und Repertorisation folgte ein Materia-medica-Abgleich.
- Die Pneumonie konnte mit einer Gabe von Calcarea carbonica geheilt werden.
- Bei einer Erkrankung wie dieser ist es wichtig, dass der Homöopath Erfahrung hat und Sicherheit in der Arzneimittelwahl und Beurteilung der Situation.
- Die Therapie einer Pneumonie von Säuglingen und Erwachsenen ist dem erfahrenen Homöopathen vorbehalten, da der Patient dekompensieren könnte.

Reaktionen auf die erste Gabe I

Der Patient hat ein homöopathisches Arzneimittel erhalten und wird sich bei Ihnen nach einigen Tagen bis Wochen wieder melden. Den Verlauf und die Reaktionen auf die erste Gabe beurteilen zu können ist ebenso wichtig, wie das passende Arzneimittel zu finden. Nur durch die korrekte Interpretation der Reaktionen kann ein chronisch Kranker durch Homöopathie geheilt werden. Hierfür ist es sehr wichtig, neben den Reaktionen des Organismus (s. ab S. 68) die Einteilung und Bedeutung der Symptome zu kennen. Hierzu gehört auch die miasmatische Zuordnung der Symptome (s. ab S. 26). Die homöopathische Arzneimittellehre und der Umgang mit dem Repertorium sollten Ihnen im Detail bekannt sein, denn sie sind das tägliche „Arbeitswerkzeug". Für eine klare Einschätzung ist neben dem homöopathischen Grundwissen auch die Kenntnis von Krankheiten und deren Verläufen sehr wichtig.

Folgekonsultation

In der Folgekonsultation entscheiden Sie, wie Sie weiter vorgehen, ob Sie abwarten, die Arznei wiederholen oder zu einer neuen Arznei wechseln. Dies hängt vom Befinden des Patienten ab und von seinen Reaktionen auf das Arzneimittel (s. ab S. 68).
Den Zeitpunkt der Folgekonsultation können Sie schon bei der Erstanamnese festlegen oder offen lassen. Das hängt vor allem vom Patienten und seiner Erkrankung ab:

- Bei akuten Krankheiten reicht in der Regel eine telefonische Rückmeldung, es sei denn, Sie wollen den Patienten noch einmal sehen, da er seine Symptome schwer beschreiben kann, oder Sie möchten ihn noch einmal untersuchen.
- Bei chronischen Krankheiten hängt es von der Schwere der Erkrankung ab. Einen Krebspatienten werden Sie häufig sehen wollen, z. B. alle 14 Tage zu Beginn der Behandlung. Ansonsten kann z. B. bei Neurodermitis ohne Schub ein Termin etwa fünf Wochen später vereinbart werden, denn so lange kann die C-Potenz wirken, die Sie verabreicht haben.
- Bei einer Q-Potenz brauchen Sie zwischendurch eine Rückmeldung, um zu entscheiden, ob sie mit diesem Mittel weitermachen oder nicht.
- Der Patient kann sich auch vor dem Termin bei Ihnen melden, zum Beispiel weil er eine interkurrente akute Erkrankung hat, weil er auf das gegebene Arzneimittel reagiert oder das Gefühl hat, eine Besserung lässt wieder nach. Hier müssen Sie entscheiden, ob Sie den Patienten sehen wollen oder ein telefonischer Kontakt ausreicht.

In der Folgekonsultation warten Sie wie in der Erstanamnese, ob der Patient mit eigenen Themen auf Sie zukommt bzw. Sie lassen ihn frei erzählen von den Dingen, die in der Zwischenzeit geschehen sind. Wenn Ihr Patient ruhig wartet, bis Sie etwas sagen, können Sie ihn fragen „Wie geht es Ihnen?" oder „Wie ist es Ihnen ergangen?". Sie können auch mit Themen aus dem Sprechzimmer beginnen, mit Themen aus den Zeitschriften oder Büchern, die er dort gelesen hat. Achten Sie darauf, dass Sie möglichst vollständige Symptome erhalten und nicht nur einzelne Krankheitsdiagnosen. Hierzu gehören auch das Allgemeinbefinden des Patienten, sein Schlaf und seine Träume. Nach seinem Spontanbericht können Sie nach den Symptomen aus der Erstanamnese fragen, die bisher nicht erwähnt wurden. Manchmal sind bereits einige Symptome verschwunden, die dann meist schnell in Vergessenheit geraten und nicht mehr erwähnt werden. Somit übersehen Sie ggf. eine gute Wirkung Ihres Arzneimittels! Was nicht mehr vorhanden ist, ist meist auch nicht mehr präsent im Kopf! Aus diesem Grund ist es wichtig, genau mitzuschreiben, damit Sie beim nächsten Gespräch genau nachschauen können, ob das Symptom noch da ist oder nicht. Fragen Sie auch, ob neue Symptome aufgetreten sind. Oder komplettieren Sie Ihr Bild, wenn Ihnen noch Angaben fehlen, zu denen Sie in der Erstanamnese nicht mehr gekommen sind.
Nun können bzw. müssen Sie aufgrund der Symptome und Reaktionen entscheiden, wie Sie weitermachen. Hierfür sind die detailliert beschriebenen möglichen Reaktionen auf homöopathische Arzneimittel eine große Hilfe und eine Leitlinie, was der Verlauf bedeutet und was er für ein weiteres Vorgehen fordert (s. ab S. 68). Mit der Zeit werden Sie dieses scheinbar starre System nicht mehr benötigen, da Sie die Reaktionen von anderen Patienten kennen und Ihnen das weitere Vorgehen in Fleisch und Blut übergegangen ist. Die Quellen für diese Leitlinien finden sich bei Hahnemann im „Organon" und wurden von vielen Homöopathen weiter präzisiert, z. B. von Aegidi, Boger, Bönninghausen, Kent, Künzli und Spinedi.

Grundsätze der homöopathischen Heilung

Heringsche Regeln

In der Homöopathie wurden Gesetzmäßigkeiten des Heilungsverlaufs beobachtet. Hering hat diese Reaktionen des Organismus auf homöopathische Arzneimittel zusammengefasst und daraus Regeln formuliert, die ein guter Indikator für positive Heilverläufe sind. Sie basieren auf den Beobachtungen von Hahnemann und Kent (s. ab S. 70).
Die Heilung verläuft nach ähnlichen Gesetzmäßigkeiten, nach den Heringschen Regeln:

- 1. Regel: Die Symptome verschwinden **von oben nach unten** (Erwähnung schon bei Kent).
- 2. Regel: Die Symptome gehen **von innen nach außen,** bzw. von wichtigen zu weniger wichtigen Organen (Erwähnung schon bei Kent).
  Um die 2. Regel differenzierter beurteilen zu können, hat Vithoulkas die Organe hierarchisch gegliedert. Die Rangfolge verläuft folgendermaßen:
  Gehirn – Herz – Hypophyse – Leber – Lungen – Nieren – Hoden/Eierstöcke – Wirbel – Muskel – Haut.
- 3. Regel: Die Symptome verschwinden **in der umgekehrten Reihenfolge ihres Auftretens.**

Beispielsfall zur Heringschen Regel: Der Patient kommt wegen rezidivierender Sinusitiden mit hohem Fieber, Schwäche, Kopfschmerzen. Während der Sinusitis hat er oft Abdominal-

koliken, die sich wie Krämpfe anfühlen. Zeitlich vor den wiederkehrenden Sinusitiden hatte der Patient rezidivierende Tonsillitiden, die nach Tonsillektomie verschwanden. Vor den Tonsillitiden hatte er einen schuppigen, trockenen Hautausschlag an den Fingerdorsalseiten, der mit Kortisoncreme verschwand. Der Patient erhält nach der ausführlichen Anamnese das möglichst ähnliche homöopathische Arzneimittel in der Potenz C1000 (M).
Nach vier Tagen meldet sich der Patient, da er einen Schnupfen mit leichten Gliederschmerzen bekommen hat, aber ohne Fieber und ohne Schwäche.

- Bedeutung: Der Patient hat eine Wiederkehr der Symptome im Sinne der 3. Heringschen Regel, aber in leichterer Form und ohne Beeinträchtigung des Allgemeinbefindens. Der Schnupfen ist eine Absonderungsreaktion, die positiv zu bewerten ist. Würde sich aus dem Schnupfen ein normaler banaler Infekt entwickeln, so wäre auch dies positiv, da die alte Erkrankung wiederkommt – aber in harmloserer Form.
- Vorgehen: Wegen dieser Überlegungen bitten Sie den Patienten, abzuwarten und keine lokaltherapeutischen Maßnahmen zu unternehmen.

Vier Tage später ruft der Patient erneut an und berichtet, dass der Infekt innerhalb von drei Tagen ohne weitere Maßnahmen abgeklungen sei. Seit zwei Tagen habe er aber starke Wadenkrämpfe, die ihn von der Schmerzqualität an die früheren Bauchkrämpfe bei der Sinusitis erinnern.

- Bedeutung: Drei bis vier Tage sind ein typisches Zeitfenster für die Wiederkehr der Symptome bei dieser chronischen Erkrankung. Bei schweren chronischen Erkrankungen kann der Zeitraum sehr viel länger sein. Die Wadenkrämpfe sind die Wiederkehr eines alten Symptoms an einer anderen Stelle. Gemäß der ersten Heringschen Regel kommen die krampfigen Schmerzen nun nicht im Abdomen, sondern weiter unten an den Waden vor.
- Vorgehen: Wegen dieser Überlegung bitten Sie den Patienten, wieder abzuwarten und keine Maßnahmen zu unternehmen, die die Krämpfe isoliert behandeln bzw. unterdrücken könnten, wie Magnesiumeinnahmen etc.

Fünf Wochen nach der ersten Mittelgabe kommt der Patient zum Folgegespräch in die Praxis und erzählt, dass es ihm sehr gut ging und die Wadenkrämpfe nach fünf Tagen verschwanden. In den letzten Wochen sind sie nur ein- bis zweimal aufgetreten.
Seit dem Vortag hat er wieder so ein Ziehen in der Nasennebenhöhle, das sich anfühlt wie eine beginnende Sinusitis.

- Bedeutung: Dem Patienten geht es gut, d. h. es ist eine allgemeine Besserung aufgetreten. Er bekommt wieder die ersten Symptome seiner chronischen Erkrankung. Entweder nimmt die Mittelwirkung ab, oder es sind wieder kleine alte Symptome.
- Vorgehen: Der Patient soll noch einige Tage abwarten. Wenn die Symptome verschwinden und es ihm wieder gut geht, soll er sich melden, wenn er wieder Anzeichen für eine Sinusitis bekommt. Wenn die Symptome schlimmer werden, wird das Arzneimittel wiederholt.
- Nach einigen Gaben treten beim Patienten keine Sinusitiden mehr auf. Er bekommt ein- bis zweimal pro Jahr noch banale leichte Infekte mit Schnupfen. Nach den Sinusitiden tritt ein trockener Hautausschlag am Fußrücken auf und einige Mitesser am Kinn.
- Bedeutung: Der Hautausschlag am Fußrücken ist am ehesten im Sinne der ersten und dritten Heringschen Regel zu deuten, da ein altes Symptom wieder auftritt, aber von oben nach unten gewandert ist, jetzt tritt der Hautausschlag am Fuß statt an den Fingern auf. Die Pickel am Kinn könnte man im weitesten Sinne als eine Verschiebung der Symptome von innen nach außen deuten (2. Heringsche Regel). Die Eiterung ist nicht mehr in den Nasennebenhöhlen, sondern außen an der Haut.
- Vorgehen: Abwarten oder den Patienten wieder einbestellen, um zu schauen, ob das Arzneimittel auch seinen jetzigen Beschwerden ähnlich ist.

Im Verlauf der Heilung sind detaillierte Überlegungen über die Bedeutung der Symptome und das weitere Vorgehen nötig. Sie können sonst ggf. zu früh ein gutes Mittel absetzen oder auch von einem schlechten Mittel nicht wegwechseln. Aus diesem Grund sind die Beschreibungen über die Möglichkeiten der Reaktion des Organismus auf homöopathische Arzneimittel sehr wichtig (s. ab S. 70). Entscheidend ist auch, zum richtigen Zeitpunkt zu warten und nicht zu schnell Mittel zu wechseln oder Akutmittel zusätzlich zu geben. Außerdem sollte man dem Organismus einige Reaktionsweisen lassen und nicht gleich mit Lokaltherapeutika oder Cremes etc. eingreifen. Hierfür ist es gut, wenn Sie oft erreichbar sind, sodass ein Patient bei Progredienz der Symptomatik nicht zu lange warten muss, bis Sie ihn zurückrufen oder untersuchen.
Bei neuen Symptomen stellt sich immer die Frage, ob sie wirklich neu sind oder ob der Patient sie schon einmal hatte, sich aber nicht erinnert. Dies ist oft im Kontext der Anamnese, des zeitlichen Auftretens sowie im Krankheitsverlauf zu klären.

Zusammenfassung

- Geben Sie in der Folgekonsultation dem Patienten wieder genug Raum, damit er frei erzählen kann. Erst nach dem Spontanbericht befragen Sie ihn zum Verlauf einzelner Symptome oder zu Symptomen und Themen, die Sie in der Erstaufnahme nicht mehr besprechen konnten.
- Zu den Grundsätzen der homöopathischen Heilung gehören die Heringschen Regeln. Sie zu kennen, ist wichtig für die Beurteilung des Heilverlaufs.
- Die Heringschen Regeln beschreiben, dass Symptome von oben nach unten, von innen nach außen, von wichtigen zu weniger wichtigen Organen und in der umgekehrten Reihenfolge ihres Auftretens verschwinden.

Reaktionen auf die erste Gabe II

Grundsätze der homöopathischen Heilung

Erstverschlimmerung

Die „Erstverschlimmerung" ist ein irreführender Begriff. Dorsci prägte den Begriff der „Heilreaktion", der sehr viel passender ist. Der Organismus reagiert auf das Arzneimittel mit einer Heilreaktion, die kurzzeitig zu einer Verschlimmerung der Symptome unter Besserung des Allgemeinbefindens führen kann. Bei akuten Erkrankungen kann die Heilreaktion innerhalb der ersten Stunden auftreten. Das ideale Vorgehen wäre abzuwarten, da eine Besserung bald darauf folgt.
Bei chronischen Erkrankungen tritt die Erstverschlimmerung meist innerhalb der ersten Woche auf. Jahr hat diese Beobachtung erweitert um eine erneute Verschlimmerung der Symptome in der 3. und 7. Woche. Hier sollte auch abgewartet werden. Die Heilreaktion kann sehr unterschiedlich sein. Sie kann zwischen einigen Stunden und – bei schweren Erkrankungen – Wochen dauern. Hier ist die Begleitung des Patienten und die Erreichbarkeit sehr wichtig. Gegebenenfalls bestellen Sie sich den Patienten noch einmal ein, um zu beurteilen, wie es ihm geht, und um mit ihm zu besprechen, ob er weiter warten kann oder ein anderes Mittel gegeben werden muss. Patienten können unterschiedlich mit dieser Symptomatik umgehen. Einige reagieren panisch und brauchen engmaschige Betreuung und ggf. Placebogaben. Andere Patienten warten seelenruhig ab und sind sehr geduldig. Sie tendieren manchmal sogar dazu, zu lange zu warten. Hier ist die Unterscheidung von Erstverschlimmerung und Progredienz der Erkrankung entscheidend! Bei manchen Patienten werden Sie einige Medikamente absetzen – diese Patienten können natürlich eine Verschlimmerung ihrer Symptomatik verspüren, ohne dass es sich um eine Erstverschlimmerung handelt.

Beispielsfall Erstverschlimmerung:
Ein Patient meldet sich mit Magen-Darm-Koliken, Erbrechen und Durchfall im homöopathischen Notdienst gegen drei Uhr nachts. Es hat gegen Mitternacht angefangen. Er geht in der Wohnung auf und ab vor Unruhe und trinkt gerne viel heißen Tee. Am Abend zuvor hat er Schinkennudeln gegessen, so wie seine zwei Kinder, die seit zwei Stunden die gleichen Symptome zeigen. Der Verdacht liegt nahe, dass der Patient eine Infektion durch verdorbene Lebensmittel hat.

Rubriken:

- MIND; RESTLESSNESS, nervousness; general; drives him from place to place
- GENERALITIES; FOOD and drinks; meat; agg.; spoiled, bad
- STOMACH; THIRST; vomiting; with
- STOMACH; THIRST; diarrhea; with
- STOMACH; VOMITING; general; diarrhea; during
- STOMACH; THIRST; large quantities, for

Die Repertorisation ergibt Arsenicum album, wovon der Patient zwei Globuli in der Potenz C200 im Mund zergehen lässt. Auch seinen Kindern gibt er Arsenicum album.
Er ruft am nächsten Morgen um neun Uhr nochmals in der Praxis an und berichtet, dass er nach der Einnahme wahnsinnige Bauchschmerzen bekam und noch einmal richtig Erbrechen und Durchfall gehabt hat. Er hatte trotzdem das Gefühl, dass es ihm besser geht. Danach ist er eingeschlafen und vor einer Stunde ohne Übelkeit aufgewacht. Es geht ihm jetzt gut, den Tee hat er behalten und nicht erbrochen.

Spätverschlimmerung

Bei einer Spätverschlimmerung folgt auf eine Besserung der Beschwerden zu einem späteren Zeitpunkt der Therapie eine Verschlimmerung. Dies tritt vor allem bei Q-Potenzen oder bei verkleppeter Gabe von C-Potenzen auf (in Flüssigkeit gelöst und nach Umrühren teelöffelweise genommen), wo es zu einer „Übersättigung" des Organismus mit Arznei kommen kann. Bei akuten Krankheiten wird die Arznei ausgesetzt und erst wieder begonnen, wenn auf eine Besserung wieder eine Verschlimmerung folgt. Bei chronischen Krankheiten wird die Arznei abgesetzt und gewartet. Kommt es zu einer Besserung und einem Verschwinden der Symptomatik, braucht der Patient zunächst keine Mittel mehr. Bei Progredienz nach einer Verbesserung kann das gleiche Mittel in verdünnterer Form gegeben werden (z. B. Q-Potenz aus dem zweiten Glas) und bei Restsymptomen muss genau analysiert werden, ob mit dem gleichen oder einem anderen Mittel weitertherapiert wird. Bei weiterer Progredienz der Symptomatik ohne Besserung handelt es sich nicht um eine Spätverschlimmerung, sondern um ein falsches Mittel, das so bald wie möglich durch das Simillimum ersetzt werden muss.

Beispielsfall Spätverschlimmerung:
Während einer Urlaubsvertretung meldet sich eine Mutter wegen ihres Sohnes, der vom Kollegen seit langer Zeit mit Arsenicum album in Q-Potenzen behandelt wird. Er war vor der Behandlung dauerhaft krank, hatte mindestens alle drei Wochen Bronchitiden, wegen derer sie auch ins Krankenhaus gingen. Alle Untersuchungen zu Immundefekten etc. blieben ohne pathologisches Ergebnis. Er bekam Sultanol und Kortison, was in der jetzt stabilen Situation vor zwei Monaten abgesetzt wurde. Im Moment erhält der kleine Junge Arsenicum album Q9. Er hat jetzt wieder einen trockenen Husten, der noch nicht verschleimt ist wie sonst immer. Er hat eine raue Stimme. Seine Atmung ist noch normal, sonst wird die Atmung sehr laut und ziehend während der Infekte. Nachts hustet er, aber wacht nicht auf. Das sonst übliche Fieber und der Schnupfen sind nicht vorhanden. Sein Allgemeinzustand ist relativ gut, normalerweise geht es ihm schnell schlechter bei einem Infekt.
Hier handelt es sich am ehesten um eine Spätverschlimmerung. Der kleine Patient bekommt alte Symptome wieder bei relativ gutem Allgemeinzustand und ohne seine infekttypische Anzeichen.

- Vorgehen: Weglassen der Q-Potenz.
- Die Mutter meldet sich nach einigen Tagen wieder, der Husten ist weggegangen, es geht ihm sehr gut.

▶ Vorgehen: Warten, bis neue Symptome auftreten. Dann weiter mit Arsenicum album Q9, ggf. aus dem zweiten Glas.

Unterdrückung

Unterdrückung bedeutet, dass die Symptome einer Krankheit zum Verschwinden gebracht werden, bevor die Krankheit selbst geheilt ist. Auftretende Symptome einer Krankheit sollten nicht unterdrückt, sondern deren Ursachen homöopathisch behandelt werden! Der Homöopath ist der Meinung, dass diese Symptome nicht ursprünglich lokaler Natur, sondern Ausdruck einer tiefer sitzenden Krankheit sind. Die Symptome müssen genau angeschaut und in den Gesamtkontext integriert werden. Wie auf diese Symptome reagiert wird, richtet sich nach deren Schwere und dem Verlauf der Erkrankung (s. ab S. 70). Beispiele für Symptome, die häufig unterdrückt werden, sind: Leukorrhö, Schnupfen, Hautausschläge, Fußschweiß, Eiter aus den Augen, Warzen, Polypen etc. Diese Symptome werden homöopathisch im Gesamten behandelt. Von homöopathischen, naturheilkundlichen und schulmedizinischen „Lokalbehandlungen" ist in der Regel abzuraten – sie führen meistens dazu, dass sich die Krankheit von außen nach innen, von unten nach oben und von den lebensunwichtigeren zu den lebenswichtigen Organen verschiebt.

Nie in eine Besserung therapieren

Nie in eine Besserung zu therapieren, ist ein homöopathischer Grundsatz! Bei Besserung wird abgewartet, da die Arznei ihre Arbeit verrichtet. Erst bei einer erneuten Verschlimmerung oder neuen Symptomen wird weiter behandelt.

„Never change a winning team"

Mitteltreue ist ein wichtiger Punkt in der Homöopathie. Haben Sie ein gut wirkendes Mittel gefunden, dürfen auch Symptome auftreten, die nicht von diesem Arzneimittel im Repertorium oder der Materia medica abgedeckt werden. Bleiben Sie zunächst bei Ihrem Mittel. Erst wenn es nicht mehr hilft, denken Sie darüber nach, auf welches Arzneimittel die Symptome hinweisen. Aber Vorsicht: Wägen Sie jedes Mal ab, denn manchmal gibt es Situationen, in denen das Mittel unbedingt gewechselt werden muss – dies sollte dann auch so bald wie möglich passieren!

Ausscheidungsreaktionen und „normale" Krankheiten

Kommt es nach Mittelgabe zu Ausscheidungsreaktionen, so sind diese positiv zu bewerten und abzuwarten. Ausscheidungen können z. B. über die Haut, Ohren, Augen, Mund, Nase, Vagina, Penis, Blase, Rektum etc. auftreten, die oftmals zwei bis drei Tage ohne Verschlechterung des Allgemeinzustands anhalten und dann verschwinden.

Wenn sich unter homöopathischer Therapie eine schwere Erkrankung, wie z. B. eine Epilepsie, bessert und „normale" Infekte auftreten, ist dies ein gutes Zeichen. Die Krankheiten werden leichter und normaler. Die Infekte verlaufen dennoch häufig komplizierter, als bei anderen Patienten. Hier profitiert der Patient davon, wenn Sie erreichbar sind und ihn homöopathisch durch den Infekt begleiten. Vermeiden Sie Lokalapplikationen z. B. von medizinisch wirksamen Nasensprays oder Antibiosen. Vergessen Sie in diesem Moment nicht, dass es sich höchstwahrscheinlich nicht um einen akuten Infekt handelt, sondern um eine Exazerbation der chronischen Krankheit, die sich auf diese Weise äußert!

Zusammenfassung

- Die Erstverschlimmerung oder Heilreaktion kann nach Arzneimittelgabe auftreten, muss aber nicht. Es ist wichtig, sie genau zu analysieren und nicht jede Verschlimmerung der Symptomatik als Erstverschlimmerung zu deuten, da es sich auch um eine Progredienz der Erkrankung handeln kann.
- Eine Erstverschlimmerung bedeutet eine Verschlimmerung der Symptome unter Besserung des Allgemeinzustandes!
- Die Spätverschlimmerung tritt vor allem unter Gabe von Q-Potenzen auf. Nach einer Besserung kommt es zu einer Verschlimmerung der Symptome. Wenn das Arzneimittel für einige Zeit abegesetzt wird, kommt es wieder zu einer Besserung und Heilung.
- Auftretende Symptome sollten nicht isoliert unterdrückt oder lokal behandelt werden. Sie müssen im Gesamtkontext betrachtet werden.
- Bei Besserung gilt als oberstes Gebot, abzuwarten und niemals in eine Besserung hineinzutherapieren!
- Haben Sie ein Mittel gefunden, das dem Patienten sehr geholfen hat, bleiben Sie zunächst dabei – das ist Mitteltreue!
- Ausscheidungen als Reaktionen auf Arzneimittel sind ein positives Zeichen. Geben Sie dem Organismus den Raum, diese Ausscheidungen loszuwerden, ohne sie lokal zu bekämpfen.
- Treten während der Therapie und Besserung von schweren Erkrankungen „normale" Krankheiten auf, ist dies ein positives Zeichen.

Verlaufsbeurteilung bei akuten Krankheiten

Akute Krankheiten sind dadurch definiert, dass sie einen selbstlimitierenden Verlauf haben. Sie können entweder durch Tod oder durch Genesung enden (Abb. 1).

> Definition „akute Erkrankung": selbstlimitierender Verlauf, der mit Genesung oder Tod endet.

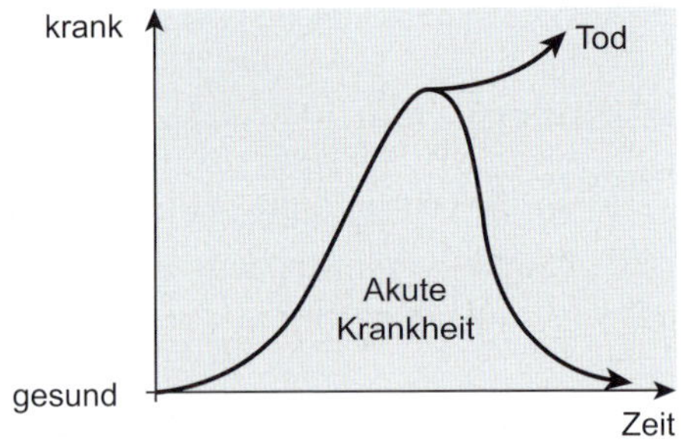

Abb. 1: Verlauf einer akuten Krankheit. [3]

Akute Krankheiten müssen von scheinbar akuten Krankheiten unterschieden werden, die Exazerbationen oder Ausbrüche einer chronischen Krankheit sind. Sie werden anders behandelt und beurteilt (s. ab S. 70).
Akute Krankheiten werden nur behandelt, wenn sie einer Therapie bedürfen. Nicht jeder Schnupfen oder kleine Sturz braucht ein homöopathisches Arzneimittel! Bei rezidivierenden Erkrankungen handelt es sich jeweils nicht um eine akute Krankheit, sondern um eine chronische Krankheit! „Echte" Akuterkrankungen können Infektionskrankheiten sein, wie Influenza, Masern etc., Verletzungen wie Knochenbrüche und Verbrennungen oder auch Schocksituationen, z. B. nach einem Autounfall oder einem Todesfall.
Bei der Therapie von akuten Krankheiten wird der vordergründige Zustand, der sich während der akuten Erkrankung präsentiert, zur Arzneimittelwahl und Verlaufsbeurteilung herangezogen. Hierzu gehören die Lokal- und Allgemeinsymptome, die Causa und der psychische Zustand des Kranken. Chronische, miasmatische und konstitutionelle Symptome werden nicht verwendet.
Bessert sich nach Arzneimittelgabe zunächst nur der Allgemeinzustand, so ist dies ein gutes Zeichen. Die Symptome verschwinden meistens innerhalb der folgenden Tage.

> Bei einer Erstverschlimmerung bzw. Heilreaktion kommt es bei Progredienz der Symptome zu einer Besserung des Allgemeinbefindens! Hier muss unbedingt abgewartet werden.

Verschlechtert sich nach Arzneimittelgabe der Allgemeinzustand und bessern sich gleichzeitig die Symptome, wurde ein falsches Arzneimittel ausgesucht. Bei Progredienz der Erkrankung oder Verschlimmerung der Symptome ohne Besserung des Allgemeinzustandes muss ebenfalls ein anderes Arzneimittel gewählt werden.
Folgen auf ein Arzneimittel Ausscheidungsreaktionen, ist dies eine gute Reaktion des Organismus. In der Folge sollten sich das Allgemeinbefinden und die anderen Symptome ebenfalls bessern.
Auch Fieber ist eine gesunde Reaktion des Organismus. So zielen die homöopathischen Mittel nicht in erster Linie dahin, das Fieber zu senken, sondern den Infekt im Gesamten zu behandeln. Das Fieber darf zunächst bleiben, aber der Allgemeinzustand des Patienten muss sich bessern. Um die Reaktionen genau beurteilen zu können, sollten keine zusätzlichen Medikamente, wie z. B. Antipyretika oder Antitussiva, verordnet werden.
In komplizierten und gefährlichen Situationen brauchen Sie eine engmaschige Rückmeldung des Patienten, um auf Veränderungen oder auch fehlende Besserung schnell reagieren zu können. Sollte sich die Krankheit nicht bessern, ist es immer ratsam, einen erfahrenen homöopathischen Kollegen dazuzurufen.

Fallbeispiel: akute Erkrankung, Therapie mit D-Potenzen:
Der vierjährige Björn hat seit zwei bis drei Tagen eine Erkältung. Er hat mal gehustet, die rechte Nasenseite ist verstopft, er hat leichten Mundgeruch, Kopf- und Ohrenschmerzen. Das Schlimmste sind die Ohrenschmerzen, die durch Wärme stärker werden. Am liebsten hat der kleine Björn einen Eisbeutel auf seinem Ohr. Er hat kein Fieber. Normalerweise weint er nicht bei Krankheiten und hält viel aus.
Die Mutter gab ihrem Sohn aufgrund der Modalitäten zweimal zwei Globuli Apis D12, daraufhin hat er aufgehört zu weinen und ist eingeschlafen.
Rubriken:
GENERALITIES; PAIN; general; cold; amel.

▸ Vorgehen: Das von der Mutter gegebene Arzneimittel Apis hat die Situation zunächst beruhigt, also wird erst abgewartet, bei Wiederkehr der Symptome Apis D12 wiederholt.

Rückmeldung nach einem Tag:
Er hat nicht mehr über Schmerzen geklagt, er spielt und erscheint gut gelaunt und fit. Die Mutter war beim Kinderarzt, er hat auf beiden Seiten eine Otitis media diagnostiziert. Gestern hat er noch einmal gehustet.

▸ Vorgehen: Warten. Das Mittel hat für die Ohrenschmerzen und somit für die Mittelohrentzündung gewirkt.

Rückmeldung nach einer Woche:
Die Ohrenschmerzen sind nicht mehr aufgetaucht, er erscheint gesund. Die Mutter hat Apis nicht wiederholt. Sie waren heute beim HNO-Arzt, die Mittelohrentzündung ist abgeklungen.

▸ Vorgehen: Warten oder Mittel für chronische Erkrankung geben.

Fallbeispiel: akute Erkrankung, Therapie mit C-Potenzen I: Der kleine Basti hat Schmerzen im Penis, wenn er Urin lassen muss. Die letzten paar Tage hat es schon leicht gebrannt beim Urinieren. Der gesamte Penis ist so geschwollen, dass er doppelt so dick wie normalerweise ist. Vor allem vorne, wo die Eichel anfängt. Die Penisspitze ist nicht geschwollen, brennt aber. Er mag gar keine Hose drüberziehen, er weint bei Berührung des Penis. Er selbst kann ihn berühren. Es kam wenig gelber Urin, mittlerweile hält er den Urin zurück, weil es so wehtut.

Rubriken:
MALE; SWELLING; Penis; painful
MALE; PAIN; General; penis; urination, during

▸ Vorgehen: Gabe von zwei Globuli Cantharis C200, wenn es nicht besser wird, erneut vorbeikommen oder akut ins Krankenhaus gehen.

Rückmeldung nach einem Tag:
Nach Cantharis wurde er etwas ruhiger und hat nicht mehr so gejammert. Heute hat er so geschrien, dass die Eltern mit ihm ins Krankenhaus gegangen sind. Im Urin wurden Leukozyten und Nitrit festgestellt, vom Klinikarzt wurde Antibiose mitgegeben.

▸ Vorgehen: Leichte Besserung nach Cantharis. Da so ein heftiger Befund vorliegt, wird Cantharis C200 wiederholt. Keine Antibiose geben.

Rückmeldung nach zwei Tagen:
Er ist wie ausgewechselt. Die Schwellung am Penis ist zurückgegangen und er hat keine Schmerzen mehr beim Urinieren.

▸ Vorgehen: Warten.

Fallbeispiel: akute Erkrankung, Therapie mit C-Potenzen II: Der neun Monate alte Maximilian schreit seit einer halben Stunde. Sein Rücken ist durchgebogen (Opisthotonus), die Eltern können ihm nichts recht machen. Er bekommt gerade Zähne. Er ist vor einer Stunde von seinem Nachmittagsschlaf mit einer roten und einer hellen Wange aufgewacht. Der Stuhl war grün und wundmachend. So eine Schreiattacke hatte er schon vor zwei Tagen nachts, da hat er stundenlang gebrüllt.

Rubriken:
FACE; DISCOLORATION; red; one-sided; one pale, other red
BACK; OPISTHOTONOS
TEETH; DENTITION; difficult
STOOL; COLOR; green
STOOL; ACRID, corrosive, excoriating

▸ Vorgehen: Gabe von zwei Globuli Chamomilla C200.

Rückmeldung nach einem Tag:
Er hat innerhalb von zehn Minuten aufgehört zu schreien, hat interessiert herumgeschaut und hat die Nacht durchgeschlafen.

▸ Vorgehen: Abwarten.

Zusammenfassung

- Eine akute Erkrankung zeigt einen selbstlimitierenden Verlauf, der mit Genesung oder dem Tod endet.
- Für die Therapie von akuten Erkrankungen wird nur der im Vordergrund stehende Zustand mit seinen akuten Symptome herangezogen.

Verlaufsbeurteilung bei chronischen Krankheiten I

Chronische Krankheiten sind in der Homöopathie dadurch definiert, dass sie einen chronischen Verlauf ohne Selbstheilungstendenz zeigen. Sie enden erst mit dem Tod.

> Definition „chronische Erkrankung": chronischer Verlauf ohne Selbstheilungstendenz, die mit dem Tod endet.

Kent, Künzli und Vithoulkas haben sich anhand ihrer Erfahrung Konzepte erarbeitet, die klare Richtlinien vorgeben, was während der Behandlung einer chronischen Krankheit bei welchen Reaktionen auf ein Arzneimittel im Organismus passiert und wie der homöopathische Arzt vorzugehen hat. Bei der Therapie chronischer Krankheiten gibt es viele Fehlerquellen: Der Homöopath kann zu früh das Arzneimittel wechseln, ein schlechtes Arzneimittel nicht wechseln oder die Arzneimittelgabe zu früh oder spät wiederholen. Hierfür sind die schematisch dargestellten Reaktionen eine hilfreiche Unterstützung, um richtig zu entscheiden.

Reaktionen nach Kent, ergänzt von Künzli und Spinedi

1. Nach sechs Wochen keine Reaktion (Abb. 1)

- Überhaupt keine Reaktion auf das Arzneimittel
- Wenn es Hinweise gibt, dass das Mittel falsch ist:
  - Simile suchen
- Wenn Sie sich sicher sind, dass es das richtige Mittel ist:
  - Repetieren des Arzneimittels in derselben Potenz
  - Ggf. langsam reagierender Patient und langsam wirkendes Mittel: dasselbe Mittel in derselben Potenz nach sechs Wochen wiederholen, wenn danach kein Effekt eintritt: dritte Verschreibung desselben Mittels in höherer Potenz
  - Störfaktoren wie z. B. Kaffee: Störfaktor ausschalten und nach sechs Wochen dasselbe Mittel in derselben Potenz wiederholen
  - Ggf. falsche Potenz: gleiches Mittel in höherer Potenz geben

2. Lange Verschlimmerung bis zum Tod (Abb. 2)

- Nach der Mitteleinnahme verschlechtern sich die Symptome immer mehr.
- Bedeutung: Das Mittel ist ein Simile, aber der schwer kranke Organismus verkraftet die Potenz nicht.
- Vorbeugen: Bei schweren Endzuständen oder Krankheiten mit organischen Veränderungen nur Gabe von C30, C200 oder Q-Potenzen; pflanzliche Mittel bevorzugen, eher keine mineralischen Mittel
- Vorgehen: Antidotieren:
  - Physikalisch: heißes Fußbad, Kamillenwickel, Heublumenbad, Arnikabad, Alkoholwickel, Essigwasser, Massage
  - Chemisch: Kaffee, Alkohol, Kampher, Spiritus nitiri dulcis (süßer Salpetergeist), bei allen pflanzlichen Mitteln Zitronensäure
  - Dynamisch: Auswahl nach Gesamtheit der Symptome, Gabe von C200 oder M (Cave: mineralische Mittel).

3. Lange Verschlimmerung, dann Besserung (Abb. 3)

- Nach Mitteleinnahme kommt es zu einer langen Verschlimmerung, die drei bis fünf Wochen dauern kann, erst dann kommt es zu einer Besserung.
- Bedeutung: Meist sind beim Patienten relativ ernsthafte Gewebeschäden vorhanden.
- Vorgehen: Mittel nur selten wiederholen, nur wenn erneute Verschlimmerung nach einer Besserung auftritt. Dann Wiederholung des gleichen Mittels in der gleichen Potenz, evtl. niedrigere Potenz. Q-Potenzen verdünnt aus dem 3. Glas geben. Die Patienten neigen bei jeder erneuten Gabe dazu, wieder eine lange Verschlimmerung zu haben.

4. Kurze heftige Verschlimmerung, dann Besserung (Abb. 4)

- Nach Mitteleinnahme kommt es zu einer kurzen Verschlimmerung und dann zu einer lang anhaltenden Besserung.

> Diese Reaktion ist auch als „Erstverschlimmerung" oder „Heilreaktion" bekannt.

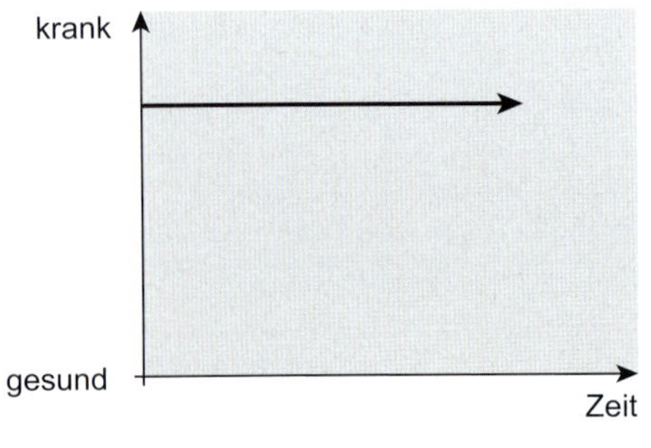

Abb. 1: Nach sechs Wochen keine Reaktion. [3]

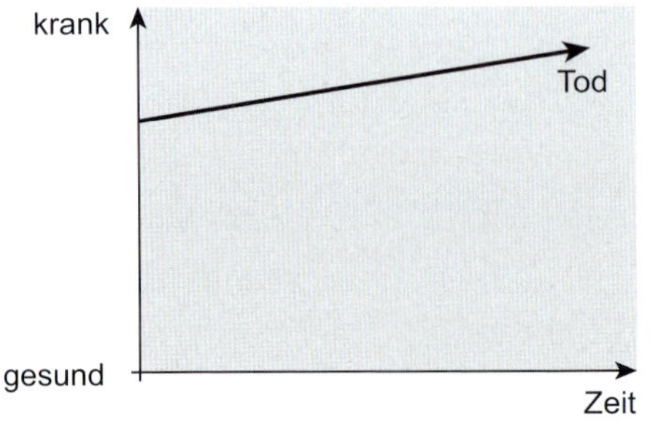

Abb. 2: Lange Verschlimmerung bis zum Tod. [3]

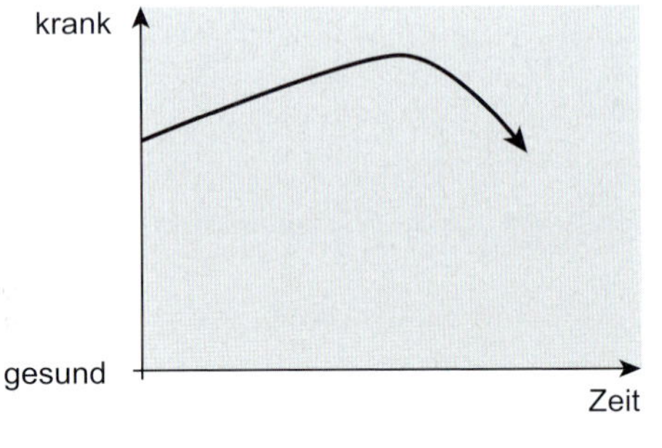

Abb. 3: Lange Verschlimmerung, dann Besserung. [3]

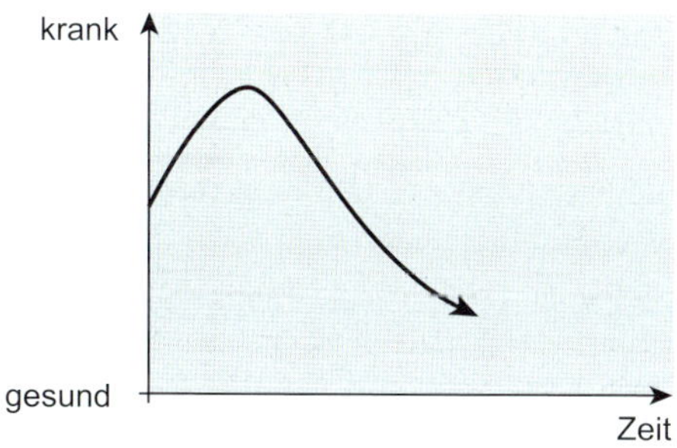

Abb. 4: Kurze heftige Verschlimmerung, dann Besserung. [3]

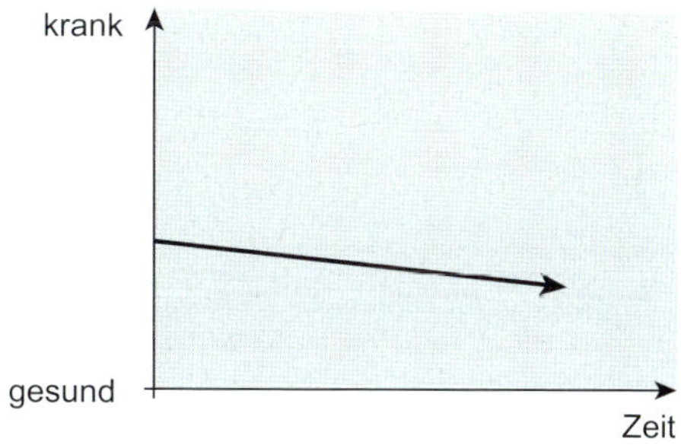

Abb. 5: Besserung ohne Erstverschlimmerung. [3]

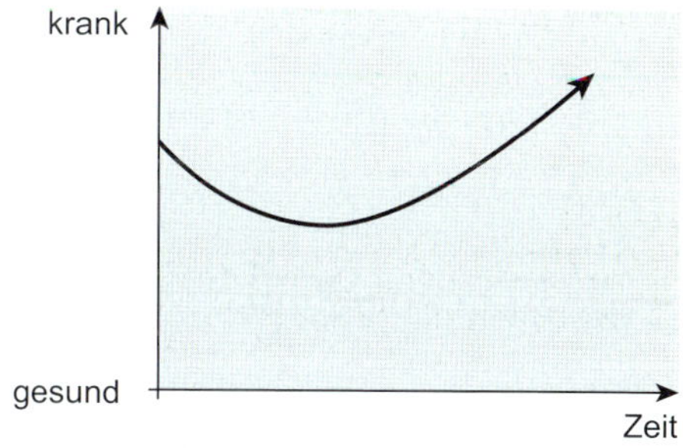

Abb. 6: Anfängliche Besserung geht Verschlimmerung voraus. [3]

- Bedeutung: Der Patient hat genügend Reaktionskraft, das Mittel ist gut gewählt. Die Besserung kann sehr lange anhalten. Der Patient hat keine Strukturveränderungen in lebenswichtigen Organen. Aggravation der Symptome oft um den achten bis zehnten Tag.
- Vorgehen: Warten, bis alte Symptome (deretwegen der Patient gekommen ist) zurückkehren, dann das gleiche Mittel in der gleichen Potenz wiederholen.

5. Besserung ohne Erstverschlimmerung (Abb. 5)

- Nach Mitteleinnahme kommt es zu einer Verbesserung.
- Bedeutung: Das Mittel und die Potenz passen gut. Die Störungen gehören mehr zu den funktionellen, nervösen, in denen Gewebsveränderungen noch nicht eingetreten sind. Die Symptome vergehen nach den Heringschen Regeln.
- Vorgehen: Warten, bis alte Symptome zurückkehren, dann Wiederholung des gleichen Mittels in gleicher Potenz. Künzli wiederholte eine Potenz auch drei- bis viermal, wenn sich die Wirkzeiten verlängerten.

> Diese Reaktion ist der Idealfall. Sie haben für den Patienten das richtige Mittel in der richtigen Potenz gefunden. Achten Sie darauf, dass Sie nicht zu früh wiederholen, die Besserung kann lange anhalten, auch wenn es mal Tage zwischendrin gibt, an denen es wieder etwas schlechter wird, denn das Arzneimittel wirkt oft nicht linear, sondern zyklisch!

6. Anfängliche Besserung geht Verschlimmerung voraus (Abb. 6)

- Zuerst kommt es zu einer Besserung, dann zu einer Aggravation der Symptome.
- Bedeutung 1: Dies ist eine typische Palliativwirkung: Das Mittel unterdrückt nur einige oberflächliche Symptome, ist aber nicht das Simillimum. Palliativmittel werden häufig verordnet, wenn zu sehr auf Lokalsymptome geachtet wird.
  - Vorgehen: Simile suchen, evtl. warten, bis ursprüngliches Bild (vor Palliativmittel) wieder erscheint.
- Bedeutung 2: Mittel und Potenz waren gut gewählt, aber der Patient hat ein zu fortgeschrittenes Leiden, das nicht mehr zu heilen ist, z. B. Krebs.
  - Vorgehen: Ggf. pflanzliche Mittel verschreiben, die dem Patienten palliativ seine Beschwerden erleichtern. Je nach Symptomen z. B. Pulsatilla, Bryonia etc.
- Bedeutung 3: Richtiges Mittel wird zu schnell verbraucht, z. B. bei schweren akuten Fällen (Typhus, Meningitis, Enzephalitis).
  - Vorgehen: So lange bei der gleichen Potenz bleiben, bis es keine Reaktion mehr gibt.

Verlaufsbeurteilung bei chronischen Krankheiten II

Reaktionen nach Kent, ergänzt von Künzli und Spinedi

7. Zu kurzes Andauern der Besserung (▮ Abb. 1)

◗ Die Potenzen sollten mindestens einige Zeit wirken, z. B. Potenzen von C30 bis XM Minimum 35 Tage, CM Minimum drei Monate, MM Minimum ein Jahr.

◗ Bedeutung 1: Das richtige Mittel wird durch Störfaktoren gehemmt, z. B. psychische Konflikte, Kaffee, Impfungen, Vergiftung.

– Vorgehen: Störfaktoren eliminieren

◗ Bedeutung 2: Das Mittel ist kein Simillimum (das Ähnlichste), sondern nur ein Simile (ein Ähnliches).

– Vorgehen: Simillimum suchen.

◗ Bedeutung 3: Gewebeveränderung in lebenswichtigen Organen

– Vorgehen: Nur mit C30, C200 oder Q-Potenzen starten

8. Besserung der Symptome ohne allgemeine Besserung des Befindens (▮ Abb. 2)

◗ Die Symptome des Patienten bessern sich ohne Besserung des Allgemeinbefindens.

◗ Bedeutung: Palliativwirkung der Arzneimittel. Oft bei Patienten, denen ein wichtiges Organ fehlt, z. B. Niere, Uterus, Ovarien, Schilddrüse. Diese Patienten sind nur bis zu einem gewissen Grad heilbar, oft nur palliativ.

◗ Vorgehen: Bei potenziell heilbaren Patienten Simillimum suchen, ansonsten abwarten, bis sich die Symptome wieder verschlimmern, dann zweite Verschreibung.

9. Arzneimittelprüfung bei überempfindlichen Patienten (▮ Abb. 3)

◗ Nach jeder Arzneimitteleinnahme bekommt der Patient Symptome des Arzneimittels.

◗ Bedeutung: Der Patient reagiert überempfindlich auf die Arzneimittel. Solche Patienten sind schwer zu behandeln, aber ideale Arzneimittelprüfer.

◗ Vorgehen: Nur Potenzen in C30 und C200 geben und erst spät wiederholen. Wenn eine C1000 verordnet wurde, bei der zweiten Gabe auf eine C30 oder C200 zurückgehen. Eher keine Q-Potenzen verwenden.

10. Arzneimittelprüfung an Gesunden (▮ Abb. 4)

◗ Gesunden Prüfern tut eine richtig geleitete Arzneimittelprüfung stets wohl.

◗ Bedeutung: Sollten die konstitutionellen Symptome während der Prüfung hervortreten oder sich verändern, so ist dies genau zu beobachten.

◗ Vorgehen: Symptome genau notieren und beobachten. Im Falle einer überschießenden Reaktion Gabe des Simillimums für den Patienten aufgrund der Gesamtheit der Symptome oder Gabe eines Antidots (s. S. 70).

11. Bedeutende neue Symptome (▮ Abb. 5)

◗ Bedeutende neue Symptome treten auf.

> Aber Vorsicht: Es könnten auch sehr alte Symptome (pseudoneue Symptome) sein, die der Patient vergessen hat! Achten Sie auf objektive Symptome – wenn diese sich verbessern, ist alles gut. Scheinbar neue Symptome können auch durch Noxen und falsche Lebensweise auftreten, wie z. B. eine chronische Bronchitis bei Rauchern etc. Hier kann das Arzneimittel trotzdem richtig sein.

◗ Bedeutung: Wichtige neue Symptome signalisieren, dass ein falsches Mittel verordnet wurde. Wichtige neue Symptome sind z. B. Menses-Unregelmäßigkeiten (Menses sollte sich mit dem richtigen Mittel um die 27 bis 29 Tage einpendeln), Schlaflosigkeit, Thyreoiditis, eitrige Konjunktivitis, akuter Gehörsturz, Zahnwurzelabszess eines gesunden Zahnes.

◗ Vorgehen:

– Zweite Verschreibung in akuten Fällen: idealerweise das erstgewählte Mittel mind. drei Tage wirken lassen, bei fehlender Wirkung oder neuen Symptomen nach drei Tagen zweite Verschreibung

– Zweite Verschreibung in chronischen Fällen: nach 35 Tagen, wenn wirklich bedeutende neue Symptome auftreten auch schon nach 14 Tagen möglich; das Homöodot muss vor allem die neuen Symptome abdecken.

12. Rückkehr alter Symptome (▮ Abb. 6)

◗ Nach Mitteleinnahme kommt es zum Wiederauftreten alter Symptome unter Besserung des Allgemeinzustandes des Patienten, z. B. massive Lymphknotenschwellung unter dem

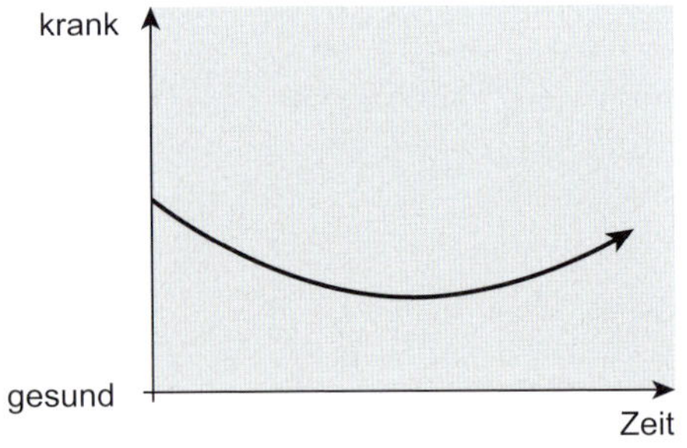

▮ Abb. 1: Zu kurzes Andauern der Besserung. [3]

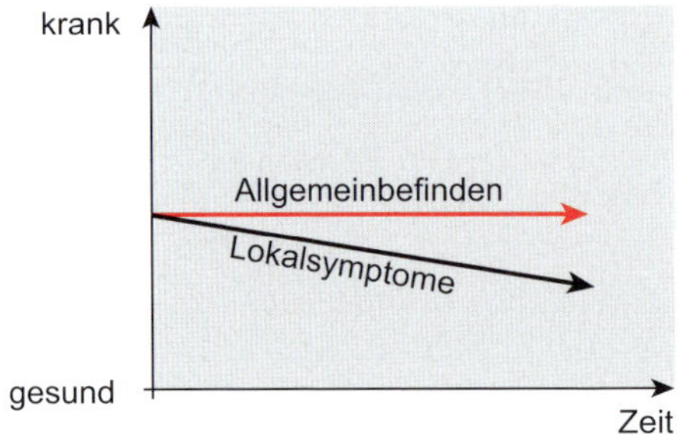

▮ Abb. 2: Besserung der Symptome ohne allgemeine Besserung des Befindens. [3]

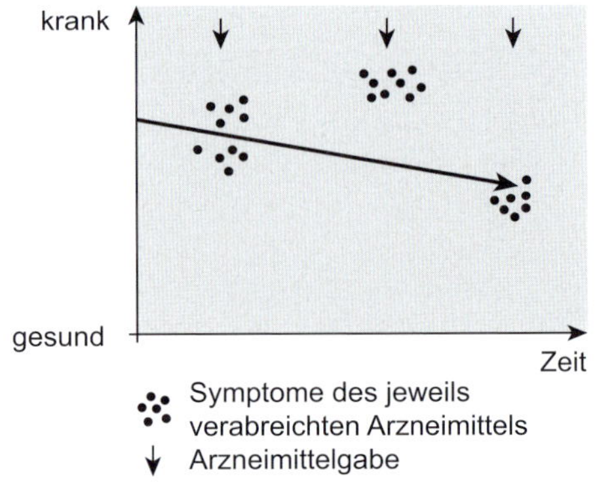

▮ Abb. 3: Arzneimittelprüfung bei überempfindlichen Patienten. [3]

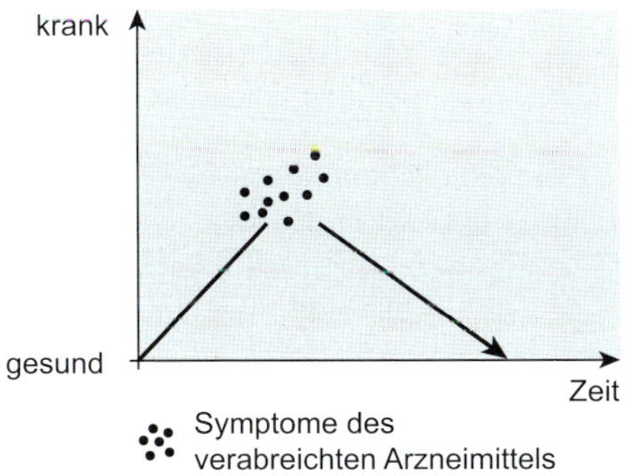

Abb. 4: Arzneimittelprüfung an Gesunden. [3]

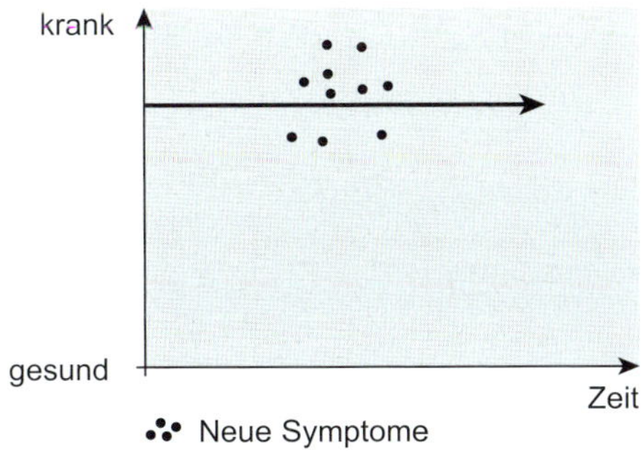

Abb. 5: Bedeutende neue Symptome. [3]

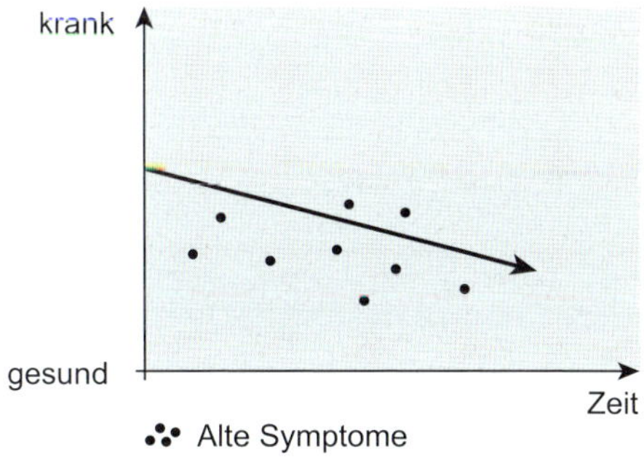

Abb. 6: Rückkehr alter Symptome. [3]

Ohr ohne Ohrenschmerzen für einige Tage nach früher immer wieder durch Antibiotika unterdrückten Mittelohrentzündungen mit Lymphknotenschwellungen.

- Bedeutung: Dies ist eine Bestätigung für die Richtigkeit des Mittels.
- Vorgehen: Die Symptome spontan ablaufen lassen ohne Gabe eines Mittels. Wenn sehr lästige Symptome auftreten, kann dasselbe Mittel in derselben Potenz verordnet werden.

13. Falsche Richtung der Symptome (Umkehr von Hering) (Abb. 7)

- Nach Mitteleinnahme kommt es zu einer Umkehr der ersten und zweiten Heringschen Regel.

Constantin Hering formulierte die sog. Heringsche Regel: „Die Schmerzen bessern sich bei einer homöopathischen Heilung von oben nach unten, die Krankheiten von innen nach außen; die wichtigsten Organe finden als erste Erleichterung. Es können alte Beschwerden wieder auftreten. Die weniger wichtigen Organe wie die Haut heilen als letzte."

Heringsche Regel:
Die Symptome und Erkrankungen verschwinden **von oben nach unten** (z. B. Hautausschlag vom Gesicht zu den Füßen, Gelenkbeschwerden von den oberen zu den unteren Extremitäten), **von innen nach außen** von den wichtigen (z. B. Herz, Lunge) zu den unwichtigeren Organen (z. B. Haut, Bewegungsapparat), und **in der umgekehrten Reihenfolge ihres Auftretens** (zuletzt aufgetretene Krankheiten verschwinden zuerst).

- Als Beispiel für die falsche Richtung der Symptome könnte die Neurodermitis verschwinden und ein asthmatischer Husten auftreten (von der Haut zur Lunge), oder die Gelenkbeschwerden werden leichter und der Patient bekommt Herzbeschwerden (Verlagerung vom Bewegungsapparat auf das lebenswichtige Organ Herz).
- Bedeutung: Das Arzneimittel wirkt palliativ und ist nicht richtig gewählt.
- Vorgehen: Simillimum suchen. Bei dramatischem Verlauf kann ein Homöodot zum vorhergehenden Arzneimittel gesucht werden.

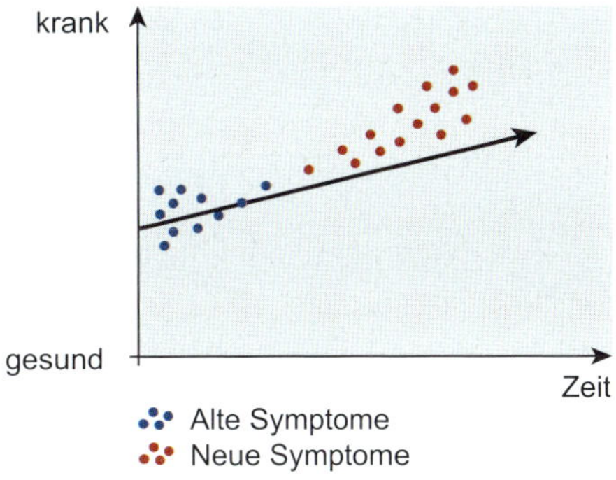

Abb. 7: Falsche Richtung der Symptome (Umkehr von Hering). [3]

Verlaufsbeurteilung bei chronischen Krankheiten III

Reaktionen nach Kent, ergänzt von Künzli und Spinedi

Ergänzungen nach Künzli

Künzli hat die Reaktionen des Patienten auf ein Arzneimittel noch um einige erweitert.

14. Restsymptome, rezidivierende akute Krankheiten (▮ Abb. 1)

- Alles ist besser geworden außer einem Restsymptom, ein lästiges Lokalsymptom, wie z. B. Pruritus ani.
  - Vorgehen: Komplementärmittel zum bisher gewählten Arzneimittel verabreichen.
- Rezidivierende akute Krankheiten treten immer wieder auf. Sie werden mit akuten Mitteln behandelt, verlangen aber eigentlich ein chronisches Mittel.
  - Vorgehen: Komplementäres chronisches Mittel zu dem kurzzeitig gut wirkenden akuten Mittel verabreichen, z. B. Belladonna (akut) und Calcarea (chronisch) nach Kent.

15. Wechsel der Krankheitsdiathese, des Miasmas (▮ Abb. 2)

- Die Miasmen können sich abwechseln oder einander ablösen. Während der gut verlaufenden Therapie eines sykotischen Falls kommen innerhalb von Jahren häufig psorische Symptome zum Vorschein. Nach der Sykosis kommt praktisch immer die Psora hervor, weil fast alle Menschen psorisch sind.
- Bedeutung: Guter Verlauf. Die Symptome der einzelnen Miasmen müssen erkannt werden!
- Vorgehen: Nach der erfolgreichen Therapie mit Antisykotika nun Antipsorika verabreichen.

16. Eingreifende Krankheiten in der Krankheitshistorie des Patienten oder seiner Familie hemmen die Wirkung gut indizierter Mittel (▮ Abb. 3)

- Gut gewählte Arzneimittel wirken nicht oder nicht durchgreifend. In der Krankheitshistorie des Patienten und der Herkunftsfamilie finden sich Krankheiten, die Heilungshindernisse darstellen können (s. ab S. 28).
- Beispiele: Beschwerden seit einer Impfung, seit einer bestimmten Krankheit, Beschwerden seit einer Abtreibung, Beschwerden durch Leben in unerfreulichen Umständen – z. B. in einer Familie mit Konflikten und Sorgen, in einer feuchten Wohnung, Alleinsein –, Eltern mit Gonorrhö, deren Kind immer saure Durchfälle hat (benötigt ggf. Medorrhinum), Tante mit Tuberkulose (Patient benötigt ggf. Tuberculinum).
- Vorgehen: Zuerst immer Konstitutionsmittel geben. Bei fehlender oder nicht durchgreifender Wirkung Nosoden in XM geben, wenn keine pathologischen Veränderungen vorliegen.

Ergänzungen nach Spinedi

Spinedi hat die Reaktionen des Patienten auf ein Arzneimittel noch um einige erweitert.

17. Fälle, die lange zur Heilung brauchen (▮ Abb. 4)

- Schwere Grunderkrankungen brauchen lange zur Heilung. Bei Besserung der Grundkrankheit kann es lange dauern, bis körperliche Symptome heilen. Diese sollten nicht lokal oder homöopathisch unterdrückt werden.
- Beispiele: psychiatrische Erkrankungen wie schwere Depressionen, Psychosen; Hyperthyreose, Nierenerkrankungen – z. B. Transplantation –, Migräne, Karzinome.
- Vorgehen: Bei schweren Grunderkrankungen und langer schulmedizinischer Vortherapie braucht der Patient lange das homöopathische Mittel, bis sich die Grundkrankheit bessert. In diesen Fällen lange bei dem Mittel bleiben und die Potenzen steigern.

18. Fälle mit objektiven Parametern (▮ Abb. 5)

- Wenn objektive Parameter oder klare subjektive Störungen vorhanden sind, ist es von diesen abhängig, wann das Arzneimittel wiederholt wird.

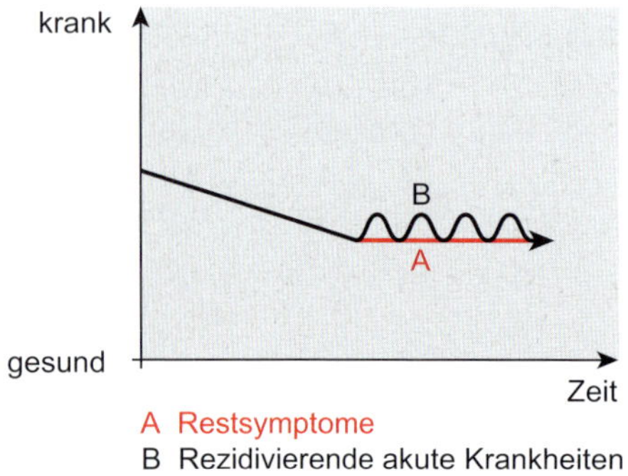

▮ Abb. 1: Restsymptome, rezidivierende akute Krankheiten. [3]

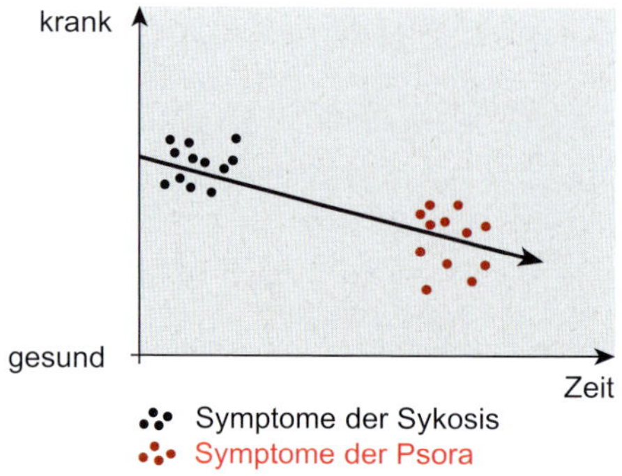

▮ Abb. 2: Wechsel der Krankheitsdiathese, des Miasmas. [3]

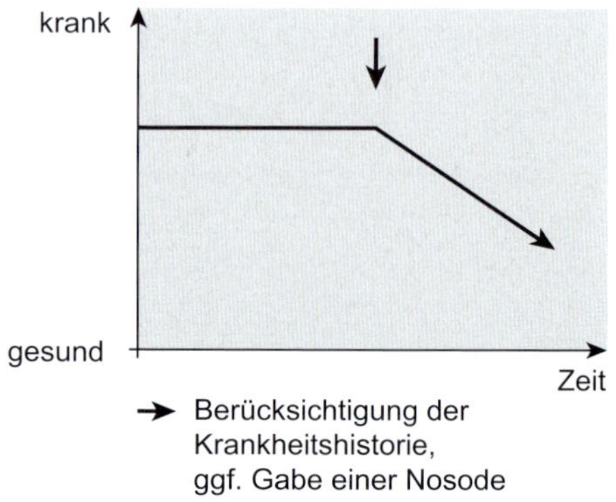

▮ Abb. 3: Eingreifende Krankheiten in der Krankheitshistorie des Patienten oder seiner Familie hemmen die Wirkung gut indizierter Mittel. [3]

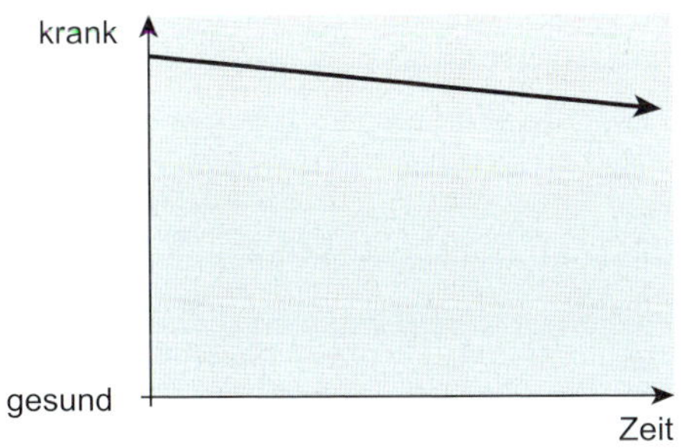

Abb. 4: Fälle, die lange zur Heilung brauchen. [3]

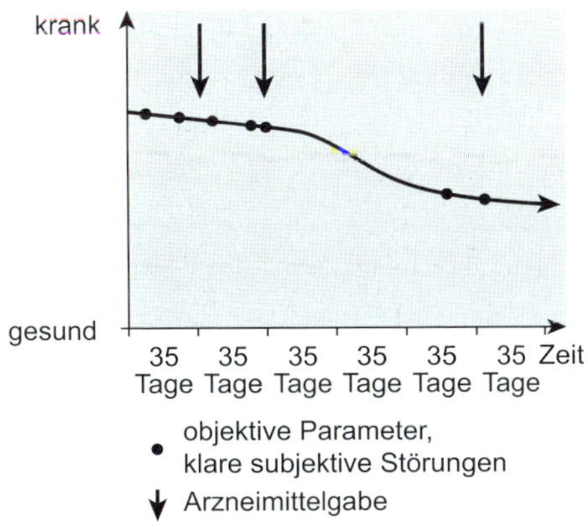

Abb. 5: Fälle mit objektiven Parametern. [3]

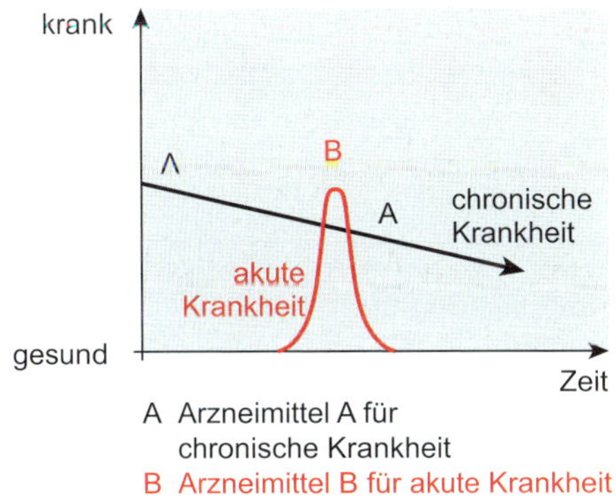

Abb. 6: Interkurrente akute Fälle. [3]

- Beispiele: Heuschnupfen mit Warzen; Migräne mit Atheromen; Endometriosis, Morbus Reiter, Myome, Sterilität, Herpes, MS, Basaliome, Psoriasis, Kondylome, Amenorrhö, Schilddrüsenknoten
- Vorgehen: Sind die Symptome noch da, kann alle 35 Tage das Arzneimittel wiederholt werden. Werden die Symptome kleiner bzw. weniger, wird gewartet. Verschwinden die Symptome, wird sehr lange gewartet bis zur nächsten Wiederholung.

19. Interkurrente akute Fälle (Abb. 6)

- Interkurrente akute Krankheiten werden mit dem angezeigten Arzneimittel behandelt. Danach wird am ehesten mit dem vorherigen Arzneimittel weitertherapiert.
- Beispiel: Unter Therapie mit Lycopodium erscheint eine akute Otitis mit Sulphur-Symptomen.
- Vorgehen: In der Epidemiezeit erhält der Patient eine Therapie der akuten Krankheit mit dem angezeigten homöopathischen Arzneimittel. Wahrscheinlich kommt danach wieder das Mittel infrage, mit dem vorher therapiert wurde.

20. Die Kur kommt zu einem Stillstand (Abb. 7)

- Wenn die chronische Behandlung zu einem Stillstand kommt, kann Sulphur nötig sein. Nach der Gabe von Sulphur geht die Therapie wieder voran.
- Beispiel: Hyperthyreose.
- Vorgehen: Bei Stillstand der Kur kann eine Gabe Sulphur verabreicht werden. Das Arzneimittel wird nicht noch einmal gegeben, wenn nach der ersten Gabe eine Besserung festzustellen ist. Bei folgendem Stillstand der Besserung ohne Rückschritte wird gewartet, bis einzelne Symptome den Rückschritt anzeigen.

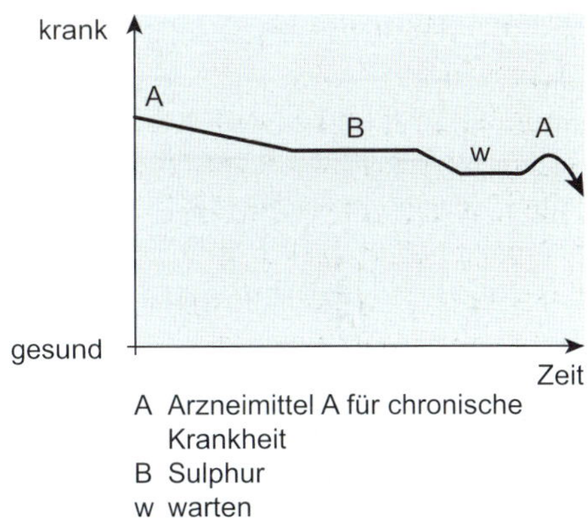

Abb. 7: Die Kur kommt zu einem Stillstand.

Zusammenfassung

- Eine chronische Erkrankung verläuft progredient ohne Selbstheilungstendenz und endet mit dem Tod.
- Kent hat wiederkehrende Reaktionen auf homöopathische Arzneimittel beobachtet, sie gesammelt, sortiert und beschrieben.
- Viele andere Homöopathen, unter ihnen Künzli und Spinedi, haben diese Reaktionen auf homöopathische Mittel weiter beobachtet und Kents Angaben erweitert.
- Die Kenntnis der möglichen typischen Reaktionsweisen des Organismus auf homöopathische Arzneimittel ist für den Homöopathen von großer Hilfe, da sie praktische Konsequenzen für die Verlaufsbeurteilung und Therapie haben.

Arzneimittelbeziehungen

Die Arzneimittelprüfungen führen zu einer großen Sammlung von homöopathischen Arzneimitteln. Im Laufe der Zeit konnten unterschiedliche Beziehungen zwischen den Arzneimitteln beobachtet und systematisiert werden. Homöopathische Praktiker wie Bönninghausen, Hering, Clarke, Miller, Klunker und Rehman haben diese Beobachtungen gesammelt und in Büchern beschrieben. Die Begriffe sind teilweise sehr unscharf definiert, hier soll jedoch versucht werden, sie voneinander abzugrenzen.

Bedeutung von Arzneimittelbeziehungen

Arzneimittelbeziehungen haben in der Homöopathie einen hohen Stellenwert, auch wenn es sich um ein Feld handelt, das bisher wenig beschrieben und erforscht wurde. Arzneimittelbeziehungen können beim Erlernen der Arzneimittel zu einer Präzisierung des Arzneimittelwissens und der Arzneimitteldifferenzierung beitragen und im Alltag Hinweise geben, welche Mittel in der Behandlungsfolge infrage kommen könnten. Bei der Auswahl der Arzneimittel für den Patienten bleibt aber immer das Ähnlichkeitsgesetz mit der Suche nach dem Simillimum das höchste Gesetz!

Die Angaben zu den Arzneibeziehungen sind nur dann gültig, wenn das schon verabreichte Arzneimittel gut gewirkt hat. Nur dann kann das folgende Mittel z. B. ein Komplementär- bzw. feindliches Arzneimittel sein. Zeigt das erste Arzneimittel keine Wirkung, spielen die Arzneibeziehungen keine oder eine untergeordnete Rolle.

Simile und Simillimum

Das Simile ist ein ähnliches Arzneimittel, das Simillimum ist das ähnlichste Arzneimittel, das den Patienten heilt. Im Idealfall sollte ein einziges Arzneimittel den Kranken heilen, viele Fälle sind jedoch so kompliziert, dass mehrere Arzneimittel verwendet werden müssen. Ursachen hierfür können in der Schwere der Erkrankung (z. B. Krebs), in der zugrunde liegenden chronischen Krankheit, der Krankheitsdauer und in den eingenommenen Medikamenten (z. B. Immunsuppressiva) liegen.

Ähnlichkeiten von Arzneimitteln

Arzneimittel können sich aufgrund der Symptome in der Arzneimittelprüfung, durch ihre Zusammensetzung oder ihr Auftreten in der Natur ähnlich sein.

Komplementärmittel

Als „Komplementärmittel" werden Arzneimittel bezeichnet, die sich in ihrer Wirkung gegenseitig ergänzen; oder solche, von denen das eine Mittel in seiner Heilwirkung das vollendet, was das andere bisher an Heilung in Gang gesetzt hat. Beispiele für Komplementärmittel finden sich in ▮ Tabelle 1.

Arzneimittelserien

Bei Kent finden sich komplementäre Arzneimittel, die in Serien gut aufeinanderfolgen. Dabei ist die Reihenfolge zu beachten. Beispiele für Arzneimittelserien sehen Sie in ▮ Tabelle 2.

Ähnlichkeit aufgrund der Inhaltsstoffe

Inhaltsstoffe von botanischen Pflanzen, Mineralien und Tiersubstanzen sind in der Biochemie schon weitestgehend erforscht. Was Ähnlichkeiten in der Zusammensetzung für die homöopathischen Arzneimittel bedeutet und wo diese genau im Arzneimittelbild zu finden sind, ist so gut wie (noch) nicht erforscht. Beispiele für ähnliche Zusammensetzungen oder Inhaltsstoffe finden sich in ▮ Tabelle 3.

Ähnlichkeit aufgrund der botanischen Zusammengehörigkeit

Pflanzen werden aufgrund ihrer botanischen Zusammengehörigkeit systematisch katalogisiert. Homöopathisch ist es immer wieder interessant, ähnliche Symptome oder Themen bei Arzneimitteln einer botanischen Gruppe zu finden. Einige Homöopathen leiten einige Symptome auch aufgrund der morphologischen Ähnlichkeiten im Sinne der Signaturenlehre ab. Dies kann eine interessante Hilfestellung zum Erlernen der homöopathischen Arzneimittel sein. Hahnemann warnte jedoch vor voreiligen Schlüssen, da die Botanik Pflanzen nach anderen Richtlinien und Kriterien in Gruppen einteilt als die Homöopathie. In der Homöopathie ergibt sich eine Ähnlichkeit aus den Symptomen der Arzneimittelprüfung am Gesunden. Beispiele

Beispiele für Komplementärmittel	
Antimonium tartaricum	Sulphur
Apis	Natrium muriaticum
Argentum nitricum	Natrium muriaticum
Arsenicum album	Phosphorus
Bryonia	Kalium carbonicum, Natrium muriaticum
Iodum	Lycopodium
Petroleum	Sepia
Pulsatilla	Kalium sulphuricum

▮ Tab. 1: Beispiele für Komplementärmittel.

Beispiele für Arzneimittelserien		
Erstes Mittel	**gefolgt von …**	**gefolgt von …**
Calcarea	Lycopodium	Sulphur
Ignatia	Natrium muriaticum	Sepia
Pulsatilla	Silicea	Fluoricum acidum
Aconitum	Spongia	Hepar sulphuris

▮ Tab. 2: Beispiele für Arzneimittelserien.

Beispiele für ähnliche Inhaltsstoffe: Arzneimittel	enthält viel …
Pulsatilla, Kalium sulphuricum, Belladonna	Magnesium phosphoricum
Allium cepa, Lycopodium	Sulphur
Badiaga, Spongia	Iod

▮ Tab. 3: Beispiele für ähnliche Inhaltsstoffe.

Beispiele für botanische Zusammengehörigkeit	
Pflanzenfamilie	**Arzneimittel**
Loganiaceae	Gelsemium, Ignatia, Nux vomica, Spigelia
Ranunculaceae	Aconitum, Cimicifuga, Clematis, Helleborus, Hydrastis, Pulsatilla, Staphisagria
Solanaceae	Belladonna, Capsicum, Dulcamara, Hyoscyamus, Mandragora, Stramonium, Tabacum

▮ Tab. 4: Beispiele für botanische Zusammengehörigkeiten.

Beispiele für Analogmittel	
Pflanze	**Mineral**
Ignatia	Natrium muriaticum
Phytolacca	Mercurius

Tab. 5: Beispiele für Analogmittel.

Beispiele für Zwischenmittel	
Arzneimittel	**Chronische Krankheit**
Sulphur, Psorinum	Psora
Thuja, Medorrhinum	Sykose
Mercurius, Syphilinum	Syphilis
Tuberkulinum	Tuberkulinie (Pseudopsora)
Carcinosinum	Kanzerinie

Tab. 6: Beispiele für Zwischenmittel.

Beispiele für interkurrente Arzneien	
„Akut"	**„Chronisch"**
Aconitum	Sulphur
Belladonna	Calcarea
Bryonia	Alumina, Natrium muriaticum
Hepar sulphuris	Silicea
Nux vomica	Sepia
Pulsatilla	Silicea, Tuberculinum

Tab. 7: Beispiele für interkurrente Arzneien.

Beispiele für feindliche Arzneien	
Apis	Rhus toxicodendron
Belladonna	Dulcamara
Causticum	Phosphorus
Ledum	China
Phosphorus	Causticum
Psorinum	Sepia
Rhus toxicodendron	Apis
Sepia	Lachesis

Tab. 8: Beispiele für feindliche Arzneien.

Beispiele für Antidote	
Arzneimittel	**Auswahl an Antidoten**
Thuja	Kampfer, Kamille, Kaffee, Tee, Nux vomica

Tab. 9: Beispiele für Antidote.

für botanische Zusammengehörigkeiten von Pflanzen finden sich in Tabelle 4.

Analogmittel

Einige Homöopathen sind der Meinung, dass es jeweils im Tier-, Pflanzen- und Mineralbereich für jede Krankheit ein Analogmittel geben müsse. Tabelle 5 zeigt Beispiele für Analogmittel.

Zwischenmittel

Ein Zwischenmittel ist ein Arzneimittel, das nach einem Arzneimittel verabreicht wird, das gut wirksam war und nicht mehr wirkt. Die im Vordergrund stehenden Symptome könnten auf eine Nosode oder ein Mittel hinweisen, das für die zugrunde liegende chronische Krankheit wirkt (Tab. 6). Zwischenmittel werden in der Regel nur einige Male gegeben, danach wird zum ursprünglichen Mittel zurückgewechselt, das dann oft wieder sehr gut wirkt. Bei eindeutiger und lang anhaltender Wirkung des Zwischenmittels kann auch mit diesem weitertherapiert werden. Oberstes Gebot bleibt auch hier das Ähnlichkeitsgesetz!

Interkurrente Arzneien

Interkurrente akute Erkrankungen benötigen manchmal interkurrente Arzneien. Sie sind die akuten Ergänzungen chronischer Arzneimittel. Beispiele für interkurrente Arzneien sind in Tabelle 7 aufgeführt.

Feindliche Arzneien

Feindliche Arzneien folgen nicht gut aufeinander, da sie sich in ihren Wirkungen stören können. Es wird empfohlen, ein anderes Mittel zwischen den beiden feindlichen Arzneien zu verabreichen. Farrington schreibt Folgendes in seiner klinischen Arzneimittellehre: „Schließlich haben wir die feindliche Verwandtschaft, etwas, was ich Ihnen nicht zu erklären vermag. Es ist eine Tatsache, dass gewissen Mittel, obgleich scheinbar einander ähnlich, nicht mit Nutzen aufeinander folgen können. Sie scheinen den Fall zu verwirren." Beispiele für feindliche Arzneien sind in Tabelle 8 aufgeführt.

Antidote

Unerwünschte Wirkungen von homöopathischen Arzneimitteln können bei falsch oder zu lang durchgeführten Arzneimittelprüfungen oder bei Abusus von homöopathischen Arzneimitteln über eine lange Zeit auftreten. Antidote sind Arzneimittel, die Teilbereiche der Wirkung anderer Arzneimittel abschwächen oder aufheben können. Das beste Antidot wäre das Simillimum für den Patienten. Homöopathische Antidote sind ähnliche Arzneien zu der stark wirkenden Arznei, die durch die Ähnlichkeit die Wirkung aufheben. Für einige Arzneien sind auch stoffliche Substanzen wie Kaffee oder Kampfer Antidote. Tabelle 9 zeigt Beispiele für Antidote.

Letztendlich entscheidet immer das Ähnlichkeitsgesetz über die Auswahl des homöopathischen Arzneimittels. Die Arzneimittelbeziehungen können Hinweise geben, aber kein Arzneimittel auswählen oder ausschließen!

Ausleitungsmittel

Die Ausleitung ist ein Begriff der Naturheilkunde und hat mit Homöopathie nichts zu tun. In der Homöopathie werden Arzneimittel gesucht, die dem Zustand des Kranken ähnlich sind. So wird auch nach Amalgamsanierung der Zähne, nach Impfungen etc. vorgegangen. Prophylaktische Gaben oder standardisierte Ausleitungsmittel entsprechen nicht den Richtlinien des Ähnlichkeitsgesetzes.

Zusammenfassung

- Die Fülle an homöopathischen Arzneimitteln und deren Anwendung führte zu Beobachtungen der Arzneimittelbeziehungen.
- Die Arzneimittelbeziehungen sind Erfahrungen aus der Praxis.
- Arzneimittelbeziehungen sind sowohl für den homöopathischen Alltag hilfreich als auch für das Erlernen und Differenzieren von Arzneimitteln.
- Das Ähnlichkeitsgesetz ist das wichtigste Entscheidungskriterium für oder gegen ein homöopathisches Arzneimittel. Die Arzneimittelbeziehungen sind dem Ähnlichkeitsgesetz untergeordnet.

Lernmöglichkeiten von Arzneimitteln

80 Erlernen von Arzneimitteln
82 Erlernen von Abrotanum (abstrakte Analyse, Comic)
84 Erlernen von Tuberculinum (Märchen, Skizze)
86 Erlernen von Rhus toxicodendron (Charakteristika, Mindmap)
88 Erlernen der Metalle Platina, Aurum und Mercurius I
90 Erlernen der Metalle Platina, Aurum, Mercurius II
92 Erlernen der Metalle Platina, Aurum, Mercurius III
94 Erlernen von Mandragora officinalis (Arzneimittelprüfung)
96 Erlernen von Verletzungsmitteln (Charakteristika, Übersicht)

B Materia medica

Erlernen von Arzneimitteln

Beim ersten Lesen und Lernen von Arzneimitteln wird es jedem homöopathisch Interessierten ähnlich ergehen: Auf einmal könnte jedes Arzneimittel zu ihm passen und er findet in jedem Arzneimittel einen Teilausschnitt aus seinem Charakter oder Leben. Wie soll aus dieser scheinbaren nahen Ähnlichkeit das richtige Arzneimittel für den Patienten gefunden werden? Bönninghausen formulierte das schon 1844 folgendermaßen:
„Fast jedem angehenden Homöopathen wird es zu Anfange eben so wie mir [...] ergangen sein, dass er nämlich beinahe in jedem von den vollständig ausgeprüften Mitteln die Elemente zu beinahe jeder Krankheit zu finden glaubte."
Mit der Zeit sind mehr Arzneimittel geprüft und die einzelnen Prüfungssymptome haben deutlich an Anzahl zugenommen. Somit ist ein Auswendiglernen aller Prüfungs- und Vergiftungssymptome ein unmögliches Unterfangen, auch wenn wir Mediziner das teilweise gewohnt sind. Aus diesem Grund haben sich schon die alten Meister Gedanken darüber gemacht, wie die Materia medica am besten zu lernen und unterrichten sei. Sie waren teilweise Professoren für Materia medica in Amerika und konnten in der Didaktik und Vorgehensweise viel Erfahrung sammeln. Arzneimittelbeschreibungen werden häufig personifiziert, sodass die Charakteristika, Symptome und Erkrankungen des Arzneimittels z. B. in Form von „Aurum-Patienten", einer Figur mit dem Namen „Platina" oder als „Abrotanum-Kinder" beschrieben werden.

Studium der Arzneimittel wie „alte Meister"

Hahnemann

Hahnemann schreibt so gut wie nichts dazu, wie Arzneisymptome zu erlernen seien. Mit zunehmendem Materia-medica-Umfang beschrieb er die Idee, ein Repertorium zu entwerfen, um die Symptome schneller nachschlagen zu können.

Hering

Constantin Hering schrieb einen Artikel in der Zeitschrift für klassische Homöopathie: „Über das Studium der homöopathischen Arzneimittellehre." Er rät davon ab, die Symptome einzeln zu lernen, sondern empfiehlt, die Arzneimittelbeschreibungen nach einem speziellen Schema mehrmals durchzuarbeiten, um so ein Verständnis für das Arzneimittel zu erhalten und Kombinationen und Zusammenhänge zu erkennen. Er nannte dieses Vorgehen die „diagnostische Methode":

- 1. Betroffene Organe und Körperregionen, Vergleich der betroffenen Organe auf ihre physiologische Verwandtschaft.
- 2. Art der Symptome und Empfindungen. Ort und Charakteristika von z. B. Schmerzen.
- 3. Modalitäten, Seitenbezug, Tageszeiten, Lagen, Stellungen.
- 4. Zusammenhang der Symptome, z. B. gleichzeitiges Auftreten von bestimmten Symptomen.
- Erneutes Durchlesen in Bezug auf Pathologie, Unterschied der Arzneimittel in Bezug zu einer Diagnose, wie z. B. Katarrhe.
- Nach dem Erarbeiten des ersten Arzneimittels werden die wirkverwandten Mittel betrachtet und mit dem erlernten Arzneimittel verglichen, sowohl in Bezug auf die auffallenden Symptome, Ähnlichkeiten als auch die Unterschiede.

Pulford

Pulford rät in seinem Artikel „Die beste Art sich die Materia Medica anzueignen" dazu, sich ein Skelett eines Arzneimittels einzuprägen, gebildet aus essenziellen und charakteristischen Symptomen. Dieses Skelett wird durch die Symptome ergänzt, die bei diesem Arzneimittel fast immer zu finden sind. Danach werden vor allem die Symptome betrachtet, die nur bei diesem Mittel zu finden sind und sonst bei keinem. Erweitert wird dieses „Bild" des Arzneimittels durch die bekannten Leitsymptome.

Wright-Hubbard

Elisabeth Wright-Hubbard hält es für sinnlos, die Menge von Symptomen eines Polychrests (griech. vielfach gebraucht, vielfach heilsam) auswendig zu lernen. Als „Polychreste" werden in der Homöopathie die Arzneimittel bezeichnet, die homöopathisch gut geprüft sind und häufig verwendet werden. Ihnen gegenüber stehen die „kleinen Mittel", die weniger bekannt sind und seltener verwendet werden. Ihrer Meinung nach ist das Wichtigste beim Erlernen eines Arzneimittels, ein Gefühl für das Arzneimittel zu bekommen. Sie schreibt in ihrem Buch „Kurzlehrgang der Homöopathie", der Anfänger solle mit den „verschiedenen Arzneimitteln der Materia medica vertraut werden als seien sie seine Freunde". Er solle das Arzneimittel schon anhand von Teilaspekten erkennen, so wie er Bekannte auch „am anderen Ende des Raumes erkennen würde". Für dieses Ziel schlägt sie folgendes Vorgehen beim Lernen eines Arzneimittels vor:

- Geistes- und Gemütssymptome
- Modalitäten
- Verlangen und Abneigungen
- Modalitäten, die die Persönlichkeit als ganze oder das erkrankte Körperteil mit der gleichen oder gegensätzlichen Modalität betreffen
- Ursachen von Erkrankungen
  - Beschwerden durch Emotionen (z. B. Kränkung bei Staphisagria)
  - Beschwerden durch Verletzung (z. B. Arnica, Natrium sulphuricum)
  - Beschwerden durch unterdrückte Absonderungen (z. B. Schleimhäute, Haut, Schweiße)
  - Beschwerden durch Unterkühlungen (eher für akute Krankheiten)
- Körperteile, zu denen Beziehung des Arzneimittels besteht
  - Skizze einer menschlichen Figur mit den Angriffspunkten des Arzneimittels
  - Diagramm der Zunge mit Veränderungen
  - Zeichnung von Augen, Organen, Geweben mit typischen Veränderungen (z. B. Bryonia für Entzündungen seröser Gewebe)
- Auffallende, seltene und sonderliche Symptome des Arzneimittels
- Aus der Literatur oder dem Leben Charaktere suchen, die in ihren Eigenschaften, Aussehen etc. dem beschriebenen Arzneimittel ähneln (z. B. frühreifes Lycopodium-Kind – Paul Dombey, zerlumpter Philosoph – Sulphur)
- Akute Symptomatik bei chronischen Mitteln
- Körperfunktionen wie Menstruation, Schwangerschaft, Verdauung, Schlaf, Ausscheidungen
- Arzneimitteluhr zeichnen mit den Zeiten der Verschlimmerungen des Arzneimittels
- Alternanzen, Begleitumstände
- Widersprüchliche Symptome mit Analyse, warum sie sich im Fall widersprechen
- Mögliche Krankheiten, die durch ein Arzneimittel behandelt werden können
- Alle Polychreste beherrschen, ihre Wirkungen bei Erkrankungen vergleichen
- Wissen über pharmakologische Wirkungen und Gebrauch in der Schulmedizin mit homöopathischer Anwendung vergleichen
- Arzneimittelbild in Beziehung bringen zu Endokrinologie, Stoffwechsel, Morphologie
- Gebrauch jedes Arzneimittels in Notfällen auswendig lernen
- Überprüfung des Lernerfolges: Rubriken in Kents Repertorium vornehmen, in denen das jeweils studierte Arzneimittel im höchsten Grad erscheint

- Jede Woche ein Arzneimittel studieren, beginnend mit einfachen wie Aconitum, Belladonna, Bryonia, dann Sulphur, Calcarea, Silicea, Phosphorus
- Jedes Arzneimittel wird mithilfe von mind. zehn Büchern studiert. Empfehlungen:
  - Kent „Materia medica“, Nash „Leaders“, Allen „Keynotes“, Clarke „Dictionary of Materia Medica“, Hering „Guiding Symptoms“ (Zweit- und drittgradige Symptome beachten), Dunham „Lectures on Materia Medica“, Hahnemann „Reine Arzneimittellehre“, Teste „Materia Medica“, Allen „Encyclopaedia of the Materia Medica“, Jahr „Handbuch“, Henry John Allen „Materia Medica of the Nosodes“ (für Nosoden), Kent „Lesser Writings“ (für seltenere Mittel), Hale „New Remedies“, Anshutz „New Old and Forgotten Remedies“, Stauffer „Homöopathische Arzneimittellehre“, Farrington „Clinical Materia Medica“, Hughes „Manual“, „Cyclopaedia of Drugs Pathogenesy“, Cowperthwaite „Materia Medica“, Pierce „Plain talks on Materia Medica for Nurses“, Rabe „Therapeutics“, Boger „Synoptic Key“.

Candegabe

Eugenio F. Candegabe repertorisiert die Leitsymptome der Arzneimittel und vergleicht das jeweilige Mittel mit den anderen hochrangigen Mitteln aus der Repertorisation.

Schmidt

Künzli veröffentlichte in der Zeitschrift für klassische Homöopathie 1987 einen Artikel, wie Pierre Schmidt die Homöopathie lehrte. Jeden Abend nach der Hospitation sollte Künzli Pierre Schmidt eine Zusammenfassung aus einem Kapitel aus Kents „Theorie der Homöopathie“ sowie ein Arzneimittelbild vortragen. Dann bekam er einen Fall zum Bearbeiten.

Praktische Möglichkeiten zum Studium der Materia medica

Neben den beschriebenen Möglichkeiten, wie die alten Meister die Homöopathie lehrten, bleiben im Wesentlichen neben dem Erleben der Arzneimittel zwei Vorgehensweisen zum Erlernen der Arzneimittel: vom Allgemeinen zum Speziellen und vom Speziellen zum Allgemeinen.

Vom Allgemeinen zum Speziellen

Zum Differenzieren und gründlichen Lernen von Arzneimittelbildern hat sich das Vorgehen vom Allgemeinen zum Speziellen bewährt.

- Ursubstanz der Mittel: Handelt es sich um Mineral, Pflanze, Tier, Nosode, wie ist die Stoffklasse, die botanische Familie, wie ist die Herkunft, die Botanik, das Aussehen, das Vorkommen, die Anwendung in der Phytotherapie und Volksmedizin?
- Gibt es Mythen, Rituale, Symbole zu diesem Ausgangsstoff oder dem Namen?
- Gibt es eine Verbindung und einen Bezug der oben genannten Punkte zu Prüfsymptomen der Arzneimittel?
- Welche Vergiftungssymptomatik zeigt sich bei diesem Arzneimittel?
- Welche Symptome zeigten sich bei der homöopathischen Arzneimittelprüfung allgemein – was zieht sich durch, was ist komplementär, charakteristisch, sonderlich, auffallend?
- Welche Prüfungssymptome sind speziell, entsprechen § 153?
- Unterscheidung von anderen Arzneimitteln, Differenzialdiagnose
- Nachschlagen von Symptomen im Repertorium: Welche Mittel sind noch in den Rubriken vertreten, wie ist deren Wertigkeit, zieht sich eine Modalität durch, ist eine Lateralität vorhanden etc.?
- Nachschlagen von Rubriken, in denen nur dieses Arzneimittel steht
- Differenzierung von ähnlichen Arzneien oder Arzneifamilien
- Ggf. Durchführung einer Arzneimittelprüfung
- Erfassen, was allgemein auffällig und charakteristisch ist, um aus der Gesamtheit der Symptome das Wesentliche einer Arznei zu erkennen.

Vom Speziellen zum Allgemeinen

Dieses Vorgehen ist hilfreich, um das Wesentliche einer Arznei schneller zu erfassen. Allerdings erfordert es Übung und große Konzentration.

- Welche Symptome sind auffallend nach § 153?
- In welchen Repertorisationsrubriken steht nur dieses Arzneimittel und kein anderes?
- Differenzierende Leitsymptome der Arznei
- Allgemeines Verstehen der Arznei
- Differenzierung von anderen Arzneimitteln oder Arzneimittelfamilien

„Arzneimittel erleben“

- Erfahrungen am Patienten: Über die Wirkung des Simillimums entsteht ein tiefes Verständnis für den Patienten bzw. über den Patienten entsteht ein tiefes Verständnis für das Arzneimittel.
- Lebendiges Darstellen in kleinen Schauspielstücken oder Karikaturen/Skizzen, interaktives Lernen durch Rollenspiele und Quiz.
- Informationen zu Arzneimitteln zusammentragen, Geschichten zu den Arzneimitteln entwerfen, Comics oder Mindmaps zeichnen etc.
- Eigene Arzneimittelprüfung durchführen. Bitte achten Sie auf die Richtlinien zur homöopathischen Arzneimittelprüfung (s. S. 42)!

Zusammenfassung

- Es gibt verschiedene Vorgehensweisen, wie Sie die Materia medica erlernen können.
- Letztlich sollten Sie die unterschiedlichen Techniken ausprobieren und daraus dann Ihre Art zu lernen entwickeln.
- Neben der jahrelangen Erfahrung von alten Meistern gibt es die Methode, Arzneimittel vom Allgemeinen zum Speziellen oder vom Speziellen zum Allgemeinen zu erlernen, Arzneimittel zu erleben bzw. Hilfsmittel wie Comics, Geschichten, Mindmaps etc. anzuwenden.

Erlernen von Abrotanum (abstrakte Analyse, Comic)

Es gibt viele Möglichkeiten, Arzneimittel zu erlernen und zu erklären. In den folgenden Kapiteln sollen verschiedene Arzneimittel in verschiedenen Arten und Weisen dargestellt werden. Vielleicht finden Sie Anregungen, wie Sie sich Arzneimittel am besten merken können.
Nach der Pflanzenbeschreibung werden die Symptome von Abrotanum abstrakt analysiert. Die Symptome werden in Form eines Comics bildlich dargestellt.

Pflanzenbeschreibung

Artemisia abrotanum, die Eberraute, wurde vor etwa 1000 Jahren von Mönchen aus Westasien nach Europa gebracht. Die Eberraute gehört zu der Familie der Asteraceae (Korbblütengewächse). Der etwa ein Meter hohe Strauch trägt aufrechte, verzweigte Stängel mit gefiederten Laubblättern, die oben kahl und unten grau behaart sind. Die ganze Pflanze riecht zitronenähnlich und blüht blassgelb von Juli bis Oktober.

Homöopathische Beschreibung

Allgemeines

Abrotanum-Kinder zeigen einen Marasmus mit der Auffälligkeit, dass sie von unten nach oben abmagern, obwohl sie Heißhunger und ein aufgetriebenes Abdomen mit einem Gefühl haben, als hätten sie einen Klumpen darin. Ihre Haut hängt schlaff und in Falten herab. Die beschriebene Schwäche, Erschöpfung, das schwerfällige Denken und mangelnde Begriffsvermögen sind aus diesem Zustand heraus zu erklären.
In nicht industriellen Ländern tritt Marasmus bei Kindern vor allem nach der Entwöhnung von der Muttermilch auf, wenn die Kinder auf Nahrung angewiesen sind, die ihnen nicht genug Energie zur Verfügung stellt. Es ist ein Zustand der „grausamen" Trennung von der nährenden Mutter, die scheinbar durch keine Nahrung ersetzt werden kann („trotz Heißhunger"). Der Abrotanum-Patient hat das Gefühl, als ob der Magen in Wasser hängen oder schwimmen würde (er wird nicht gefüllt) und hat Verlangen nach gekochter Milch und nach in Milch gekochtem Brot (nach der nährenden Milch). Der Patient hat ein Problem damit, die Ablösung von der Mutter und der Säuglingszeit gesund zu überstehen bzw. den Ablösungsprozess überhaupt zu vollziehen. Diese Bindung, die mich so lange ernährt hat, soll ich aufgeben und auflösen, womöglich abrupt brutal beenden? Die Abmagerung von unten nach oben symbolisiert eine Bedrohung für das Kind: vom Boden ausgehend, die „irdische Bindung" aufgebend. Die Abmagerung von unten nach oben ist sehr auffällig, andere Arzneimittel wie Natrium muriaticum, Lycopodium oder Sanicula magern von oben nach unten ab.

Auch das Symptom „blutige Exsudationen aus dem Nabel bei Neugeborenen" verdeutlicht die Bedrohung für das Neugeborene, die mit der Trennung von der Mutter zusammenhängt. Bei häufigem Stuhldrang kommt fast nur Blut. Nächtliches Erwachen mit Zittern wie durch Schreck und auch die Empfindung überlaufender Kälte entlang der Gehirnwindungen könnten als Symptome i. S. der Panik verstanden werden. Allgemein auffällig ist, dass das Aufhören und die Unterdrückung von Absonderungen zu Verschlimmerungen führt, wie z. B. die unterdrückte Menses. So können die blutigen Exsudationen aus dem Nabel bei Neugeborenen und die Blutausscheidung bei Stuhldrang Ausgleichssymptome sein, um die schmerzvolle Trennung zu überstehen. Also Vorsicht vor lokalen Therapien: Der Patient wird sie nicht unbeschadet überstehen!
Der Patient zeigt die Ambivalenz in Form von alternierenden Symptomen: Er möchte sich nicht trennen, muss es aber doch, da es der Lauf des Lebens ist. So tritt nach dem Durchfall Rheumatismus auf, nach Rheuma kommt es zu Hämorrhoiden etc.
Der letzte Schritt ist die Flucht aus der Bindung, ist die brutale Loslösung vom mütterlich Bergenden, sie zeigt sich in der Psyche des Patienten. Er ist reizbar, unfreundlich, böse, gewalttätig und unmenschlich. Er hat das Verlangen, etwas Grausames zu tun.
Krankheitsdiagnosen, die ggf. mit Abrotanum assoziiert werden können: Gelenkrheumatismus, bevor die Schwellung beginnt, Gicht, Askariden, juckende Frostbeulen und schwächendes Fieber. Dennoch muss Abrotanum – wie jedes andere Arzneimittel auch – nach dem Ähnlichkeitsgesetz verordnet werden.

Single-Symptom-Rubriken

Um schnell einen Eindruck vom Arzneimittel zu bekommen, lohnt es sich, zunächst alle Rubriken im Repertorium anzuschauen, in denen hochgradig nur Abrotanum steht (Single-Symptom-Rubriken). Aufgrund der Repertoriumsrubriken kann dann nach einem Zusammenhang zwischen den Symptomen gesucht werden, um ein „Bild" entstehen zu lassen bzw. eine abstrakte Analyse des Arzneimittels durchzuführen. Im Complete Repertory 2003 finden sich 74 Rubriken, in denen nur Abrotanum steht, insgesamt ist es in 1060 Rubriken vertreten.

Abstrakte Analyse von Abrotanum

Abrotanum hat ein Problem mit dem Auflösen von Bindungen, die ihm Geborgenheit gaben. Somit forciert er auf der einen Seite die Bindung und versucht, sie aufrechtzuerhalten. Auf der anderen Seite beendet er die Bindung abrupt und grausam, um auf diese Weise von ihr loszukommen.

Comic

Um das Arzneimittel in seinen Grundzügen und Symptomen leichter zu verinnerlichen, wurde dazu ein Comic gezeichnet (▮ Abb. 1). Sie können diesen beschriften, weiterzeichnen oder verändern, bis für Sie eine individuelle Gedankenstütze zum Arzneimittel Abrotanum entstanden ist.

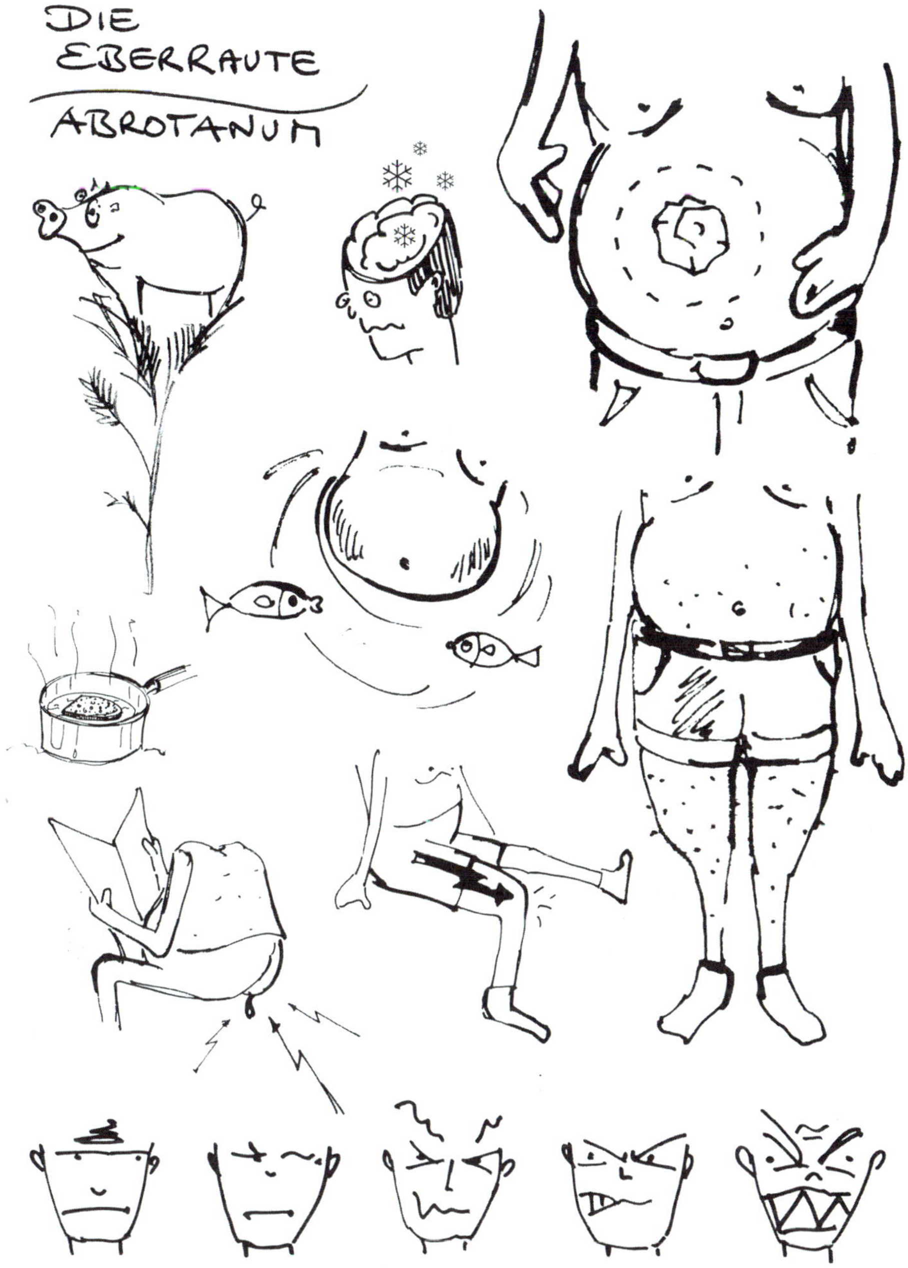

▮ Abb. 1: Comic von Abrotanum. [8]

Zusammenfassung

- Abrotanum ist ein Arzneimittel, das nicht häufig in der homöopathischen Praxis verschrieben wird.
- Der Abrotanum-Patient hat ein Problem mit dem Auflösen von Bindungen, die ihm Geborgenheit gaben (Marasmus mit Abmagerung von unten nach oben). Somit forciert er auf der einen Seite die Bindung und versucht, sie aufrechtzuerhalten (Verlangen nach Milch, nach Brot in gekochter Milch). Auf der anderen Seite beendet er die Bindung abrupt und grausam, um auf diese Weise von ihr loszukommen (Verlangen, etwas Grausames zu tun).

Erlernen von Tuberculinum (Märchen, Skizze)

Es gibt viele Möglichkeiten, Arzneimittel zu erlernen und zu erklären. In den folgenden Kapiteln sollen verschiedene Arzneimittel in verschiedenen Arten und Weisen dargestellt werden. Vielleicht finden Sie Anregungen, wie Sie sich Arzneimittel am besten merken können.
Tuberculinum wird anhand eines Märchens beschrieben, in dem der Bergsteiger Nivaan zur Merkhilfe einige Symptome, Krankheiten und Eigenschaften von Tuberculinum übernimmt. Am Ende des Kapitels findet sich die Skizze eines Bergsteigers (▮ Abb. 1), zu der Sie sich die Symptome schreiben können, die typisch für Tuberculinum sind.

Arzneimittel lernen durch Geschichten und Märchen

Kennen Sie die Geschichte vom Abenteurer Nivaan, der durch die Welt fährt und nicht nur in seinen Träumen die kühnsten und atemberaubendsten Reisen unternimmt? Ich werde Ihnen die Geschichte von Nivaan in Nepal erzählen ...
Stellen Sie sich Nivaan vor – ein hagerer, durchtrainierter, hochgewachsener Mann mit blauen Augen und blonden Haaren. Er sieht sehr jugendlich aus, obwohl er schon die Hälfte seines Lebens gelebt hat. Das ist in seiner Familie so, seinen Eltern war ihr Alter auch nicht anzusehen!
Nivaan befindet sich zurzeit im Mittleren Osten. In Gedanken ist er schon weiter auf seiner Reise in Nepal, träumt von hohen Bergen und davon, als erster Mensch den höchsten Berg der Erde zu bezwingen. So reist er weiter, bis er letztendlich mit dem Zug in Nepal ankommt. Doch kaum steigt er aus, bemerkt er die kalte Luft, obwohl es in Nepal doch so wunderbar warm sein soll! Nivaan wird gleich angst und bange, denn bei der geringsten Kälte wird er doch sofort krank ... und sobald er diesen Gedanken hat, spürt er auch schon den Frost bis in die Knochen und fühlt sich ganz elend. So verbringt Nivaan die ersten Tage seines Aufenthalts gut eingepackt im warmen Bett. Sobald er nur seine Hand aus der Bettdecke streckt, überfällt ihn ein Frostschauder, sodass er die Hand schnellstmöglich zurückzieht. Das hohe Fieber und der Nachtschweiß erschöpfen ihn sehr, er verliert einige Kilo Gewicht. Dazu kommen Beinschmerzen, die bei Fieberanstieg schlimmer werden. Zu den geschwollenen Mandeln und Lymphknoten im Strang am seitlichen Hals kommen bald Augenbewegungsschmerzen und Kopfschmerzen, die sich anfühlen, als wäre sein Kopf in einen Eisenreif eingespannt. Vor lauter Schmerzen schlägt er den Kopf gegen die Wand. Kaum sind die Kopf- und Augenschmerzen abgeklungen, wechseln die Symptome einige Tage, sodass Nivaan Angst hat, weil er nicht mehr weiß, welche Krankheit er jetzt hat. Er kann kaum noch schlafen, weil er nachts so viel Angst hat. Bei bleibender Tonsillenhypertrophie und subfebriler Temperatur kommt ein harter Husten hinzu, der ihn am Schlafen hindert. Trotz des bleibenden Hustens, der Schwäche und Kurzatmigkeit entschließt sich Nivaan, zum Himalaja aufzubrechen. Dies ist eine gute Entscheidung, denn während der schnellen Bewegung verfliegt seine Schwäche und er spürt wieder Kraft in seinen Gliedern. Sobald er sich ausruht, kommen Husten und Schwäche wieder, also steigt er schnell weiter voran. Nachts stört ihn der harte Husten noch sehr, sodass er oft nicht schläft, seinen Kopf in das Kissen bohrt oder umherwandert, was den Husten bessert. Als das Wetter von kalt zu warm umschlägt, wird der Husten nochmals schlimmer und auch der Rest der Krankheit scheint erneut auszubrechen. Als er ohne Zelt schläft, weht ein kräftiger Wind um ihn, was seine Beschwerden schnell wieder lindert und auch den Husten zum Verschwinden bringt. So kann er endlich ohne Beschwerden in großen Schritten zum Gipfel weiterwandern und hinaufklettern. Das möglichst schnell zu schaffen, ist für ihn eine Herausforderung, die ihm täglich einen Kick gibt, um noch schneller zu laufen. Nachmittags hat er eine ausgeprägte Gesichtsröte, die sonst auch vorhanden ist, jetzt aber noch mehr auffällt. Vor lauter Anstrengung und Konzentration auf das Ziel bemerkt er den Handschweiß gar nicht, der täglich stärker wird. Als er in Bestzeit auf dem Gipfel ankommt, überfällt ihn eines seiner größten Gefühle: Freiheit!
Oben angekommen bemerkt er, dass er einen kreisrunden Hautausschlag am Abdomen entwickelt hat. Der Juckreiz der Haut ist fast nicht zu lindern, bis er seinen kleinen Taschenofen auf die Hautstelle legt – das bessert den Juckreiz innerhalb kürzester Zeit. Ach, wie sehr wünschte sich Nivaan jetzt einen großen Ofen, an dem er sich wärmen könnte und der den Juckreiz lindern würde. So träumt er schon auf der Spitze wieder von seiner nächsten Reise, freut sich auf große Mengen von Essen, vor allem auf viel fettes Geräuchertes in Buttersoße mit kalter Milch. Lecker!
Beim Abstieg kommen ihm einige Wanderer entgegen, die alle Hunde mitgebracht haben. Diese herumstreunenden Hunde mag Nivaan gar nicht. Auch nachts streunen sie um sein Zelt herum, sodass Nivaan richtig Angst bekommt! Er holt eine Familie mit einem Sohn ein, der ihn an sich und seine Kindheit erinnert: Der Junge mit vielen Pickeln im Gesicht schaut ihm schüchtern und beschämt beim Zeltaufbau zu. Doch sobald seine Eltern ihn zum Abendessen rufen, wird er widerspenstig und schimpft auf sie. Das Verhalten des Jungen ändert sich, als Vater und Mutter ihn holen wollen. Er rennt auf Nivaan zu, um sich hinter ihm zu verstecken, plötzlich schlägt er Nivaan und rennt ins Familienzelt zurück. Da erinnert sich Nivaan an den letzten Urlaub mit seiner Familie und der Großmutter, bevor sie abgemagert und hustend an Tuberkulose verstarb.
Mit diesen Gedanken fährt Nivaan zurück nach Hause. Doch schon nach einigen Tagen plant er seine nächste Reise – ob er einen nächsten Berg bezwingen oder einen Abenteuertrip

durch Südamerika machen wird, wissen wir noch nicht. Aber vielleicht berichtet das ja eine der nächsten Geschichten, die Sie erzählen ...

Charakteristika

Sie werden sich nun mit Sicherheit fragen, welche Symptome davon in der Arzneimittelprüfung aufgetreten sind, wie sie genau heißen und wo sie im Repertorium und der Materia medica zu finden sind? Am sinnvollsten wird es sein, wenn Sie das in einer gängigen Materia medica oder einem Repertorium selbst herausfinden.

Personenskizze

Um die Symptome und Grundzüge von Tuberculinum bildlich darzustellen, wurde der Abenteurer Nivaan gezeichnet (▌Abb. 1). Sie können die Zeichnung mit den entsprechenden Symptomen beschriften, Symptome ergänzen und verändern, bis die Skizze eine individuelle Gedankenstütze zum Arzneimittel Tuberculinum für Sie darstellt.

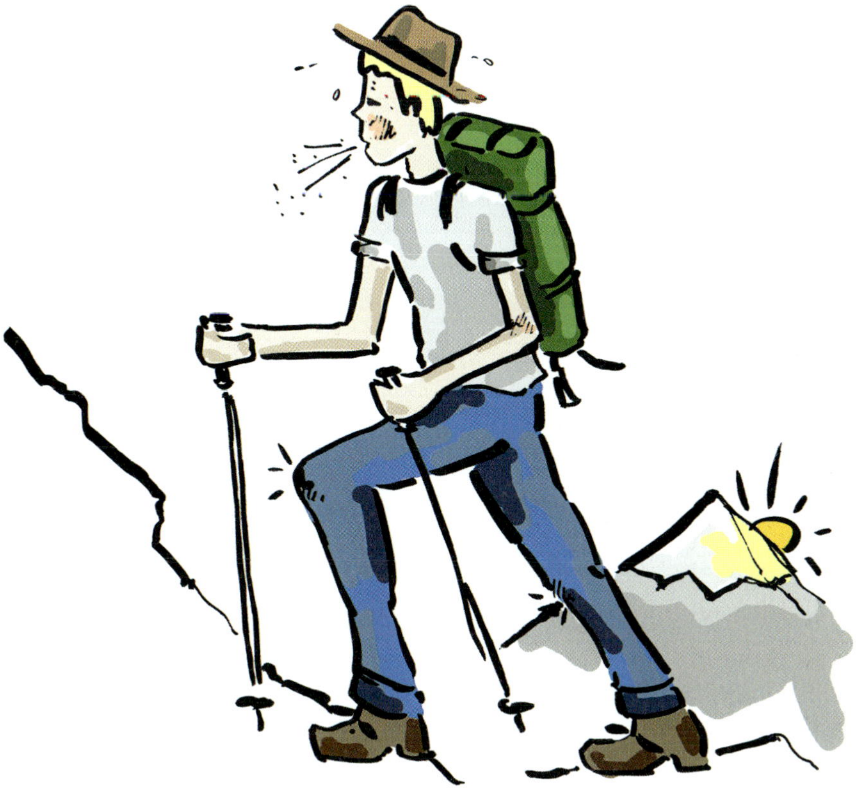

▌Abb. 1: Personenskizze Tuberculinum. [8]

Zusammenfassung

- Arzneimittel können erlernt werden, indem Sie sich als Merkhilfe zu den Symptomen eine Geschichte oder ein Märchen ausdenken. Dies ist am leichtesten in der Gruppe möglich, am lebendigsten, wenn eine Person die Charakteristika des darzustellenden Arzneimittels spielt.
- Tuberculinum ist eine Nosode, d. h. sie wurde aus einem Krankheitsprodukt hergestellt.
- Tuberculinum bovinum Kent stammt aus tuberkulösen Abszessen von Rindern.
- Tuberculinum Koch stammt aus Tuberkulin-Kolonien, die auf Rindergelee im Labor bebrütet wurden.
- Tuberculinum avis sind Tuberkulin-Kolonien aus Vögeln.
- Mit Nosoden sollte stets sorgsam umgegangen werden. Sie sollten nur vom erfahrenen Homöopathen eingesetzt werden und nicht von Laien.

Erlernen von Rhus toxicodendron (Charakteristika, Mindmap

In diesem Kapitel sehen Sie eine weitere Art, wie Arzneimittel erlernt und erklärt werden können. Vielleicht finden Sie auch hier Anregungen, wie Sie sich Arzneimittel am besten merken. Auf den folgenden Seiten wird die Pflanze Rhus toxicodendron beschrieben und die Charakteristika des Arzneimittels in Form einer Mindmap dargestellt.

Synonyme

Deutsche Bezeichnungen für Rhus toxicodendron sind Giftefeu, Giftsumach, Gifteiche oder Lacksumach. Die gängigen englischen Bezeichnungen sind Poison Ivy oder Poison Oak.

Pflanzenbeschreibung

Das giftige Rhus toxicodendron gehört zu den Sumachgewächsen (*lat.* anacardiaceae). Es kommt vor allem in Kanada, den USA und in Ostasien vor. Der Giftsumach ist ein unscheinbar wirkender Strauch mit behaarten Blättern von acht bis zehn Zentimetern Länge. Die Blätter sind eiförmig und glattrandig. Er kann sowohl aufrecht kletternd als auch kriechend auf dem Boden wachsen. Blütezeit ist von Mai bis Juli. Die Blüten sind klein, gelb-grünlich gefärbt mit einem zentralen roten Fleck. Die erbsengroßen Steinfrüchte sind gelb.
Die Berührung der Blätter und Zweige kann einen stark ausgeprägten juckenden Hautausschlag hervorrufen, der zu Schwellungen mit Blasenbildung führen kann. Dieser kann durch allgemeine Krankheitszeichen wie Fieber, Unwohlsein, Drüsenschwellungen und Gelenkschmerzen verkompliziert werden. Nach dem Verzehr von Blättern und Zweigen kommt es zu schmerzhaften Entzündungen im Mund- und Rachenraum, schwerwiegenden Magen-Darm-Beschwerden und Nierenentzündungen. Es wurden auch Wahnvorstellungen und Schwindelzustände beobachtet. Der Kontakt mit den Augen kann zu Schäden der Bindehaut und Hornhaut bis zur Erblindung führen. Die Kontaktallergie und Giftigkeit wird durch den Milchsaft bzw. das darin enthaltende Urushiol hervorgerufen. Der Saft ist milchig-weiß und wird an der Luft in einigen Minuten dunkel.

Homöopathische Beschreibung

Rhus toxicodendron gehört zu den „typischen Verletzungsmitteln", das in der Laienhomöopathie nach bewährter Indikation bei Verletzungen der Sehnen und Bänder eingesetzt wird. Rhus toxicodendron ist jedoch ein klar beschriebenes Arzneimittel, das nicht nur bei Verletzungen, sondern auch bei anderen Symptomen verwendet werden kann. Damit das Arzneimittel aufgrund des Ähnlichkeitsgesetzes verordnet werden und wirken kann, sollten beim Patienten auch die typischen Charakteristika von Rhus toxicodendron wiederzufinden sein.
Schon Hahnemann hat Rhus toxicodendron geprüft und in der „Reinen Arzneimittellehre" beschrieben. Er hat als ein Charakteristikum angeführt, dass Rhus toxicodendron die meisten Beschwerden bekommt, wenn es in Ruhe ist. Er beschreibt es folgendermaßen:
„Um nur eine [charakteristische Eigenheit] anzuführen, so wird man jene [...] Wirkung bewundern: die stärksten Zufälle und Beschwerden dann zu erregen, wann der Körper oder das Glied am meisten in Ruhe und möglichst unbewegt gehalten wird."
Hahnemann erwähnt schon die antagonistischen Wirkungen von Bryonia (Zaunrebe) und Rhus toxicodendron (Wurzelsumach). Während bei Rhus toxicodendron die Besserung durch Bewegung auffällt, ist es bei Bryonia die Verschlimmerung durch Bewegung und Besserung durch Ruhe. Hahnemann hat diese beiden Mittel zur Therapie von Typhus mit Erfolg eingesetzt. Der Rhus-toxicodendron-Patient zeigt zunächst initiale Beschwerden bei Beginn der Bewegung („Beginn der Bewegung agg.", „Schwindel, Neigung zu fallen beim Aufstehen vom Bett"), dann aber eine Besserung bei fortgesetzter Bewegung („Fortgesetzte Bewegung amel.", „Träume, umherzustreifen, querfeldein").
Die durch Berührung der Pflanze hervorgerufenen Hautausschläge zeigen sich auch in den Arzneimittelprüfungen durch Hautausschläge, die juckend, blasig und ohne Besserung durch Kratzen sind und zu Schwellungen von Drüsen und des Gesichts führen können.
Außerdem hat Rhus toxicodendron einen besonderen Bezug zu Gelenken, Sehnen, Sehnenscheiden, Faszien, Aponeurosen und Bändern. Typisch sind auseinanderreißende Schmerzen nach Überanstrengung, schwerem Heben und Einfluss von feuchter Kälte.

> Wie schon oben beschrieben, ist das Charakteristische bei Rhus toxicodendron, dass alle seine Beschwerden durch fortgesetzte Bewegung besser werden!

Mindmap

Um das Arzneimittel in seinen Grundzügen leichter zu verinnerlichen, wurde dazu eine Mindmap (▮ Abb. 1) angefertigt. Ergänzen Sie die Mindmap, wenn Sie sich näher mit dem Arzneimittel beschäftigen!

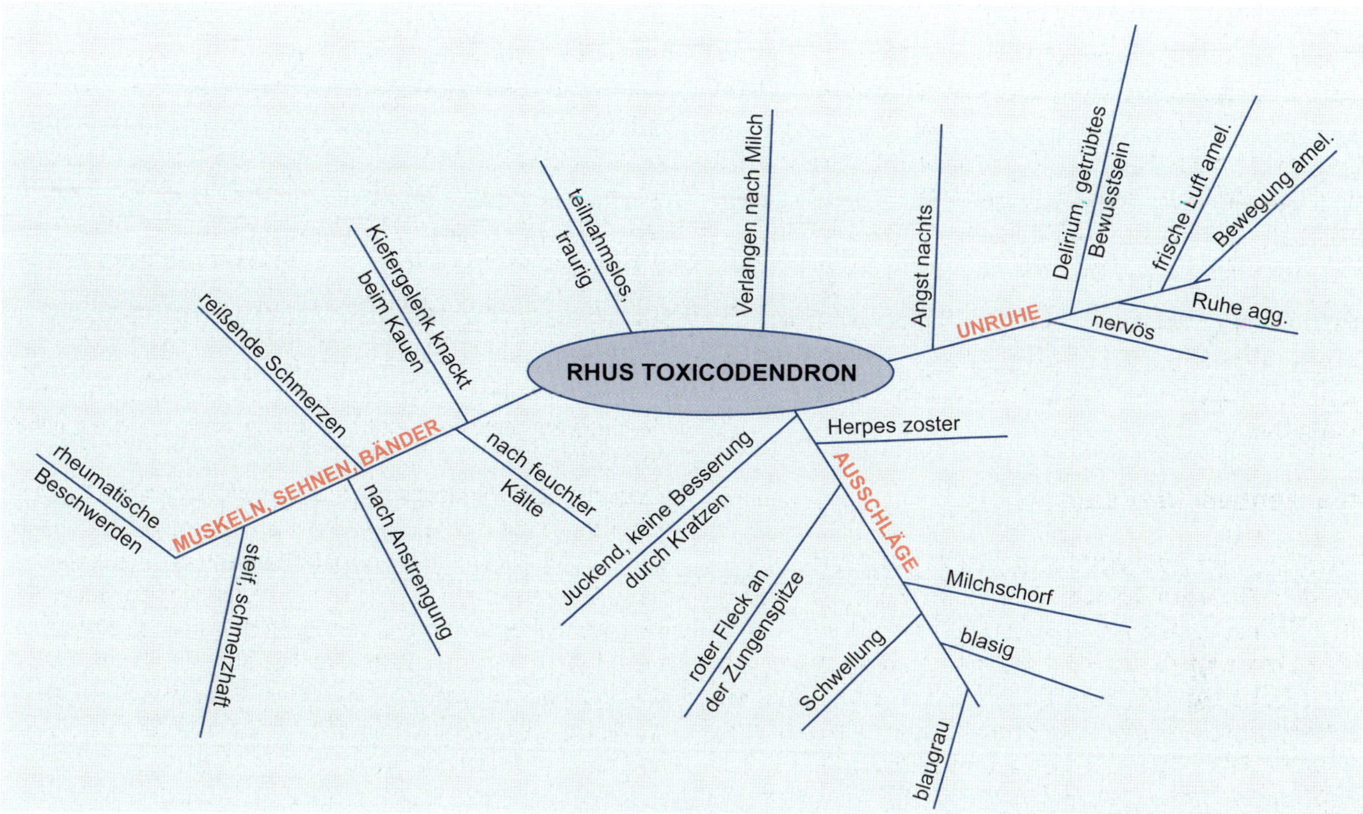

Abb. 1: Mindmap von Rhus toxicodendron. [3]

Zusammenfassung

- Rhus toxicodendron ist eine giftige Pflanze, die zu juckenden, Blasen bildenden Hautausschlägen, Fieber, Drüsenschwellungen und Gelenkschmerzen führen kann. Außerdem wurden Entzündungen im Mund- und Rachenraum, Magen-Darm-Beschwerden, Nierenentzündungen, Wahnvorstellungen, Erblindung und Schwindelzustände beschrieben.
- Der Rhus-toxicodendron-Patient zeigt als ein Hauptcharakteristikum initiale Beschwerden bei Beginn der Bewegung („Beginn der Bewegung agg.") und Besserung bei fortgesetzter Bewegung („Fortgesetzte Bewegung amel.").

Erlernen der Metalle Platina, Aurum und Mercurius I

Eine weitere Art, Arzneimittel zu erlernen oder zu erklären, besteht darin, sich vom Allgemeinen zum Speziellen vorzuarbeiten. Auf den folgenden Seiten werden die Metalle Platina, Aurum und Mercurius dargestellt. Sie werden von der Ausgangssubstanz bis zu den auffallenden Symptomen beschrieben und miteinander verglichen. Durch dieses Vorgehen können anhand der Signaturenlehre Eigenschaften der Ausgangssubstanz häufig mit Symptomen des Arzneimittels abgeglichen werden. So wird beim Lernen eine Verbindung geschaffen und manche Symptome lassen sich plastischer im Gedächtnis verankern. Hier ist jedoch Vorsicht geboten, da viel Spielraum für Interpretationen vorhanden ist. Entscheidend ist in der Homöopathie die von Hahnemann geforderte Arzneimittelprüfung am Gesunden (s. S. 42). Wenn es für Lernzwecke hilfreich erschien, von der Ausgangssubstanz auf Arzneimittelprüfungssymptome zu schließen, wurden die Symptome bzw. Anmerkungen in Klammern aufgeführt.

> Die Verknüpfung von Informationen zur Ausgangssubstanz mit den Themen des Arzneimittels bzw. mit den Symptomen aus der Arzneimittelprüfung ist nur begrenzt möglich, erleichtert aber die Verankerung des Arzneimittels beim Lernen.

Platina metallica

Ausgangssubstanz

Platin wurde im 17. Jahrhundert erstmals in Südamerika gefunden und als „unreifes Gold" bezeichnet (im Periodensystem steht es im Stadium vor Gold). Die Händler verkauften es als Goldfälschungen, sodass der Export verboten wurde. Die Spanier drohten, alles bisher gefundene Platin im Meer zu versenken, sollten sie nochmals Goldimitate aus Platin verkauft bekommen (Beschwerden infolge von Geringschätzung, Verachtung durch andere). Heute existiert nur noch ein Platinbergwerk (Wahnidee, er sei allein auf der Welt) in Südafrika und Platin ist das zweitwertvollste Edelmetall nach Rhodium! Platin ist seit 1990 mehr als doppelt so viel wert wie Gold und über einhundertmal so wertvoll wie Silber. Platin hat eine grau-weiße Farbe, einen Schmelzpunkt von 1772 °C und Siedepunkt von 3827 °C. Es hat eine sehr hohe Haltbarkeit und ist deutlich härter und mechanisch stabiler als Gold (Härte, Stabilität). Platin kommt selten vor, der Massenanteil der obersten 16 km dicken Erdkruste wird auf 5×10^{-7} % geschätzt. Platin ist ein Edelmetall (Hochmut, Arroganz), das heißt, es ist chemisch sehr träge (große Einsamkeit von Platina). Interessanterweise ist es bei bestimmten Reaktionsbedingungen katalytisch-selektiv hochreaktiv mit einigen Substanzen. Bekannte Platinlegierungen sind mit Eisen, Nickel, Kupfer, Kobalt, Gold, Wolfram, Gallium, Zinn etc. Als Einzelelement ist Platin nicht giftig, aber in Verbindungen kann es hochtoxisch sein, wie an den chemotherapeutisch wirksamen Platinverbindungen Cisplatin, Carboplatin und Oxaliplatin sichtbar wird.
Platin wird heute als Schmuckmetall verwendet (Bandgefühl um Kopf, Knie, Knöchel), da es weich, dehnbar und schmiedbar ist (Schuldgefühle, Gewissensbisse, religiöser Wahn). Außerdem wird es aufgrund seiner selektiven katalytischen Eigenschaften in Fahrzeugkatalysatoren eingebaut. In der Medizin wird es für Zahnimplantate, Herzschrittmacher und als Zytostatikum in der Chemotherapie angewendet.

> Das Edelmetall Platina hat von seinen chemischen Charakteristika interessante Widersprüchlichkeiten. Widersprüche sind das, was in der Homöopathie gesucht wird, denn sie fallen auf und können charakteristisch für die Substanz bzw. den Patienten sein. Platina ist chemisch sehr träge und mit selektiven Stoffen hochreaktiv. Es ist als Metall ungiftig, aber in Verbindungen teilweise hochtoxisch. Es ist leicht entzündlich, jedoch in kompakter Form nicht brennbar.

Verwendung in der Homöopathie

Im Repertorium (Complete Millennium) finden sich 5858 Rubriken, in denen Platina auftaucht, und 502 Rubriken, in denen nur Platina steht. In der Homöopathie werden neben Platina metallica die Salze Platina fluorata, Platina muriatica und Platina muriatica natronata verwendet. Im Periodensystem steht es in der 6. Periode (Goldserie) und dem 10. Stadium (Höhepunkt der Macht) zwischen dem homöopathisch wenig beschriebenen Iridium und dem sehr gut geprüften Aurum. In modernen Strömungen der Homöopathie, z. B. bei Scholten und Sankaran, können durch Gruppenanalysen Arzneimittelbilder konstruiert werden. Hahnemann forderte für jedes verwendete Arzneimittel eine Arzneimittelprüfung am Gesunden, sodass auch bei den konstruierten Arzneimittelbildern unbedingt Arzneimittelprüfungen nachgeholt werden müssen.

Homöopathische Beschreibung

Platina wurde schon von **Hahnemann** homöopathisch hergestellt und geprüft. Er schreibt in den „Chronischen Krankheiten": „Chemisch reine Platigne welche weich ist, und sich mit dem Messer schneiden lässt, wird in Königswasser (Salpeter- und Kochsalzsäure), in der Hitze aufgelöst, die erhaltene, goldgelbe Auflösung mit destilliertem Wasser gehörig verdünnt und ein glattgeschliffenes Stahl-Stäbchen hineingehangen, woran sich die Platigne als eine krystallinische Rinde ansetzt, welche, leicht zerreiblich, mit destilliertem Wasser mehrmal ausgesüsst, und zwischen Fließpapier wohl getrocknet wird. Hiervon wird ein Gran zur Bereitung der homöopathischen Dynamisationen angewendet, wie zu Ende des ersten Teils der chr. Kr. gelehrt wird: Wann die Platigne homöopathisch in einem Krankheits-Falle gehörig angezeigt war, hob sie zugleich folgende, etwa zugleich gegenwärtige Beschwerden: Appetitlosigkeit; Aufstoßen nach dem Essen; Leib-Verstopfung auf Reisen; Abgang von Prostata-Saft; Verhärtung der Bährmutter; Mattigkeit der Beine; Kalte Füße; Stockschnupfen. Allzu heftige Wirkungen der Platigne werden durch Pulsatilla und Riechen an versüßten Salpetergeist gemildert."
Dann folgen 527 einzelne Symptome, die zu lernen scheinbar unmöglich sind. Es ist dennoch empfehlenswert, einige Arzneien bei Hahnemann nachzulesen und mit heutigen Arzneimittellehren zu vergleichen. Es wird gleich sichtbar, wie sehr sich die Homöopathie weiterentwickelt hat und wie wichtig verlässliche Angaben zum Arzneimittel und zur Arzneimittelprüfung sind. Nach Lesen eines Arzneimittels in den „Chronischen Krankheiten" wird klar, wie verallgemeinernd viele Arzneimittellehren sind. In der Folge werden einige Platin-Arzneimittelbeschreibungen zusammengefasst, um einen Überblick über das Arzneimittel zu geben.

> Das Arzneimittel Platina wurde schon von Hahnemann potenziert und homöopathisch geprüft. Seit Hahnemann gibt es viele Arzneimittellehren, die Platina durch Einzelsymptome oder als Wesen beschrieben haben. Um das Arzneimittel mit anderen vergleichen zu können, ist es sinnvoll herauszuarbeiten, welche Symptome des Arzneimittels charakterisierend und auffallend sind.

Nash beschreibt das Arzneimittelbild eines Platina-Patienten zusammenfassend mit den Stichworten: Stolz, Selbstüberschätzung,

Hochmut, alles andere erscheint klein, veränderliche Stimmung, Todesfurcht, Symptome wechseln zwischen psychischen und körperlichen Symptomen, diverse Taubheiten, Nymphomanie, Geschlechtslust, Empfindlichkeit der Geschlechtsteile, Periode dunkel und klumpig, Stühle haften am After wie weicher Lehm.

Bei **Scholten** steht Platina in der Goldserie im Entwicklungsschritt vor Aurum (unreifes Gold, Stadium 10). Platin ist der natürliche Anführer, der gerade den höchsten Punkt erreicht hat und alleine da steht. Durch den Hochmut des Gewinners hat er den Kontakt zur normalen Welt verloren und schaut auf die anderen herunter. Durch Sexualität kann er den Kontakt zur Welt wiederaufnehmen – damit erhält sie einen hohen Stellenwert. Platina hat ein selbstbewusstes Strahlen und Glänzen gepaart mit Schuldgefühlen, was sich im harten, verformbaren, glänzenden Edelmetall widerspiegelt.

Um ein Mittel von einem anderen durch Symptome zu unterscheiden, können Sie z. B. im Computerrepertorium alle Rubriken anschauen, in denen nur Platina steht. Dann können Sie alle Rubriken suchen, in denen z. B. nur Platina und Aurum stehen. So bekommen Sie einen Überblick über die Themen und Rubriken von Platina und die Ähnlichkeit bzw. Unterschiede zu Aurum. Dies ist jedoch ein zeit- und papierfüllender Prozess, der diese Einführung sprengen würde. Aus diesem Grund greift die Autorin auf ein Buch von Horst **Barthel** zurück, der die „Charakteristika homöopathischer Arzneimittel" zusammengestellt hat und Hauptzüge und auffallende Symptome eines Arzneimittels aus der Arzneimittelprüfung und der Materia medica extrahierte. Wenn Sie diese Symptome durcharbeiten, haben Sie einen allgemeinen Überblick und viele Rubriken, die Sie im Repertorium nachschlagen können.

Zu den **Hauptzügen** gehören die Symptome, die als „Beschwerden durch eine Situation" auftreten. Durch diese Symptome können Reaktionen von Platina leichter verstanden werden. Platina hat Beschwerden infolge von Geringschätzung, von Verachtung durch andere, von Kummer, Schreck, Stolz, Verlust der Stellung, Zorn, mit Angst, mit Schreck.

Platina stottert und hat viel Bezug zu den Geschlechtsteilen. Typischerweise ist die Periode dunkel, schwarz, klumpig, fadenziehend und übelriechend. Das Mittel zeigte Wirkung bei unterdrückter Menses bei Emigrantinnen (Folge von Schreck, Kummer, Verlust der Stellung?) und unterdrückter Menses durch Erkältungen. Das Mittel hat oft geholfen bei Patienten mit „brünettem Aussehen".

Zu den **auffallenden Symptomen** gehört die Wahnidee von Überlegenheit – andere erscheinen geistig und körperlich minderwertig (beim Betreten des Hauses nach einem Spaziergang) –, dadurch tritt Platina arrogant und hochmütig auf. In der Anamnese ist es wichtig zu verstehen, warum der Patient sich so benimmt, was sich hinter der Fassade verbirgt. Beim Platina-Patienten werden Sie häufig finden, dass dies eine Reaktion auf erlebte Geringschätzung oder Verachtung ist. Platina hat Lebensüberdruss mit Furcht vor dem Tod, lacht über ernste Dinge. Lachen, Weinen und qualvolle Angst bzw. Todesfurcht wechseln sich ab. Platina-Patienten haben das Verlangen, geliebte Personen, das eigene Kind, den geliebten Mann zu töten. Trost und freundliche Worte verschlechtern den Zustand. Wenn sie angesprochen werden, brechen sie in Weinen aus.

Ein typisches Merkmal ist der Wechsel von Geistes- und Gemütssymptomen mit körperlichen Beschwerden. Das zeigt sich z. B. darin, dass sich auffallende Religiosität mit sexueller Erregung abwechseln. Bei Unterdrückung von Absonderungen kommt es zu psychischen Problemen: Nymphomanie nach unterdrückter Menses (wenn keine Periode da ist), Puerperalmanie durch unterdrückte Lochien (wenn keine Lochien da sind), Wochenbettpsychose (wenn die Schwangerschaft beendet ist).

Platina hat eine starke Sexualität, ein vorzeitiges sexuelles Verlangen, das als Hypersexualität bei Mann (Satyriasis) und Frau (Nymphomanie) beschrieben ist. Die Neigung zur Masturbation ist stark ausgeprägt, aber die Berührung der Vulva durch Wäsche ist nicht zu ertragen. Platina wird als lasziv und pervers beschrieben (Beschwerden durch Verachtung durch andere, durch Stolz?), und kann Konvulsionen nach Masturbation und durch Schreck (Folge von Schreck) bekommen. Bei Koitus wird Platina ohnmächtig. Platina hat chronische Ovariitis und Uterusbeschwerden, die mit Rheumatismus abwechseln.

Platina wird schwindelig, wenn sie eine Treppe hinuntergeht (Folge von Verlust der Stellung) und Flimmern in den Augen vor den Kopfschmerzen, die Kopfschmerzen nehmen allmählich zu und ab. Auffallend ist, dass weicher Stuhl schwer abgeht. Beim Erwachen Verlangen, sich abzudecken. Platina hat viele Taubheitsgefühle, oft zusammen mit Steifheit und Kältegefühlen: Taubheit durch oder nach Schmerzen und in leidenden Körperteilen. Die Taubheitsgefühle können auf der einen Seite hysterischer Natur (hysterische Lähmung) sowie organisch bedingt sein (Multiple Sklerose). Allgemein geht es Platina schlechter durch Schmerzen und Schreien. Besserung durch feuchtes Wetter, Bewegung bessert die Schwäche.

Ein Bild für Platina könnte eine einsame hochmütige Kaiserin sein. Durch ihre massive Selbstüberschätzung ist sie einsam mit sexueller Übererregung und Schuldgefühlen. Wenn sie abstürzt, hat sie immer noch das Gefühl, alles ohne Hilfe schaffen zu können.

Zusammenfassung

- Die plastische Verknüpfung von Informationen zur Ausgangssubstanz mit allgemeinen Themen des Arzneimittels und mit den Symptomen aus der Arzneimittelprüfung erleichtert die Verankerung beim Lernen.
- Platin ist ein seltenes Edelmetall, das schon von Hahnemann geprüft wurde.
- Platina-Patienten zeigen einen ausgeprägten Hochmut und Stolz, gepaart mit Schuldgefühlen bis zum religiösen Wahn. Platina hat Beschwerden infolge von Geringschätzung und Verachtung durch andere, sowie durch Schreck und Verlust der Stellung. Typischerweise ist die Periode dunkel, schwarz, klumpig und die Sexualität stark ausgeprägt.

Erlernen der Metalle Platina, Aurum, Mercurius II

Aurum metallicum

Ausgangssubstanz

Gold hat einen etwas höheren Masseanteil an der Erdhülle als Platin. Goldbergwerke gibt es vor allem in Südafrika, in den USA, in Australien und Russland. Ein entscheidender Anteil Gold wird durch die Aufbereitung alter edelmetallhaltiger Materialien gewonnen (Elektronikschrott, Pigmente, Dental- und Schmuckverarbeitungsabfälle). Die Goldreinheit wird in Karat angegeben, wobei 24 Karat definitionsgemäß purem Gold (Feingold) entsprechen. Gold gehört zu den 22 Reinelementen (Position des Königs), d. h. es kommt meist in Reinform in der Natur vor und wird mechanisch aus dem umgebenden Gestein gelöst. Der Schmelzpunkt des Edelmetalls Gold liegt bei 1064,18 °C, der Siedepunkt bei 2856 °C. Gold ist chemisch wenig reaktiv und dementsprechend schwer zu lösen bzw. zu verbinden (der alleinige Erhalter der Macht). Goldverbindungen sind sehr instabil und zersetzen sich bei Erwärmung unter Entstehung von elementarem Gold. Neben Kupfer ist Gold mit seiner metallisch-gelben Farbe das einzige farbige Metall (Beschwerden, wenn die farbige Sonne untergegangen ist bis Sonnenaufgang). Es hat eine auffallende Schwere (Suizidneigung, Verantwortungsgefühl) und beständigen Glanz. Es ist das Dehnbarste aller Metalle, aus 1 g Gold lässt sich ein 3 km langer Draht ziehen (übernimmt Verantwortung für eine Gemeinschaft und hält sie zusammen)! Gold wird hauptsächlich als Schmuck getragen und in der Elektrotechnik angewandt. Hauptsächlich dient Gold als Wertanlage und Zahlungsmittel, von 1871 bis 1918 gab es in Deutschland die Goldmark. In der Medizin wird das Goldsalz Natriumaurothiomalat für die Basistherapie der rheumatoiden Arthritis angewandt. Auch Gold vereint in sich Widersprüche: Auf der einen Seite war Gold ein göttliches Metall, rituelle Gegenstände wurden vergoldet, Gold wurde Jesus neben Weihrauch und Myrrhe als Gabe gebracht und Gold war bei den ägyptischen Pharaonen ein Mittel, um Unsterblichkeit zu erlangen. Deswegen wurden verstorbene Pharaonen mit Gold umhüllt und Grabkammern mit Gold und Silber gefüllt. Als 1922 das Grab von Tutanchamun ausgehoben wurde, fanden Forscher die Mumie in drei Särgen, der innere Sarg bestand aus massivem Gold mit einem Gewicht von über 108 kg. Außerdem fanden sich in der Grabkammer Streitwagen aus Weißgold, goldene Ruhebetten, Statuen und Tutanchamuns Thronsessel, vollständig mit Gold überzogen. Auf der anderen Seite symbolisiert Gold Gier und Reichtum: In der Geschichte war Gold schon immer ein Grund für Eroberungszüge. Christoph Kolumbus war des Goldes wegen auf der Suche nach einem Seeweg nach Indien. Der Aztekenkönig Montezuma empfing ihn und die Spanier mit Goldgeschenken, die deren Gier anstachelte. Sie ermordeten den König und seine Gefolgsleute, verwüsteten die Aztekenhauptstadt und verübten ein grausames Gemetzel an der Bevölkerung. Das Gold der Azteken transportierten die Spanier mit Schiffen in ihr Heimatland.

> Gold vereint Widersprüche in sich, nicht umsonst gibt es die Aussage: „Der Fluch des Goldes“ oder „die andere Seite der (Gold-) Medaille“. Auf der einen Seite gilt es als göttliches Metall und auf der anderen Seite ist es Ursache für viele Eroberungszüge, Kriege und Gier.

Verwendung in der Homöopathie

Im Repertorium (Complete Millennium) finden sich 5574 Rubriken mit Aurum und 303 Rubriken, in denen Aurum als einziges Mittel steht. In der Homöopathie werden neben Aurum metallicum die Salze Aurum arsenicosum, Aurum bromatum, Aurum cyanatum, Aurum fluoratum, Aurum fulminans, Aurum iodatum, Aurum muriaticum, Aurum muriaticum kalinatum, Aurum muriaticum natronatum, Aurum nitricum, Aurum phosphoricum und Aurum sulphuricum verwendet. Im Periodensystem steht es in der 6. Periode (Goldserie) und dem 11. Stadium zwischen den homöopathisch gut geprüften Mitteln Platina und Mercurius.

Homöopathische Beschreibung

Aurum wurde schon von **Hahnemann** homöopathisch hergestellt und geprüft. Hahnemann verwendete für die Arzneimittelherstellung und Arzneimittelprüfung 23 Karat Gold. Er schreibt in den „Chronischen Krankheiten“:
„Die Wirkungsdauer des Goldes ist in nicht ganz kleinen Gaben wenigstens 21 Tage. Als Antidot allzustarker Wirkungen hat sich Riechen an einem potenzierten Präparat rohen Kaffee‘s, vorzüglich aber an Kampher erwiesen. Vorzüglich erwies sich das Gold bisher hilfreich in chronischen Krankheiten, wenn dabei folgende Beschwerden hervorstechend oder doch zugleich mit zugegen waren: Hypochondrie; Melancholie; Lebensüberdruss; Neigung zum Selbstmord; Blutdrang nach dem Kopf; Knochenfraß der Nasen- und Gaumenknochen; Verdunkelung des Gesichts durch schwarze, vorschwebende Flecke; Zahnschmerz von Blutdrang nach dem Kopf, mit Hitze darin; Leistenbruch; Alte Hodenverhärtung; Vorfall und Verhärtung des Uterus; Blutdrang nach der Brust; Bewusstloses Niederfallen mit Blauwerden im Gesicht; Erstickungsanfall, mit starker, zusammenschnürender Brustbeklemmung; Nachteile von Quecksilbermissbrauch; Knochenschmerzen, nachts; Gichtknochen.“
Dann folgen 441 einzelne Symptome und die Beschreibung des Salzes Aurum muriaticum in 30 Symptomen.
In der Folge werden einige Aurum-Arzneimittelbeschreibungen zusammengefasst, um einen Überblick über das Arzneimittel zu ermöglichen.

Nash beschreibt das Arzneimittelbild eines Aurum-Patienten zusammenfassend mit den Stichworten: Depression, weint, betet, Sehnsucht nach dem Tod, Suizid, Kongestionen, geringster Widerspruch erregt Zorn, Knochenerkrankungen syphilitischen Ursprungs, Knochenschmerzen, Karies der Knochen; Hemiopie, sieht nur die untere Hälfte, Verhärtungen, Fettherz, Herzklopfen mit Angst.
Bei **Scholten** steht Aurum in der Goldserie im Entwicklungsschritt nach Platina und vor Mercurius. Aurum ist derjenige, der nicht mehr um den Sieg, die Macht kämpfen muss, sondern sie schon hat – er hält die Position des Königs. Das sehr hohe Verantwortungsgefühl führt zu einer Schwere, einer Ernsthaftigkeit bis hin zur Depression. Aurum-Patienten haben Selbstmordgedanken und werden sich umbringen, ohne andere damit zu belasten. Aurum hat das Gefühl, er muss die Gemeinschaft zusammenhalten, erhalten und die Verantwortung für sie übernehmen. Platina stellt sich diese Frage nicht, da die Organisation einfach funktioniert, ohne dass sie etwas dafür tun muss.
Köster beschreibt die Aurum-Patienten als diejenigen, die von sich selbst ein hohes Ideal und eine hohe Verantwortung fordern und aus dieser Situation heraus eine Sehnsucht nach unten entwickeln, die sich im Suizid widerspiegelt.
Barthel beschreibt als **Hauptzüge** Beschwerden infolge von Enttäuschung, Erregung, Geringschätzung, Verachtung durch andere, Kränkung, Demütigung, Kummer, enttäuschte Liebe, Schreck, Widerspruch, Zorn mit Entrüstung, Zorn mit Schreck. Aurum hat Kopfschmerzen mit Verwirrung, Milchschorf, Struma mit Exophthalmus, Schwellung der Unterlider und Zucken der Oberlider. Er sieht Mouches volantes. Andere Symptome sind morgens übler Mundgeruch, Pulsieren der Karotiden, Leberschwellung nach alkoholischen Exzessen, Abort durch Syphilis, verzögerte Menarche, Menses verspätet und spärlich. Asthma bei feuchtem Wetter. Ulcus cruris der Extremitäten, weißfleckige Haut, Beschwerden abends von Sonnenuntergang bis Sonnenaufgang (syphilitisch), fettige Organdegeneration, Knochenkaries, zystische Tumoren.
Zu den **auffallenden Symptomen** gehört die Empfindlichkeit gegen Sinneseindrücke mit Gewissensangst, als ob er eines Verbrechens schuldig sei (Folge der hohen Verantwortung?). Auf der einen Seite krampfhaftes Lachen und auf der anderen Seite Melancholie und Weinen. Fröhlichkeit und mürrisches Wesen, Traurigkeit und Zornausbrüche wechseln sich ab. Schreckliche Dinge ergreifen ihn tief. Aurum hat Selbstmordneigung und Suizidgedanken mit Todesfurcht, er wünscht sich den Tod. Aurum tadelt sich selbst, verträgt auf der anderen Seite keinen Widerspruch und wird zornig bei Widerspruch. Traurig vor der Menses. Im Schlaf fährt er auf, schreit, stöhnt und weint. Andere Symptome sind Kopfschmerzen durch kalten Wind, Pulsieren der Temporalarterien. Das obere bzw. untere Gesichtsfeld fällt aus, horizontale Hemianopsie. Knollige Nasenspitze. Verlangen nach Unverdaulichem, Abmagerung Jugendlicher bis zur Entkräftung. Hastiges Essen. Obstipation abwechselnd mit Diarrhö. Rechtsseitige Leistenhernie bei Kindern. Im Rücken Kälte, aber in der Lumbalregion Hitze. Sexuelles Verlangen ohne Erektion. Knochenschmerzen nachts. Hitzegefühl in den Blutgefäßen. Periodizität jeden 21. Tag. Der Zustand verschlechtert sich im Frühling und Winter. Musik bessert allgemein. Die Schmerzen wandern.

Ein Bild für Aurum könnte das eines Herrschers sein, der an der Spitze die Verantwortung für alle übernimmt und die Gemeinschaft organisiert. Diese schwere Aufgabe führt zu großer Ernsthaftigkeit. Suizid sieht er als Ausweg: Aurum stürzt sich von oben (von seiner hohen Stellung) in die Tiefe.

Zusammenfassung

- ✖ Aurum ist ein seltenes Edelmetall, das schon von Hahnemann homöopathisch geprüft wurde.
- ✖ Aurum ist der Erhalter der Macht. Dadurch verspürt er ein großes Verantwortungsgefühl für andere und verträgt keinen Widerspruch. Diese Aufgabe führt zu einer Ernsthaftigkeit mit Suizidneigung. Aurum hat z. B. eine horizontale Hemianopsie, Knochentumoren/-karies und Leistenhernien bei Kindern.

Erlernen der Metalle Platina, Aurum, Mercurius III

Mercurius solubilis Hahnemanni

Ausgangssubstanz

In der griechischen Antike symbolisierte Quecksilber den Gott und den Planeten Merkur, daher lässt sich der Name „Mercurius“ ableiten. Im Althochdeutschen hieß Quecksilber „quecsilabar“, übersetzt „lebendiges Silber“.
Mercurius ist ein silberweißes, flüssiges und giftiges Schwermetall (Absonderungen scharf, stinkend, wundmachend). Es ist das einzige Metall, das bei Raumtemperatur flüssig ist, erst bei −38,89 °C erstarrt es zu festem Metall, das sehr weich und gut dehnbar ist. Es wird noch zu den Edelmetallen gezählt, obwohl es wesentlich reaktiver als die klassischen Edelmetalle ist. Mercurius kommt vor allem in Serbien, Italien, China, Algerien, Russland und Spanien vor, sein Massenanteil an der Erdhülle beträgt 4×10^{-5} %. Es wird meist als Mineral in Form von Zinnober (HgS) vorgefunden und durch Reaktion mit Sauerstoff gewonnen ($HgS + O_2 = Hg + SO_2$).
Verwendet wurde Quecksilber vor allem in Thermometern, da seine thermische Ausdehnung zwischen 0 und 100 °C proportional zur Temperatur ist (Verschlimmerung durch Wärme und Kälte). Außerdem wird es in Amalgam (Zahnfüllungen), Wunddesinfektionsmitteln, Konservierung von Impfstoffen (Thiomersale) und zur Goldwäsche angewendet.
Bereits Aristoteles und Plinius der Ältere sowie weitere Schriftsteller der Antike erwähnten Quecksilber in ihren Werken. Im 19. Jh. wurde es bei Frauenleiden, bei Darmverschlüssen und bis ins 20. Jh. gegen die Syphilis (Paracelsus) angewandt.
Vor allem die Quecksilberdämpfe sind stark toxisch. Das akute Vergiftungsbild lässt sich folgendermaßen zusammenfassen: lokale Schleimhautverätzungen, dunkler Saum von HgS im Zahnfleisch, Metallgeschmack im Mund, Erbrechen, Magen-/Darmkoliken, blutiger Durchfall, Nierenversagen, Kopfschmerzen, Schwindel, Zittern, Seh- und Hörstörungen, Blutdruckabfall, Kreislaufzusammenbruch.
Die chronische Quecksilbervergiftung („Minamata-Krankheit“) ist durch folgende Symptome charakterisiert: Mundschleimhautentzündung, dunkle Säume am Zahnfleisch, Müdigkeit, Kopf-, Gliederschmerzen, Ataxie, Lähmungen, leichte Erregbarkeit, Zittern, Gedächtnisschwäche, ZNS-Störungen, Psychosen, Koma und Tod.

> Die bekannten Symptome der akuten und chronischen Vergiftung sind im Arzneimittelbild von Mercurius solubilis Hahnemanni mit aufgenommen, da eine homöopathische Arzneimittelprüfung nicht zu Organpathologien führt, die ihrerseits zum Tod führen. Dies ist die Erklärung dafür, dass in den Arzneimittelbildern auch sehr finale Zustände widergespiegelt werden können.

Verwendung in der Homöopathie

Im Repertorium (Complete Millennium) finden sich 10 985 Rubriken mit Mercurius solubilis und 651 Rubriken, in denen Mercurius als einziges Mittel steht.
In der Homöopathie werden neben Mercurius solubilis Hahnemanni die Salze Mercurius aceticus, Mercurius arsenicicus, Mercurius auratus, Mercurius bromatus, Mercurius corrosivus, Mercurius cyanatus, Mercurius dulcis, Mercurius fluoratus, Mercurius iodatus flavus, Mercurius iodatus ruber, Mercurius biniodatus cum kali iodatum, Mercurius lacticus, Mercurius methylenus, Mercurius nitrosus, Mercurius phosphoricus, Mercurius praecipitatus albus, Mercurius praecipitatus flavus, Mercurius praecipitatus ruber, Mercurius rhodanatus, Mercurius sulphuricus, Mercurius sulphocyanatus, Mercurius salicylicus, Mercurius succinimide, Mercurius tannicus und Mercurius vivus verwendet.
Es fällt auf, dass im Vergleich zu den anderen Edelmetallen Platina und Aurum viel mehr Verbindungen existieren. Im Periodensystem steht Quecksilber in der 6. Periode (Goldserie) und dem 12. Stadium nach Platina, Aurum und vor Thallium (Rattengift, der Zerfall).

Homöopathische Beschreibung

Quecksilber wurde schon von **Hahnemann** homöopathisch hergestellt und geprüft. In der „Reinen Arzneimittellehre“ beschreibt Hahnemann, wie er Mercurius solubilis Hahnemanni zubereitete: Er sammelte den Niederschlag der im Kalten bereiteten Auflösung von Quecksilber in Salpetersäure mittels ätzenden Ammoniums. Dieses Quecksilber-Präparat ist an seiner typischen Schwärze erkennbar. Hahnemann beschreibt nach einer Einführung 1264 einzelne Mercurius-Symptome, gefolgt von kurzen Beschreibungen anderer Quecksilber-Verbindungen. Für Hahnemann war Mercurius das Antisyphilitikum, Sulphur das Antipsorikum und Thuja das Antisykotikum.
Nash beschreibt das Arzneimittelbild eines Mercurius-Patienten zusammenfassend: Leitsymptome finden sich im Mundraum: Zahnfleisch geschwollen, schwammig, blutend, Zunge geschwollen, schlaff, Zahneindrücke, Mund feucht mit Speichelfluss, widerlicher Geruch, geschwollene Mandeln. Profuser Schweiß ohne Linderung des Leidens. Heraufsteigendes Frösteln wechselt mit Hitzewallungen. Kalte Drüsenschwellungen neigen zu Eiterung mit Frost. Knochenschmerzen bei Exostosen, Karies. Allgemein abendliche und nächtliche Verschlimmerung (syphilitisch).
Bei **Scholten** steht Mercurius in der Goldserie im Entwicklungsschritt nach Aurum und vor Thallium. Mercurius wird in seiner hohen Position bedroht und versucht diese zu

halten. Das dazu passende Symptom von Mercurius ist „Wahnidee, er sei von Feinden umgeben", er kann keinem vertrauen. Scholten vergleicht die Situation mit der von Julius Caesar, als er ermordet wurde und sagte: „Auch Du mein Freund, Brutus." Um die Macht zu erhalten, handelt er diktatorisch, arbeitet viel, verträgt keinen Widerspruch und hat den Impuls zu töten. Schon kleine Abweichungen von der „Normalität" scheinen seine Stellung zu attackieren, er lebt wie ein Thermometer. Das zeigt sich z. B. im Symptom Verschlimmerung durch Kälte und durch Wärme – es bleibt der schmale Grad in der Mitte.

Barthel beschreibt als **Hauptzüge** Beschwerden infolge von enttäuschtem Ehrgeiz, sexuellen Exzessen und von Enttäuschung. Schwindel verdunkelt das Gesichtsfeld, der Patient sieht Mouches volantes. Die Patienten können ein schmutziges Aussehen, fettige Haut und wunde Mundwinkel haben. Der wunde Mund findet sich auch bei Säuglingen, die außerdem Schwierigkeiten beim Zahnen haben. Die Zähne sind gelb oder schwarz; Parodontose, Zahnwurzelabszesse und Zahneindrücke auf der Zunge gehören zu den Prüfsymptomen von Mercurius. Der Stuhl ist wie Schafskot mit saurem Geruch, der Samen des Mannes blutig. Abort durch Syphilis, Menses spät und schwer auswaschbar. Allgemein sind alle Beschwerden schlimmer von Sonnenuntergang bis Sonnenaufgang (syphilitisch). Die Absonderungen sind ätzend, scharf, wund machend, blutig, übel riechend oder stinkend. Mercurius beschleunigt oder kupiert Abszesse und Eiterungen. Außerdem treten kalte Drüsenschwellungen, Exostosen, Hämangiome und Konvulsionen mit Schrei auf.

Zu den **auffallenden Symptomen** gehört die Wahnidee, jeder sei sein Feind, er sei umgeben von Feinden. Er hat eine Abneigung gegen alle Personen und gegen Familienmitglieder. Er ist gleichgültig gegen sein Leben und hat das Verlangen, geliebte Personen, das eigene Kind, den geliebten Ehemann, aber auch Menschen, die ihm widersprechen oder beleidigen, mit einem Messer zu töten. Er hat die Wahnidee, ein Verbrecher zu sein. Der Patient hat einen Arcus senilis, Wimpernausfall und Nasenbluten bei Keuchhusten. Im Respirationstrakt zeigt sich eine Landkartenzunge, Speichelfluss bei Schmerzen, aufsteigende Erkältungen und Stottern bei Erregung. Weitere Symptome sind Milchsekretion bei Nicht-Schwangeren, das Kind verweigert die Muttermilch. Weiblicher Fluor nur nachts, Fluor bei Mädchen, Brennen der Urethra zu Beginn des Urinierens. Hodenschwellung nach Parotitis. Der Patient fährt im Schlaf auf mit Kopfschweiß und Speichelfluss. Allgemein verschlimmert Wetterwechsel von warm zu kalt und sowohl Wärme als auch Kälte. Blutungen kommen aus allen Körperöffnungen. Absteigende Lähmungen.

Ein Bild für Mercurius könnte der aggressive Anwalt sein, der mit aller Macht versucht, sich gegen alles zu verteidigen (Wahnidee, er sei von Feinden umgeben). Doch sein Ehrgeiz ist nutzlos (Beschwerden durch Enttäuschung), da schon vieles zerfallen und zerstört ist (ätzende, stinkende Absonderungen).

Differenzierung der Themen von Platina, Aurum und Mercurius

Im Vergleich zu Platina, die die Macht hat, ohne etwas dafür tun zu müssen, und zu Aurum, der die Verantwortung für die Macht und den Machterhalt übernimmt, fühlt Mercurius sich attackiert und von allen Seiten bedroht. Er muss manipulieren, um seine Stellung zu erhalten. Bei Platin geht es vor allem um die Themen Echtheit und Sexualität, bei Aurum um Verantwortung, Suizid und Ernsthaftigkeit und bei Mercurius um Zerstörung, Bürgerkrieg und einem Kampf von jedem gegen jeden.

Zusammenfassung

- Mercurius ist das einzige Metall, das bei Raumtemperatur flüssig ist.
- Mercurius war Hahnemanns Antisyphilitikum.
- Mercurius fühlt sich von allen Seiten in seiner Stellung attackiert und muss sich gegen alle verteidigen. Doch der Zerfall ist bei Mercurius schon vorhanden und zeigt sich körperlich in Form von stinkenden, ätzenden Absonderungen, Mundgeruch, Knochenkaries, gelbe oder schwarze Zähne, Zahnwurzelabszesse, blutigem männlichen Samen und Blutungen aus allen Körperöffnungen.

Erlernen von Mandragora officinalis (Arzneimittelprüfung)

Eine weitere Möglichkeit, Arzneimittel zu erlernen, finden Sie in diesem Kapitel. Von Mandragora werden neben der Pflanzenbeschreibung, Toxikologie und volkstümlichen Anwendung die Arzneimittelprüfungen mit den Symptomen im Kopf-zu-Fuß-Schema beschrieben. Außerdem wird die von der Autorin durchgeführte Arzneimittelprüfung beschrieben.

Pflanzenbeschreibung

Die deutsche Bezeichnung für Mandragora officinalis ist Alraune, das aus dem Althochdeutschen stammt und „Geheimnis" bedeutet. Sie wird außerdem „Menschenpflanze" oder „Erdmännchen" genannt, da die Wurzelform an eine Menschengestalt erinnert (▮ Abb. 1). Mandragora gehört zur Familie der Solanaceae (Nachtschattengewächse) wie auch Belladonna, Capsicum, Stramonium und Hyoscyamus. Die Nachtschattengewächse wachsen und blühen nur nachts und sind stark halluzinogen und giftig. Mandragora ist eine mehrjährige stammlose Pflanze, die 35 cm hoch wird. Sie hat eine bis zu 90 cm lange fleischige, meist gespaltene Wurzel. Die Blätter sind kurzstielig, länglicheiförmig und gezähnt. Mandragora blüht im Frühling mit kleinen glockenförmigen blassvioletten Blüten, aus denen sich zuerst grüne, dann gelb-orange kugelige Beerenfrüchte bilden. Die Früchte werden 2 bis 4 cm im Durchmesser groß und haben einen aromatischen angenehmen Geruch. Schon während der Reifung der Früchte verwelken die Blätter der Pflanze, von der im Winter oberirdisch nichts mehr zu sehen ist. Mandragora wächst vor allem im Mittelmeergebiet auf steinigen Hängen, aber auch in Nordafrika und Südostasien.

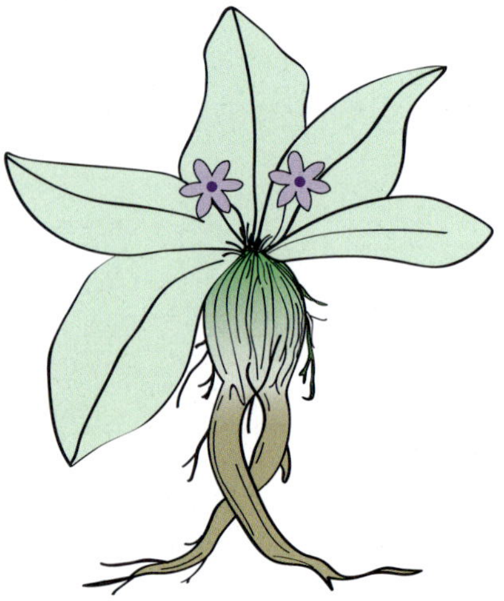

▮ Abb. 1: Skizze von Mandragora officinalis. [3]

Toxikologie

Die Alraune ist eine giftige Pflanze. Sie enthält bis zu 0,6 % Tropan-Alkaloide wie Hyoscyamin, Scopolamin, Atropin, Mandragorin und Solandrin. Ein Rausch mit Tropan-Alkaloiden beginnt etwa sechs Stunden nach oraler Einnahme und dauert ca. 24 Stunden. Psychisch verwirrte Zustände können bis zu einer Woche andauern. Geprägt ist der Rausch von starker Euphorie, Erregung und Halluzinationen (glaubt, sich in ein Tier verwandeln zu können). Auf körperlicher Ebene zeigen sich Pupillenerweiterung, Doppelsehen, Trockenheit in Mund und Rachen, Durstgefühl, Gleichgewichtsstörungen, Muskelzucken, Verwirrtheitszustände und Schweißausbrüche. Überdosierung und Vergiftung sind durch Sinnestäuschungen, Erbrechen und Kreislaufkollaps erkennbar.

Volkstümliche Anwendung

Mandragora wird schon in der Heilschrift der alten Ägypter in zahlreichen Rezepten beschrieben. Die Alraune war schon immer von einem Geheimnis umgeben, das wahrscheinlich auch von ihrer narkotisierenden und erotisierenden Wirkung herrührt. Sie wird schon in der Bibel als Basis für einen Liebestrank erwähnt. Außerdem wurde sie zur Behandlung von Depressionen, Nierensteinleiden, Epilepsie, Husten, Gicht, Rheuma und Arthrose eingesetzt.

Mythen

In vielen Kulturen wurde die Alraune als „Königin der Zauberkräuter" bezeichnet. Kein Wunder also, dass sie auch im Film „Harry Potter und die Kammer des Schreckens" zu sehen war: Für den Unterricht an der Alraune müssen alle Schüler Ohrenschützer aufsetzen, denn eine alte Sage besagt, dass derjenige, der die Alraunenwurzel ausgräbt, vom schrillen Schreien der Wurzel verrückt oder getötet wird. Es waren schon immer Vorsichtsmaßnahmen und Rituale für das Ausgraben notwendig: Früher wurden Hunde mit ihrem Schwanz an die Alraune gebunden und von der Alraune weggelockt, sodass sie die Alraune aus dem Boden zogen. Der Hund starb und der Mensch konnte die Wurzel sammeln und verwenden.

Homöopathische Arzneimittelprüfung

Mandragora ist ein bisher wenig geprüftes homöopathisches Arzneimittel. 1834 und 1874 wurde die Pflanze Mandragora ohne Wurzel geprüft. Julius Mezger (1891–1976) hat 1951 eine größere Arzneimittelprüfung (getrocknete Wurzel, Potenzen D1 bis D12) durchgeführt. Eine weitere Prüfung wurde 1966 von Raeside (10%iges Dekokt, Potenzen D3 bis D12) durchgeführt.
Eine Zusammenfassung der Prüfungen findet sich in „Hahnemannsche Arzneimittelprüfungen 1924–1959" des amerikanischen Homöopathen Stephenson, Schüler von Dr. Elisabeth Wright Hubbart. Eine moderne Beschreibung ist von Karl-Josef Müller in „Mandragora officinalis: Neue Aspekte und deren klinische Bestätigungen" erschienen.

Homöopathische Beschreibung

Geist und Gemüt

Ausgehend von den toxikologischen Symptomen und den Mythen ist es verständlich, dass Mandragora im Geistes- und Gemütsbereich entscheidende Symptome hervorrufen kann. So schwankt der Patient zwischen Euphorie und Depression, die übersteigerte Erregbarkeit zeigt sich in erotischen Träumen und Hellsichtigkeit. Julius Mezger beschreibt es folgendermaßen: „Wohlbefinden und beste Laune, möchte die ganze Welt umarmen. Sehr wach und aufgeschlossen, unternehmungsfreudig. Depressive, unzufriedene Stimmung mit Entschlussunfähigkeit und innerer Unruhe, schlechter Konzentration und Gedächtnisschwäche; Kopf wie benebelt. Sehr nervös und gereizt, überempfindlich gegen Geräusche, Besserung der Stimmungslage durch Abgang reichlichen Urins. Euphorie schlägt leicht in Depression um und umgekehrt."
Karl-Josef Müller beschreibt die Mandragora-Patienten als körperlich oder seelisch sehr traumatisiert. Diese Traumatisierungen können in frühester Kindheit liegen, z. B. zum Zeitpunkt der Geburt, bei der es Komplikationen mit drohender Todesgefahr gab, oder auch im Laufe des Lebens auftreten, z. B. bei einem Unfall, bei dem der Patient nur durch intensivmedizinische Maßnahmen oder Organtransplantationen am Leben erhalten werden konnte. Es handelt sich also um Situationen, in denen es für den Patienten um Leben und Tod geht. Diese Situationen können auch in einer Erziehung z. B. durch ein psychisch krankes Elternteil auftreten, in der das Kind die Emotionen und Erziehungsstile des erwachsenen Gegenübers als unsicher und existenzbedrohend erlebt. Das Kind kann die gegensätzlichen Gefühle und Emotionen wie Liebe und Hass oder Angst und Zuneigung nicht einordnen und hat keine Sicherheit, wann diese Gefühle in Ordnung sind und wann nicht. Dieser Konflikt

löst im Kind Wut aus, die sich in plötzlichen Zornausbrüchen mit Beißen und Schlagen äußert. Diese Gefühlsausbrüche werden im Erwachsenenalter immer seltener und zeigen sich eher als unterdrückte Aggressionen oder in der Angst vor Hunden.

Schwindel, Kopf

Hitze im Kopf und Schwindel mit Schläfrigkeit. Kopfschmerzen mit kalten Extremitäten, Blässe der Arme und Völlegefühl. Kopfschmerzen agg. durch Alkohol, Bewegung, Licht, Sonne, Tabakrauch, vor Gewitter, bei leerem Magen; amel. durch kalte Anwendungen, starken Druck, Essen.

Augen, Sehen, Ohren, Nase, Gesicht

Erweiterung der Pupillen, Entzündung der Konjunktiven, Gerstenkörner. Gesichtsfeld verdunkelt, Gegenstände wie gestreift. Bei Kopfschmerzen Geräusch in den Ohren. Herpes labialis. Kalter Schweiß der Stirn, unreine, fettige Haut. „Plötzliches Blasswerden des Gesichts und Gefühl, als wären die Finger abgestorben“ (Julius Mezger).

Mund, innerer Hals

Aphthen an der Zunge, reichlicher Speichelfluss. „Neigung zu Blutungen des Zahnfleisches, Stomatitis hämorrhagica. Taubheitsgefühl im Rachen wie Lokalanästhesie. Zunge wie verbrüht“ (Julius Mezger).

Magen

Verlangen nach Butter, Käse, pikanten Speisen, Fisch, Fleisch, saurer Milch, Tomaten, Kartoffeln. Abneigung gegen Alkohol, Fettes. Unwohlsein zwei Stunden nach dem Essen. Aufstoßen bei leerem Magen, nach Flüssigkeiten. Magenschmerzen besser durch Beugen nach hinten, durch Strecken und Essen.

Abdomen

Brennender Schmerz in der Gallenblasengegend erstreckt sich zur rechten Schulter. Nächtliche Oberbauchschmerzen mit Herzklopfen und Atemnot, besser durch Herumgehen, Aufstehen und Rückwärtsbeugen.

Rektum, Stuhl

„Auch weicher Stuhl ist schwer zu entleeren, mit vergeblichem Drang. [...] Gefühl des Nichtfertigseins nach dem Stuhl. Durchfällige und harte Stühle sind mit Blut vermischt, gussartige Entleerung von Blut oder von Blutklumpen, infolge von Hämorrhoiden“ (Julius Mezger).

Blase, Geschlechtsorgane

Häufiges Urinieren bei Traurigkeit. Übelriechende Leukorrhö mit Kreuz- und Bauchschmerzen vor der Periode.

Kehlkopf, Husten, Auswurf, Brust

Reizhusten durch Kitzelreiz. Zusammenschnürung, Druck und Gefühl eines eisernen Bandes um das Herz.

Rücken, Extremitäten

Kälte und weiße Verfärbung der Extremitäten bei Kopfschmerzen. Taubheit und klebriger Schweiß der Hände.

Schlaf

Schlaflosigkeit von drei bis fünf Uhr. Schläfrigkeit tagsüber, auch bei ausreichender Nachtruhe. Träume von Toten, Gräbern oder Knochen.

Schweiß, Haut

Nachts erschöpfende, kalte, faulig riechende Schweiße. Haut empfindlich gegen Druck und Berührung.

Allgemeines

Allgemeine Verschlimmerung durch Reizmittel wie Kaffee, Alkohol, Tabak. Agg. vor Gewitter, bei schwülem Wetter. Allgemeine Besserung durch Bewegung an frischer Luft, durch Essen, Rückwärtsbeugen, Ausstrecken. Vor allem brennende Schmerzen mit Lateralität rechts. Auffallende Müdigkeit, Erschöpfung und Abgeschlagenheit.

Kurze Differenzialdiagnostik

Die größte Ähnlichkeit besteht zu den bekannteren Nachtschatten-Arzneien wie Stramonium, Belladonna, Hyoscyamus. Als Beispiele seien hier die Aggression mit Beißen und Schlagen sowie die Angst vor Hunden genannt.

Durchführung einer Arzneimittelprüfung

Dieses Arzneimittel ist in der Homöopathie schlecht bekannt und wird sicherlich sehr selten in der homöopathischen Praxis verordnet. Beim Bearbeiten des Arzneimittels im studentischen Arbeitskreis wurde uns jedoch klar, dass es sich um ein äußerst interessantes Arzneimittel handelt. Damals beeindruckte uns vor allem das Mystische mit der Angabe, dass es bewusstseinserweiternd wirke. Aus diesem Grund wurde eine Arzneimittelprüfung mit C30 nach den Regeln Hahnemanns durchgeführt (s. S. 42) mit kleinen, marginalen Fehlern: Wir übersprangen die Vorbeobachtungszeit, hatten keinen unbeteiligten Supervisor und erwarteten vor allem psychische Symptome, bei deren Auftreten wir das Arzneimittel absetzen wollten. Wir telefonierten täglich, um kleine Symptome und Veränderungen wahrzunehmen. Tag für Tag passierte nichts und wir wiederholten fleißig täglich eine Gabe Mandragora C30. Nach drei Tagen Einnahme konnten wir übereinstimmende Symptome beobachten: Augenzucken des linken Unterlides außen. Auf einmal fiel es uns wie Schuppen von den Augen – wir hatten die kleinen Symptome bisher nicht beachtet, die da waren, weil wir uns zu sehr auf die psychischen Reaktionen und Träume versteift hatten – so hatten wir Schnupfen, Kitzeln im Hals, Heiserkeit beim Sprechen wohl bemerkt, diesen Symptomen aber keine Bedeutung beigemessen. Wir beendeten sofort die Einnahme von Mandragora und beobachteten weiter. Auf einmal traten die körperlichen Symptome klar und eindeutig auf. Zu den Symptomen gehörten folgende: Einreißen der Nägel, strumpfförmiges Einschlafen des linken Fußes, komplette Ablösung des Zahnfleischs zwischen Unterlippe und Zähnen mit Blutung und extremen Schmerzen (die Zahnärztin war ratlos, etwa zwei Wochen anhaltend, dann wie ein Wunder und eine Erlösung verschwindend), Stirnkopfschmerzen beim Fahren im Wind, hartnäckige Verstopfung.

> Fazit: Arzneimittelprüfungen eignen sich bestens, um Arzneimittel zu erleben und zu erlernen. Aber bitte beherzigen Sie alle Angaben und Ratschläge Hahnemanns und seiner Nachfolger, sie haben sie aus gutem Grund zusammengetragen!

Zusammenfassung

- Mandragora officinalis ist eine alte bekannte Heilpflanze, um die sich viele Mythen und Geschichten ranken.
- Homöopathisch ist Mandragora officinalis ein schlecht geprüftes Arzneimittel, das selten in der homöopathischen Praxis eingesetzt wird.
- Arzneimittel können durch Arzneimittelprüfungen erlernt und erlebt werden. Bitte achten Sie auf die korrekte Durchführung der Arzneimittelprüfung!

Erlernen von Verletzungsmitteln (Charakteristika, Übersicht)

Dieses Kapitel zeigt die auffallenden und charakteristischen Züge sog. „Verletzungsmittel", deren typische Verletzungs- und Wundarten sind tabellarisch dargestellt.

Was sind „Verletzungsmittel"?

„Verletzungsmittel" an sich existieren in der Homöopathie nicht. Dennoch gibt es einige Arzneimittel, die einen typischen Verletzungshergang und eine individuelle Reaktion widerspiegeln. Hier wird eine Auswahl an Arzneimitteln mit ihren charakteristischen Verletzungen und Reaktionen dargestellt. Die Beschreibung der individuellen Arzneimittelbilder soll verdeutlichen, dass es nicht banale „Verletzungsmittel" sind, die pauschal nach Diagnosen verordnet werden können. Sie sollten, wie alle homöopathischen Mittel, aufgrund der auffallenden Symptome anhand des Ähnlichkeitsgesetzes verschrieben werden.

Gabe der „Verletzungsmittel"

Je nach Intensität, Stärke und Ausprägung der Verletzung und der folgenden Symptome werden Potenzen ab C30 verwendet. Nicht jede Verletzung muss mit Globuli behandelt werden! Abzuwägen gilt, ob die Verletzung therapiert werden muss, nicht bei jedem kleinsten Stoß sind Globuli zu verabreichen. Bei leichteren Verletzungen können äußerliche Auflagen mit dem angezeigten Arzneimittel gemacht werden, bei stärkeren Verletzungen ist stets der gesamte Organismus affiziert, sodass die Globuli oral verabreicht werden.

Kurze homöopathische Beschreibung einer Auswahl von „typischen Verletzungsmitteln"

Arnica montana (Bergwohlverleih, Arnika)

Trauma/Verletzung: Blutergüsse, stumpfe Verletzungen, Quetschungen, Zerrungen, Verstauchungen, Brüche, Schädeltrauma, nach Überanstrengung, nach traumatischen psychischen und physischen Verletzungen, nach Zahnextraktion, Herzschmerzen nach Überlastung.
Reaktion: Der Körper schmerzt wie zerschlagen, das Bett fühlt sich zu hart an, der Patient fürchtet jede Berührung oder Annäherung und will allein sein. Er sagt, es fehle ihm nichts, obwohl er schwer krank ist.
Andere Symptome: Kalte Nase, Brennen im Gehirn, heißer roter Kopf bei kühlem Körper, unbewusstes Abgehen von Urin und Stuhl. Schmerzhafte Furunkel.
Anmerkung: Bei äußerlicher Anwendung auf offenen Wunden kann eine Dermatitis auftreten.

Bellis perennis (Gänseblümchen)

Trauma/Verletzung: Bauchtraumata (z. B. Fahrradlenker im Bauch), nach Bauchoperationen, Operationen tief liegender Gewebe, großen chirurgischen Eingriffen, Nervenverletzungen, Verstauchungen. Verhärtungen der Brust nach Schlägen.
Reaktion: Wundes und gequetschtes Gefühl im Becken, Uterus, der Bauchwände. Muskelkater mit Lahmheit wie verstaucht und intensivem Schmerz.
Andere Symptome: Unverträglichkeit von kaltem Baden. Beschwerden aufgrund von kaltem Essen, kalten Getränken, kaltem Wind, wenn der Körper erhitzt ist. Unfähigkeit, während der Schwangerschaft zu gehen. Furunkel. Wacht morgens früh auf und kann nicht wieder einschlafen.

Calendula officinalis (Gartenringelblume)

Trauma/Verletzung: Schürfwunden, offene Wunden, Risswunden mit erhabenen Rändern, Muskelfaserrisse, Sehnenverletzungen, nicht heilende Stellen mit wildem Fleisch, oberflächliche Verbrennungen, nach Zahnextraktion.
Reaktion: Der Patient ist nervös und schreckhaft. Der verspürte Schmerz ist außerordentlich stark und steht in keinem Verhältnis zur Verletzung. Im Fieber Kältegefühl der Haut, obwohl sie warm ist. Gelbe Haut mit Gänsehaut und kalten Händen. Verschlimmerung durch kalte Luft an der Wunde.
Andere Symptome: Ulzera, Erysipele, Sepsis.
Anmerkung: Äußere Applikation verdünnt möglich.

> Kent sagte: Wenn eine sorgfältig verbundene und versorgte Wunde nicht primär verheilt, suche man nach der konstitutionellen Ursache und ermittele das entsprechende Heilmittel.

Hypericum perforatum (Johanniskraut)

Trauma/Verletzung: Nervenverletzungen (z. B. Finger, Zehen, Nägel, Lippen), Fingerquetschungen (v. a. Fingerspitzen), Stürze aufs Steißbein mit Kokzygodynie, Kommotio des Rückenmarks, Stichverletzungen, nach Operationen.
Reaktion: Schmerzausstrahlung entlang von Nerven, in die Umgebung, in die Gliedmaßen, bei Rückenverletzungen strahlt der Schmerz die Wirbelsäule hinauf und die Glieder hinab. Übermäßige Schmerzhaftigkeit, Krämpfe nach jeder Verletzung.
Andere Symptome: Der Patient hat das Gefühl, hoch in die Luft gehoben zu werden, er hat Angst, durch die geringste Berührung von der Höhe herunterzufallen. Gefühl, als würde er an der Stirn von eiskalter Hand betastet. Gesichtsneuralgie ziehend, reißend. Neuritis mit Kribbeln, Brennen und Taubheit. Übermäßige Schweißsekretion, Verschlimmerung durch Nebel. Besserung durch Beugen des Kopfes nach hinten.
Anmerkung: Äußere Anwendung möglich.

Ledum palustre (Wilder Rosmarin)

Trauma/Verletzung: Stichverletzungen (z. B. Nadeln, Nägel, Insekten), Tierbisse, Splitterverletzungen (z. B. Splitter unter dem Fingernagel).
Reaktion: Der Patient empfindet die verletzten Teile als kalt. Kälte und kaltes Wasser bessern die Beschwerden, Wärme verschlimmert sie. Sehr berührungsempfindliche Wunden, die Wunden bluten nur wenig, danach folgen Schmerzen, Schwellung und Kälte des betroffenen Körperteils.
Andere Symptome: Rheumatismus beginnt in den Füßen und steigt nach oben. Lang anhaltende Verfärbungen nach Verletzungen. Mangel an Lebenswärme, dennoch ist Wärme unerträglich. Körperteile sind geschwollen und aufgedunsen. Abmagerung der leidenden Teile.

Ruta graveolens (Weinraute)

Trauma/Verletzung: Mechanische Verletzungen von Knochen und Knochenhaut. Verstauchungen (v. a. der Handgelenke und Knöchel), Verrenkungen. Periostitis, Schleimbeutelentzündungen (z. B. Bursitis praepatellaris). Augenschmerzen durch Überanstrengung (z. B. Lesen).
Reaktion: Langsame Heilungstendenz: Bildung schmerzhafter Knoten im Periost nach Verletzungen, Indurationen nach Prellungen, verhärteten Sehnengewebe, Überbeinen, Beugekontrakturen. Zerschlagenheitsgefühl, wie gequetscht, verrenkt, gestoßen, gestürzt mit Müdigkeit und Kraftlosigkeit (v. a. der Beine). Oberschenkelschmerzen beim Strecken der Beine. Körperteilschmerzen, auf denen der Patient liegt. Ruhelosig-

keit, Besserung durch Bewegung. Verschlimmerung durch Kälte, Nässe.
Andere Symptome: Der Patient verspürt vom Rückgrat absteigende Kälte. Krampf in der Zunge mit erschwerter Sprache. Unstillbarer Durst auf Kaltes. Übelkeit, im Rektum empfunden. Entleerung von Stuhl nur durch Pressen. Rektumkarzinom. Analprolaps.

Übersicht „Verletzungsmittel“

Wundart

Bezeichnung der Verletzung	Arznei	Mögliche Rubriken im Repertorium
Schürfwunde	Calendula	GENERALITIES; WOUNDS; scurfiness, with
Risswunde	Calendula	EXTREMITIES; INJURIES; lacerations; hands
Quetschwunde	Arnica	GENERALITIES; INJURIES, blows, falls and bruises; general; soft parts, of, contusions
Schnittwunde	Staphisagria	GENERALITIES; WOUNDS; cuts
Stichwunde	Ledum	GENERALITIES; WOUNDS; penetrating, punctured
Bisse	Ledum	GENERALITIES; WOUNDS; bites
Venöse Blutung	Hamamelis	GENERALITIES; HEMORRHAGE; tendency or actual; injuries, from
Nervenverletzung	Hypericum	GENERALITIES; WOUNDS; nerves
Blutgefäßruptur	Millefolium	GENERALITIES; INJURIES, blows, falls and bruises; general; rupture of; bloodvessel GENERALITIES; HEMORRHAGE; tendency or actual; injuries, from
Augenverletzung	Symphytum	EYES; INJURIES, from

Tab. 1: Verletzungsmittel nach Wundart.

Weichteile

Bezeichnung der Verletzung	Arznei	Mögliche Rubriken im Repertorium
Abdominaltrauma	Bellis perennis	ABDOMEN; INJURIES of pelvic organs GENERALITIES; WOUNDS; pelvic organs, of
Drüsentrauma	Conium	GENERALITIES; WOUNDS; glands
Bluterguss	Arnica	GENERALITIES; WOUNDS; parts, soft GENERALITIES; INJURIES, blows, falls and bruises; general; soft parts, of, contusions GENERALITIES; HEMORRHAGE; tendency or actual; injuries, from

Tab. 2: Verletzungsmittel für Weichteile.

Halteapparat

Bezeichnung der Verletzung	Arznei	Mögliche Rubriken im Repertorium
Knochenhaut-verletzung	Ruta	GENERALITIES; INJURIES, blows, falls and bruises; general; bones, fractures; periosteum
Knochenbruch	Arnica, Symphitum	GENERALITIES; INJURIES, blows, falls and bruises; general; bones, fractures
Sehnen-, Band-verletzungen	Bryonia, Rhus toxicodendron	GENERALITIES; INJURIES, blows, falls and bruises; general; tendons
Sehnenriss	Calendula, Rhus toxicodendron	GENERALITIES; INJURIES, blows, falls and bruises; general; rupture of; tendons
Muskelriss	Calendula	GENERALITIES; INJURIES, blows, falls and bruises; general; rupture of; muscles
Überanstrengung	Arnica, Rhus toxicodendron	GENERALITIES; INJURIES, blows, falls and bruises; general; overexertion, strain, from

Tab. 3: Verletzungsmittel für Halteapparat.

Nervensystem

Bezeichnung der Verletzung	Arznei	Mögliche Rubriken im Repertorium
Verletzung von Nerven und nervenreichem Gewebe	Hypericum	EXTREMITIES; INJURIES; fingers GENERALITIES; INJURIES, blows, falls and bruises; general; nerves, of, with great pain GENERALITIES; WOUNDS; lumbar punctation, after GENERALITIES; WOUNDS; nerves
Gehirn-erschütterung	Arnica	HEAD; INJURIES of head
Wesensänderung nach Gehirn-erschütterung	Natrium sulphuricum	MIND; AILMENTS from; injuries, accidents

Tab. 4: Verletzungsmittel für Nervensystem.

Schock

Bezeichnung der Verletzung	Arznei	Mögliche Rubriken im Repertorium
Psychisch	Aconitum	GENERALITIES; SHOCKS; general; mental GENERALITIES; SHOCKS; general; injury, from
Physisch	Arnica	GENERALITIES; SHOCKS; general; injury, from
Augen nach oben verdreht	Opium	EYES; TURNED; upward
Kollaps, kalter Schweiß	Veratrum album	GENERALITIES; FAINTNESS, fainting; general; injury, from shock in
Durch Säfte-verlust	China	GENERALITIES; FAINTNESS, fainting; general; loss of fluids, from
Durch Schmerz	Hepar sulphuris, Nux vomica	GENERALITIES; FAINTNESS, fainting; general; pain, from

Tab. 5: Verletzungsmittel bei Schock.

Zusammenfassung

- In den angegebenen Rubriken stehen noch andere Arzneimittel, die bei der beschriebenen Verletzung ebenfalls infrage kommen.
- Führend für Arzneimittelwahl sind immer die auffälligen Symptome nach § 153, nicht die Diagnosen!
- Sollten die homöopathischen Mittel aufgrund der auffallenden Symptome akut eingesetzt werden, ersetzt dies in keiner Weise eine konstitutionelle Behandlung durch den erfahrenen Homöopathen!
- Die Behandlung von Verletzungen kann ein möglicher Einstieg in die Homöopathie sein.

Fallbeispiele

100 Repertorisation von äußerlich sichtbaren Symptomen I
102 Repertorisation von äußerlich sichtbaren Symptomen II
104 Repertorisation von äußerlich sichtbaren Symptomen III
106 Fall 1: Halsschmerzen
108 Fall 2: Erbrechen
110 Fall 3: Husten
112 Fall 4: Sturz

C Fallbeispiele

In den folgenden Kapiteln werden Fallbeispiele vorgestellt, die einen Einblick in die praktische Tätigkeit und das homöopathische Denken geben sollen. Die Beispiele sind vorwiegend einfache Akutfälle, damit auch Anfänger die Fälle und Fragen nachvollziehen und lösen können. Es ist wichtig, sich vor Augen zu halten, dass die Akuthomöopathie keine Therapie der zugrunde liegenden chronischen Erkrankung ersetzt. Aus diesem Grund sollte in der Praxis immer die homöopathische Therapie der chronischen Krankheiten im Vordergrund stehen, in die eine Akuttherapie eingebettet werden kann.

Repertorisation von äußerlich sichtbaren Symptomen I

Dieser Abschnitt soll Ihnen helfen, einige sichtbare Symptome zu diagnostizieren und im Repertorium wiederzufinden. Im Alltag werden Sie mit einem wachen Auge jederzeit Möglichkeiten finden, um die Diagnosestellung und Repertorisation zu üben!

Beantworten Sie zu jedem Bild die folgenden Fragen:
Frage 1: Stellen Sie jeweils die Diagnose!
Frage 2: Was notieren Sie sich noch über den Patienten?
Frage 3: Welche Rubrik schlagen Sie jeweils nach? Überlegen Sie sich, wo Sie die Rubrik suchen werden, und geben Sie an, wo diese Rubrik zu finden ist.

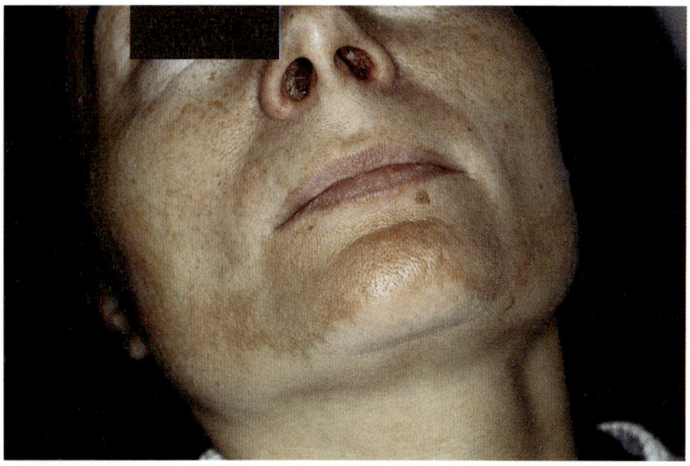

Abb. 1: Gesicht einer Patientin. [4]

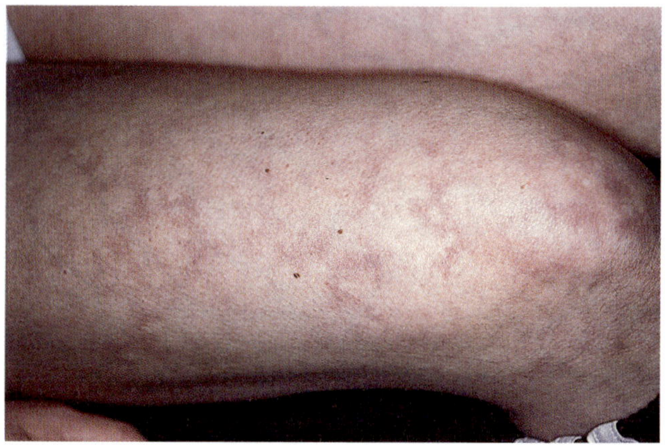

Abb. 2: Bein einer Patientin. [4]

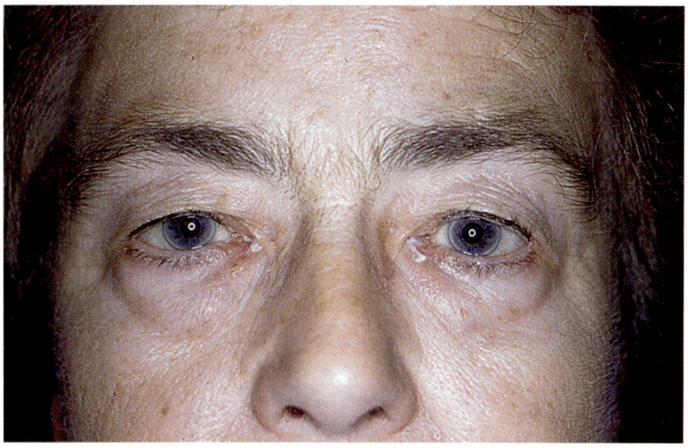

Abb. 3: Gesicht eines Patienten. [4]

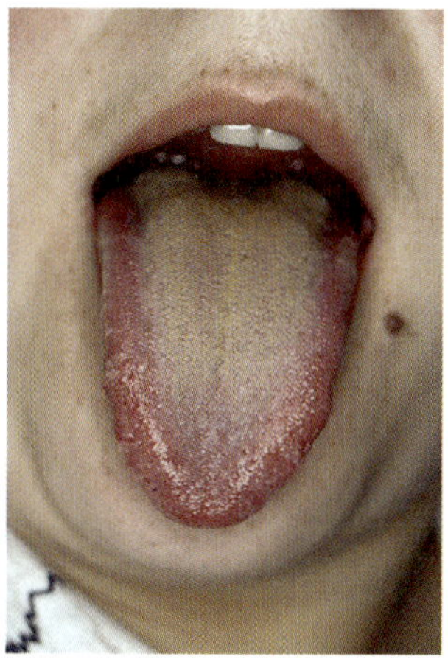

Abb. 4: Zunge eines Patienten. [4]

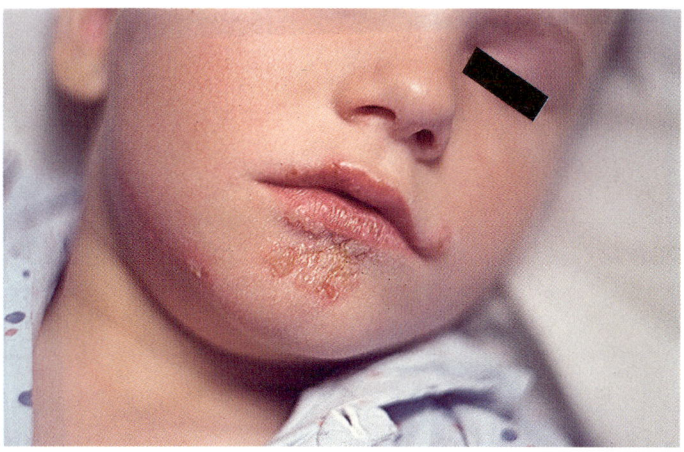

Abb. 5: Gesicht eines Patienten. [4]

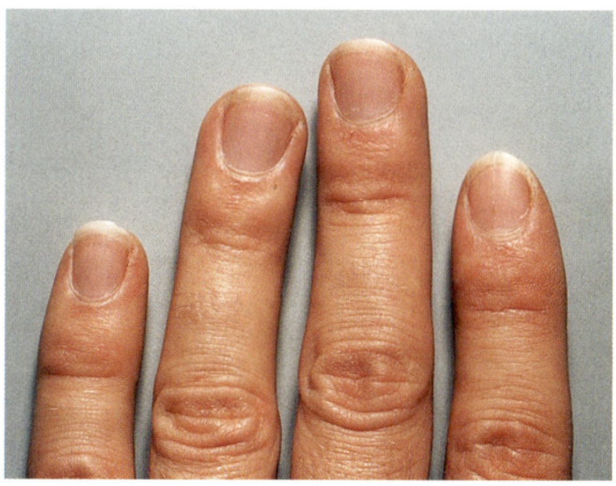

Abb. 6: Finger und Nägel eines Patienten. [10]

Antworten: Repertorisation von äußerlich sichtbaren Symptomen I

Frage 1: Abb. 1: Chloasma.
Frage 2: Abb. 1: Chloasma: Scharf abgegrenzt, unteres Kinn und Halspartie frei. Symmetrische Ausbreitung. Leberfleck seitlich links unter der Unterlippe. Dunkle Haare.
Frage 3: Abb. 1:
FACE; DISCOLORATION; chloasma:
cadm-s., caul., con., ferr., lyc., nit-ac., nux-v., paull., sep.
(Eine Liste der Arzneimittel und deren Abkürzungen finden Sie in Ihrem Repertorium.)

Frage 1: Abb. 2: Es handelt sich um marmorierte Haut der unteren Extremitäten, am ehesten Livedo reticularis oder Livedo racemosa bei systemischem Lupus erythematodes.
Frage 2: Abb. 2: Rötlich-bläulich marmorierte Haut im Hautniveau.
Frage 3: Abb. 2:
SKIN; DISCOLORATION; mottled:
ail., am-c., arn., ars., bapt., bell., carb-v., chel., chlol., cic., con., cop., crot-h., cupr., glon., kali-bi., kali-br., kali-c., kali-m., **Lach.**, lat-m., led., lil-t., manc., naja, nat-m., nux-m., nux-v., ox-ac., phos., puls., rhus-t., sars., sulph., syph., tarent-c., thuj., verat-v.

Frage 1: Abb. 3: Es handelt sich um einen Arcus lipoides corneae.
Frage 2: Abb. 3: Blasse Gesichtsfarbe, ggf. Anämie. Augenbrauen fast zusammengewachsen. Lidschwellungen.
Frage 3: Abb. 3:
EYES; OPACITY; cornea:
acon., agn., am-c., apis, **Arg-n.**, ars., aur., aur-m., **Aur-s.**, bar-c., bar-i., bar-s., bell., **Cadm-s.**, **Calc.**, calc-f., calc-hp., calc-i., calc-p., calc-s., calc-sil., cann-s., caps., caust., chel., chin., chlol., chol., cine., cinnam., cinnb., cocc., colch., coloc., **Con.**, croto-t., dig., digin., elmen, euph., euphr., hep., hydr., kali-bi., kali-c., kali-chl., kali-i., kali-m., kali-n., kali-sil., lach., lepro., lyc., mag-c., merc., merc-c., merc-i-f., merc-s., mosch., naphtin., nit-ac., op., ox-ac., phos., plb., podo., prun., puls., rhus-t., ruta, sac-alb., sacchin., seneg., sil., **Sulph.**, tab., tarax., tarent., thiosin., tub., vanad., vario., zinc., zinc-s.

Frage 1: Abb. 4: Typische Typhuszunge. Gelblicher Belag im Zentrum der Zungenoberseite. Zungenränder und Zungenspitze sind rot.
Frage 2: Abb. 4: Erster Bartflaum. Leberfleck links seitlich vom Mund.
Frage 3: Abb. 4:
MOUTH; DISCOLORATION; yellow; tongue; center; edges red:
hell., merc-i-f.

Frage 1: Abb. 5: Herpes labialis et facialis.
Frage 2: Abb. 5: Gruppiert stehende Bläschen der Unterlippe und mittig rechts unterhalb der Unterlippe. Oberlippe: gerötete und defekte Stellen, ähnlich einem abgeheilten Herpes labialis. Kleine defekte Hautstelle am rechten seitlichen Kinn.
Frage 3: Abb. 5: Für den Herpes unterhalb der Lippe gibt es keine Repertorisationsrubrik. Herpes besteht aus Bläschen, deswegen wird die untenstehende Rubrik verwendet. Früher war Herpes ein Hautpilz, sodass die Rubrik Face – eruptions – herpes – lips nicht sicher die richtigen Mittel beinhaltet.
FACE; ERUPTIONS; vesicles; lips:
acon., adam., agar., ail., alum., am-c., am-m., ant-c., ant-t., arn., ars., asc-t., aur., bar-c., bell., berb., bor., bov., brom., **Bry.**, calc., calc-f., calc-s., cann-s., canth., caps., carb-an., carb-v., caust., chel., chin., chin-s., cic., cina, clem., cob-n., coloc., com., con., conv., croto-t., cyt-l., dulc., eup-per., graph., hedeo., hell., hep., hydr., hyos., ign., ip., kali-bi., kali-c., kali-n., kali-p., kali-s., kreos., lac-ac., lac-c., lach., laur., mag-c., mag-m., mag-p., mang., med., merc., mur-ac., nat-c., **Nat-m.**, nat-s., nat-sil., nit-ac., nux-v., nyct., par., petr., phos., plat., rat., rhod., rhus-t., rhus-v., samb., sang., sanic., sars., seneg., sep., sil., sol-n., spig., spong., squil., staph., stront-c., **Sulph.**, tarax., tarent., thuj., urt-u., valer., verat., zinc.

Frage 1: Abb. 6: Fehlende Lunulae.
Frage 2: Abb. 6: Distal leicht gekrümmter Ringfinger.
Frage 3: Abb. 6:
EXTREMITIES; NAILS; complaints of; lunula absent:
lyc., puls., tub.

Repertorisation von äußerlich sichtbaren Symptomen II

Beantworten Sie zu jedem Bild die folgenden Fragen:
Frage 1: Stellen Sie jeweils die Diagnose!
Frage 2: Was notieren Sie sich noch über den Patienten?
Frage 3: Welche Rubrik schlagen Sie jeweils nach? Überlegen Sie sich, wo Sie die Rubrik suchen werden, und geben Sie an, wo diese Rubrik zu finden ist.

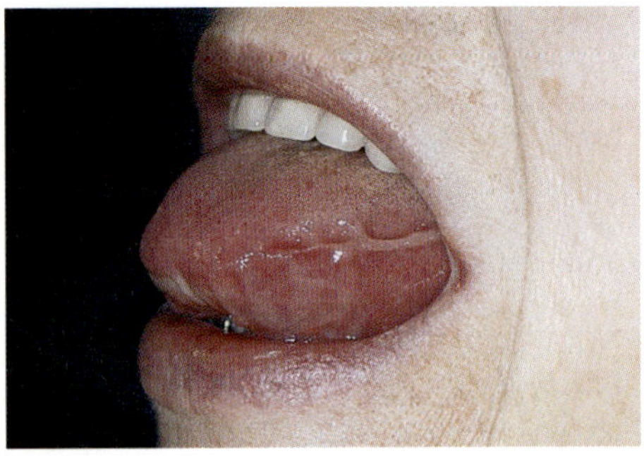

Abb. 1: Zunge einer Patientin. [4]

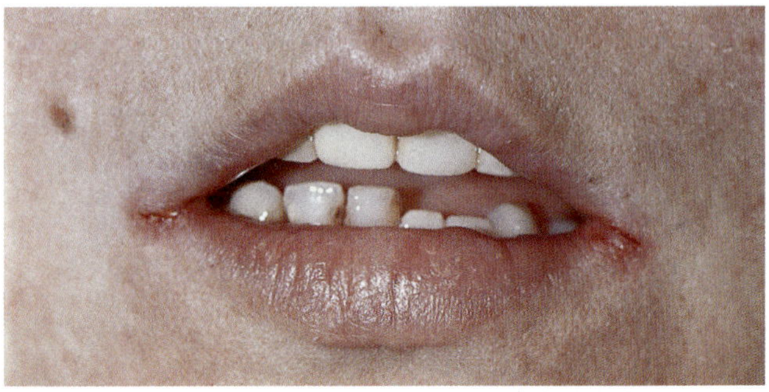

Abb. 2: Mund einer Patientin. [4]

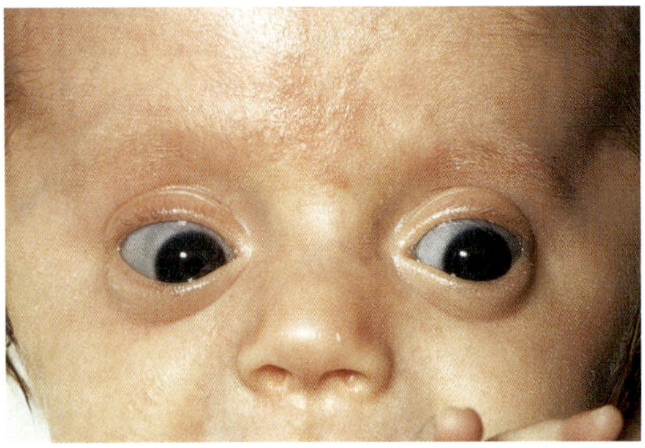

Abb. 3: Säuglingsgesicht. [11]

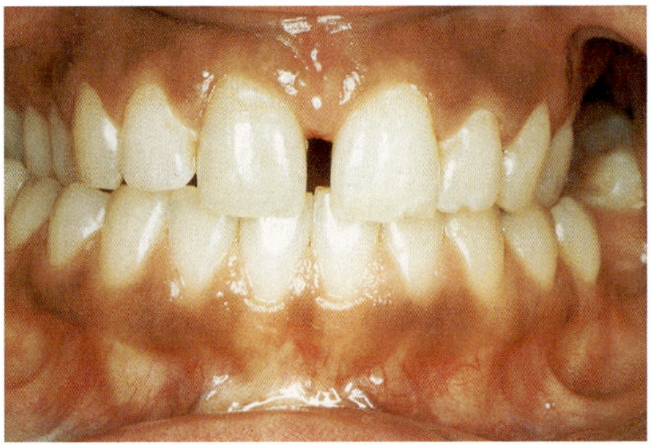

Abb. 4: Zähne eines Patienten. [11]

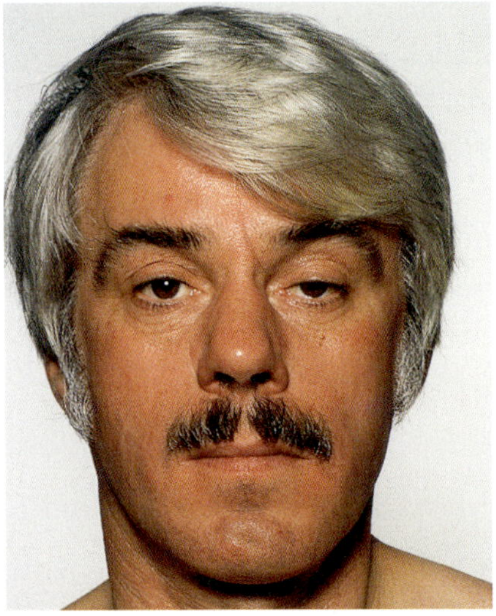

Abb. 5: Gesicht eines Patienten. [11]

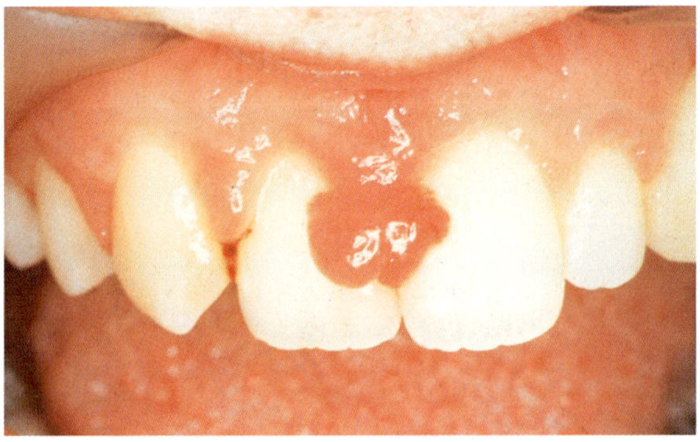

Abb. 6: Zähne und Zahnfleisch einer Patientin. [11]

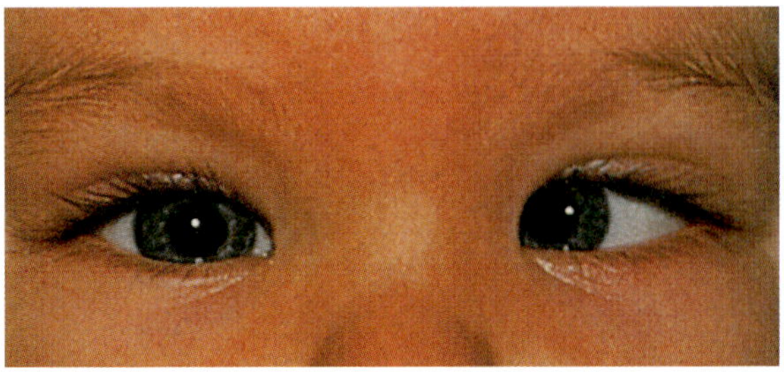

Abb. 7: Augen eines Kindes. [6]

Antworten: Repertorisation von äußerlich sichtbaren Symptomen II

Frage 1: Abb. 1: Zahneindrücke, Makroglossie.
Frage 2: Abb. 1: Ausgeprägte Volumenzunahme der Zunge mit Zahneindrücken. Dünne Oberlippe.
Frage 3: Abb. 1: Folgende Rubriken könnten verwendet werden:
MOUTH; INDENTED; tongue:
aegle-f., ant-t., Ars., ars-met., atista, atro., bapt., bol., bor., calc., carb-v., card-m., Chel., croto-t., dulc., glon., guat., hydr., hydrc., ign., iod., kali-bi., kali-br., kali-i., lac-f., mag-m., Merc., merc-d., merc-i-f., nat-p., ozone, phyt., pip-n., plb., podo., puls., pyrog., Rhus-t., sanic., sep., stram., sumb., syph., tell., vib., yuc.
MOUTH; SWELLING; general; tongue:
absin., acet-ac., Acon., adam., am-be., am-m., ambr., anac., anan., ant-t., antipyrin., Apis, arg-n., arn., ars., ars-i., ars-s-f., arum-m., arum-t., asaf., aster., aur., aur-ar., bapt., Bell., bell-p., benz-ac., berb., bism., bor., bry., caj., calad., calc., calc-i., calc-p., calc-s., calc-sil., camph., canth., carb-ac., cast., caust., chin., chin-ar., cic., cimic., cocc., con., Crot-h., cymbo-ci., dig., diph., dros., dulc., elaps, falco-p., ferr-i., ferr-m., ferr-p., fl-ac., frag., glon., guare., hell., helo., hippoz., hydr., iod., kali-ar., kali-bi., kali-c., kali-chl., kali-i., kali-p., kali-sil., kali-tel., lach., lap-c-b., laur., lyc., lyss., mag-m., mag-p., maland., menis., Merc., merc-c., merc-cy., merc-s., mez., mill., morg., mosch., mur-ac., naja, nat-h., nat-m., neon, nit-ac., oena., op., ox-ac., oxyu-s., ph-ac., phos., phyt., plat., plb., podo., polyg., ptel., puls., ruta, sabad., sec., sil., spig., staph., stram., tell., ter., thuj., verat., vesp., vip., xan., zinc.
MOUTH; SWELLING; general; tongue; mouth, fills whole:
apis, arum-m., calad., crot-h., kali-chl., stram.

Frage 1: Abb. 2: Mundwinkelrhagaden.
Frage 2: Abb. 2: Unterlippe leicht rissig, Leberfleck neben rechter Oberlippe.
Frage 3: Abb. 2:
FACE; CRACKS; mouth, corners:
allox., am-c., am-m., ambr., ant-c., apis, arist-cl., ars., Arum-t., arund., bcg, bov., calc., caust., cinnb., Cund., echi., eup-per., Graph., hell., hep., hydr., hydrog., ind., kola., kreos., lac-c., lim-b-c., lyc., mag-p., maland., merc., merc-c., mez., morg., morg-g., nat-ar., nat-m., Nit-ac., petr., prot., psor., rhus-t., sec., sep., Sil., sulph., syc-co., tarent-c., thlaspi, zinc.

Frage 1: Abb. 3: Blaue Skleren (Symptom der chronischen Krankheit Kanzerinie!). V. a. Hydrocephalus.
Frage 2: Abb. 3: Trockene Stelle an der Glabella. Braune Augen. Kopfbehaarung bis zur Schläfe.
Frage 3: Abb. 3:
EYES; DISCOLORATION; blueness; sclera; children:
carc.

Frage 1: Abb. 4: Diasthema = Lücke zwischen den oberen Schneidezähnen (syphilitisch!).
Frage 2: Abb. 4: Fleckig dunkelrot verfärbtes Zahnfleisch.
Frage 3: Abb. 4: Für dieses Phänomen gibt es keine Rubrik, aber es sollte irgendwo gut sichtbar aufgeschrieben werden, dass der Patient dieses höchst syphilitische Zeichen hat.

Frage 1: Abb. 5: Partielle Ptosis links.
Frage 2: Abb. 5: Dichte graue Haare. Kleiner erhabener Naevus unter dem linken Auge.
Frage 3: Abb. 5:
EYES; FALLING of lids; left:
alum., bar-c., bufo, coloc., kali-p., thuj.

Frage 1: Abb. 6: Epulis = Pyogenes Granulom.
Frage 2: Abb. 6: Zahnfleischbluten am Rand des rechten Schneidezahns.
Frage 3: Abb. 6:
MOUTH; EPULIS:
agn., anan., ars., bell., calc., calc-f., canth., carb-an., carb-v., chel., clem., cur., graph., hecla., hep., lac-c., lach., nat-m., nit-ac., phos., plb., plb-acet., sep., sil., staph., sulph., thuj.

Frage 1: Abb. 7: Linksseitige infantile Esotropie.
Frage 2: Abb. 7: Asymmetrische Hornhautreflexe durch Strabismus.
Frage 3: Abb. 7:
EYES; STRABISMUS; general; convergent, esophoria:
alum., alumn., art-v., bell., calc., camph., chel., **Cic.**, cina, **Cycl.**, gels., glon., jab., lil-t., lyc., mag-p., merc., mim-p., nux-v., op., rhod., ruta, spig., spig-m., stram., syph.

Repertorisation von äußerlich sichtbaren Symptomen III

Beantworten Sie zu jedem Bild die folgenden Fragen:
Frage 1: Stellen Sie jeweils die Diagnose!
Frage 2: Was notieren Sie sich noch über den Patienten?
Frage 3: Welche Rubrik schlagen Sie jeweils nach? Überlegen Sie sich, wo Sie die Rubrik suchen werden, und geben Sie an, wo diese Rubrik zu finden ist.

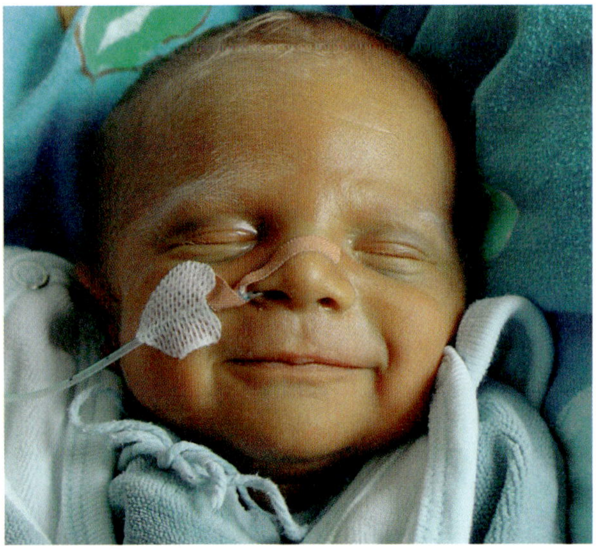

Abb. 1: Gesicht eines Frühgeborenen. [9]

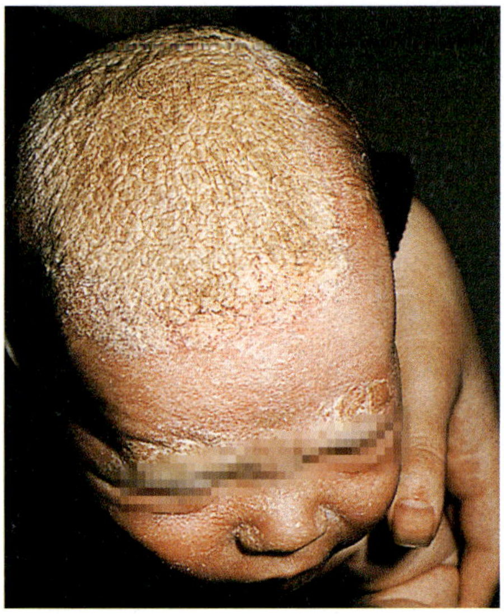

Abb. 2: Kopf eines Kindes. [12]

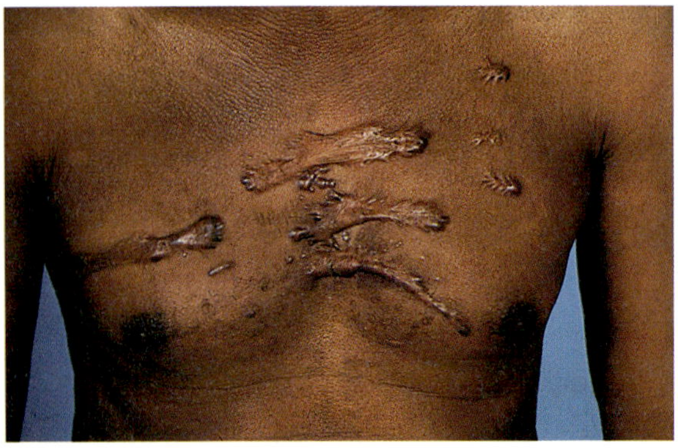

Abb. 3: Die Brust eines Patienten. [12]

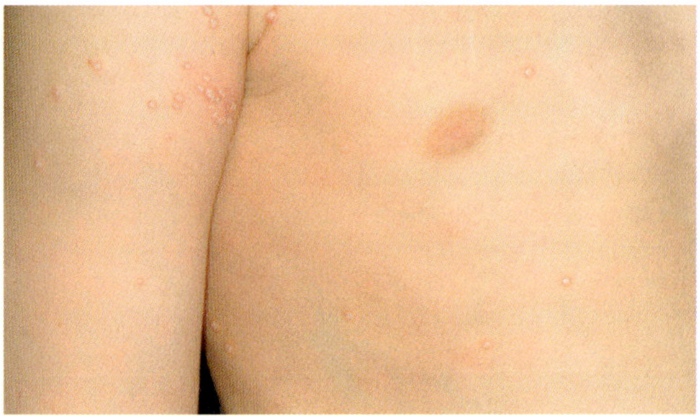

Abb. 4: Oberkörper-Ausschnitt eines Jungen. [10]

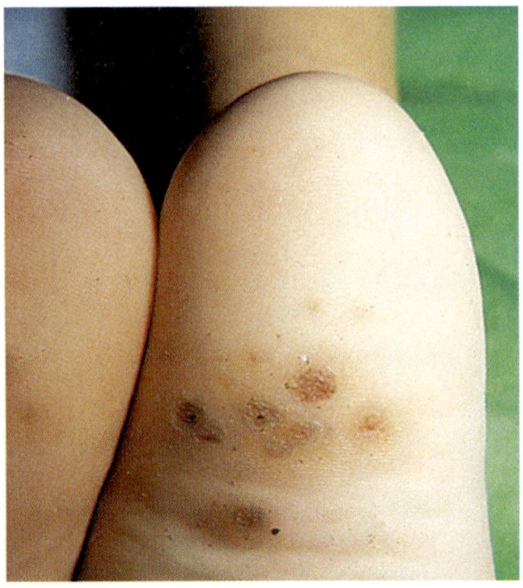

Abb. 5: Fußsohle eines Patienten. [12]

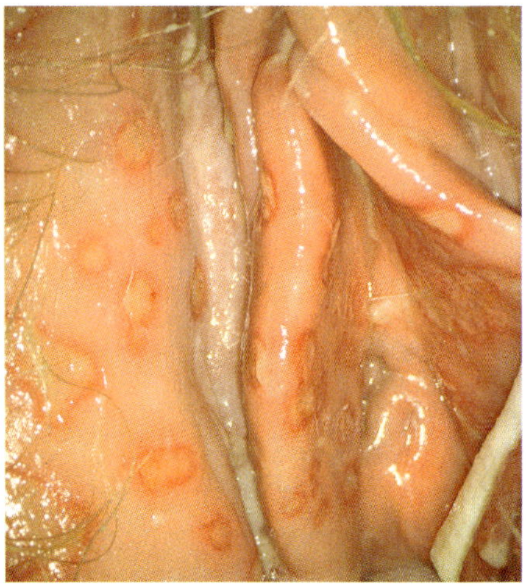

Abb. 6: Vagina einer Patientin. [7]

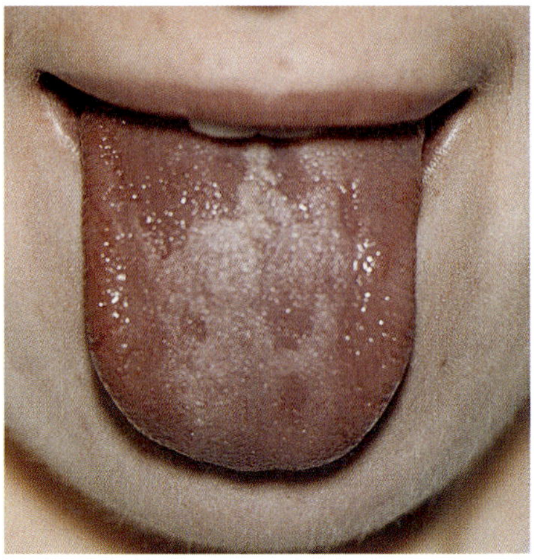

Abb. 7: Zunge einer Patientin. [4]

Antworten: Repertorisation von äußerlich sichtbaren Symptomen III

Frage 1: Abb. 1: Neugeborenenikterus.
Frage 2: Abb. 1: Nasensonde
Frage 3: Abb. 1:
SKIN; DISCOLORATION; yellow, jaundice, icterus, etc.; newborns, in:
acon., aesc., alum., ars., bell., bov., bry., calc., card-m., cham., chel., chin., chion., coll., coloc., con., dig., dol., dulc., elat., hep., hippoz., ign., iod., ip., kali-i., lach., laur., lept., lup., lyc., mag-m., med., merc., merc-d., myric., nat-s., nit-ac., nux-v., phos., podo., ptel., puls., sel., sep., sulph., zinc.

Frage 1: Abb. 2: Milchschorf.
Frage 2: Abb. 2: Stark ausgeprägter Milchschorf, der bis in das Gesicht hineinreicht.
Frage 3: Abb. 2:
HEAD; ERUPTIONS; milk crust, crusta lactea:
acon., aethi-a., alum., ambr., ant-c., ant-t., ars., astac., aur., **Bar-c.**, brom., bry., calc., calc-i., calc-s., carb-an., carb-v., cham., chel., **Cic.**, clem., dulc., euph., graph., hell., **Hep.**, iris, kali-c., kali-chl., kreos., lappa, led., lyc., mag-c., melit., **Merc.**, merc-i-f., **Mez.**, mur-ac., nat-m., nat-p., nit-ac., ol-j., **Olnd.**, par., petr., ph-ac., **Phos.**, phyt., plb-i., psor., rhus-t., ruta, sars., scroph-n., seneg., sep., **Sil.**, **Staph.**, sul-ac., sulph., trif-p., tub., ust., verat., vinc., viol-o., viol-t., zinc.

Frage 1: Abb. 3: Keloid.
Frage 2: Abb. 3: Große Wunden am Rücken sind mit Keloid abgeheilt.
Frage 3: Abb. 3:
SKIN; CICATRICES; keloid:
alumn., ars., bad., bell-p., calc., calc-f., carb-v., **Carc.**, caust., crot-h., fl-ac., graph., hyper., iod., junc., kali-bi., lach., merc., nit-ac., nux-v., phos., phyt., psor., rad-br., rhus-t., sabin., sil., sul-ac., sulph., thiosin., tub., vip.

Frage 1: Abb. 4: Mollusca contagiosa.
Frage 2: Abb. 4: Teils isoliert, teils gruppiert stehende, weißlich-zartrosa, zentral gedellte Papeln.
Frage 3: Abb. 4:
SKIN; WARTS; indented:
calc., euphr., lyc., nit-ac., ph-ac., rhus-t., sabin., sep., staph., thuj.

Frage 1: Abb. 5: Verrucae plantae.
Frage 2: Abb. 5: Vom Bild ist nicht mehr abzuleiten.
Frage 3: Abb. 5:
EXTREMITIES; WARTS; general; lower limbs; feet; soles:
ant-c., bac., calc., carc., con., lach., lyc., med., nat-m., phos., sep., sil., sulph., syc-co.

Frage 1: Abb. 6: Herpes genitalis.
Frage 2: Abb. 6: Multiple oberflächliche Läsionen.
Frage 3: Abb. 6:
FEMALE; ERUPTIONS; vesicles:
ars., aur., dulc., graph., helon., lyc., nat-m., nat-s., petr., **Rhus-t.**, sep., staph., sulph.

Frage 1: Abb. 7: Lingua geographica.
Frage 2: Abb. 7: Die Landkartenzunge ist vor allem rechts hinten stark ausgeprägt.
Frage 3: Abb. 7:
MOUTH; MAPPED tongue:
agar., alum., am-m., ant-c., ant-t., ars., bor., calc., carb-v., cham., chlorpr., colch., cupr., diph., dulc., graph., hydr., kali-bi., kali-chl., kali-i., lac-c., lach., lil-t., lyc., manc., med., merc., merc-c., mur-ac., nat-m., nit-ac., ox-ac., phos., phys., phyt., pitu-a., ran-s., rham-cal., rham-cath., rhus-t., sul-ac., sulph., syph., tab., **Tarax.**, ter., thuj., tub.

Fall 1: Halsschmerzen

Szenario 1

Akute Tonsillitis

Die 6-jährige Anna ist seit Jahren bei Ihnen in Behandlung. In den letzten Wochen kamen langsam die chronischen Beschwerden wieder, wegen derer Anna damals in Ihre Praxis kam. Seit den Halsschmerzen gestern sind die chronischen Beschwerden wieder verschwunden. Die Halsschmerzen fühlen sich an wie Splitter im Hals und werden beim Schlucken schlimmer. Seltsam ist, dass sich der Halsschmerz beim Gähnen bis zum Ohr erstreckt. Warme Getränke und ein warmer Schal bessern. Anna ist sehr empfindlich und wird schnell wütend, wenn ihre kleine Schwester neben ihr geräuschvoll spielt.

Frage 1: Welche Diagnose stellen Sie, was müssen Sie noch erfragen bzw. untersuchen?

Frage 2: Welchen Verlauf erwarten Sie unter schulmedizinischer Therapie, welchen unter homöopathischer Therapie?

Frage 3: Was ist „auffällig"?

Frage 4: Welche Rubriken verwenden Sie?

Frage 5: Welches Medikament geben Sie und warum?

Die kleine Anna hat innerhalb von zwei Tagen entfiebert, es geht ihr wieder gut. Sie spielt mit ihrer kleinen Schwester, isst und trinkt wieder normal. Nach einer Woche bekommt sie wieder ihre chronischen „Zipperlein", die unter der Akutkrankheit vollständig verschwunden waren.

Frage 6: Was ist hier passiert?

Frage 7: Wie gehen Sie weiter vor?

Szenario 2

Scharlach

Der 7-jährige Timm hat hohes Fieber, Kopf- und Halsschmerzen. Die Zunge war morgens weiß belegt, in den letzten Stunden hat die Mutter nicht mehr in den Mund geschaut. Das Fieber ist in der Nacht sprunghaft auf 40 °C gestiegen.

Frage 8: Was müssen Sie noch von der Mutter wissen?

Im hohen Fieber hat Timm halluziniert, er sah kleine Flecken an der Wand. Mit dem hohen Fieber bekam Timm starke Kopfschmerzen. Der Hals tut ihm beim leeren Schlucken extrem weh. Er hat keinen Durst. Am Nachmittag gegen 15 h ging es ihm noch einmal richtig schlecht – das Fieber stieg und die Schmerzen wurden schlimmer.

Bei der Untersuchung fällt auf, dass Timm einen roten heißen Kopf und kalte Extremitäten hat. Die Zunge ist nun ganz rot, der Belag ist weg. Als Sie ihn bitten, sich auszuziehen, sehen Sie einen rötlichen Ausschlag an den Innenseiten der Oberschenkel, in den Leisten und Armbeugen, der sich über den ganzen Körper ausgebreitet hat. Die Mutter erzählt, dass Timm als kleiner Junge Fieberkrämpfe hatte, diese aber seit Jahren nicht mehr aufgetreten sind.

Frage 9: Welche Diagnose stellen Sie und was untersuchen Sie noch?

Frage 10: Darf Timm in die Schule? Am Nachmittag ist ein Schulfest, da möchte er unbedingt hingehen.

Frage 11: Handelt es sich um eine chronische oder akute Krankheit?

Frage 12: Wie sollte der Verlauf aussehen? Was müssen Sie berücksichtigen?

Frage 13: Wie könnte eine erste positive Reaktion auf das Arzneimittel aussehen?

Frage 14: Welche Rubriken könnten Sie nachschlagen?

Szenario 3

Rezidivierende Tonsillitiden

Die 13-jährige Lea hat immer wiederkehrende Tonsillitiden und nächtliche Wachstumsschmerzen. Sie steckt sich bei jedem Infekt an und bekommt immer vereiterte Mandeln, für die sie schon sehr häufig Antibiose bekommen hat. Der letzte Infekt ist vor sieben Tagen im Urlaub gewesen, die Antibiose hat sie bis gestern eingenommen.

Frage 15: Was behandeln Sie?

Frage 16: Wie gehen Sie vor, um das zu behandeln?

Frage 17: Welche Rubriken nehmen Sie für die Behandlung, müssen Sie eine Auswahl treffen?

Frage 18: Was würden Sie unter erfolgreicher homöopathischer Therapie erwarten?

Szenario 1

Antwort 1: Es handelt sich um eine akute Tonsillitis. In der Praxis muss der Mund-Rachen-Raum auf Eiterstippchen auf den Tonsillen, Tonsillenhypertrophie und Lymphknotenschwellungen untersucht werden. Außerdem sollte die Temperatur gemessen und der Allgemeinzustand beurteilt werden, u. a. ob es Hinweise auf eine Exsikkose gibt. Zusätzlich wird erfragt, ob es Auslöser für die Erkrankung gab, jemand in ihrem Umfeld eine ähnliche Erkrankung hat und ob sie sonst noch irgendwelche Symptome hat.

Antwort 2: Unter Antibiose würde Anna wahrscheinlich etwa innerhalb von ein bis zwei Tagen entfiebern und die Schmerzen würden zurückgehen. Die Schwäche würde ggf. bis zu einer Woche anhalten. Unter homöopathischer Therapie sollte es Anna innerhalb von ein bis zwei Tagen besser gehen, sie sollte weniger Schmerzen haben, mehr trinken wollen oder sich nicht mehr so krank fühlen. Das Fieber kann ggf. zwei bis drei Tage anhalten.

Antwort 3: Am auffallendsten ist, dass sich der Halsschmerz beim Gähnen bis zum Ohr erstreckt. Besserung durch Wärme bemerken viele Patienten. Mit sechs Jahren kann ein Kind schon die Schmerzarten differenzieren, sodass Sie sich auf die Angabe des Splitterschmerzes verlassen können.

Antwort 4: Zunächst werden alle Symptome im Repertorium nachgeschlagen.
MIND; ANGER, irascibility; general; noise, from
THROAT; PAIN; general; extending to; ear; yawning, when

Szenario 1

THROAT; PAIN; splinters, as from; swallowing, on; agg.
THROAT; PAIN; general; warmth in general; amel.
THROAT; PAIN; splinters, as from; extending to ear; yawning, on

In diesem Fall sind ein Lokalsymptom mit Erstreckung, Modalität und der Gemütszustand vorhanden. Für die Auswahl wird das auffälligste Lokalsymptom mit dem Gemütssymptom kombiniert. Das Symptom Halsschmerz – wie von Splittern – erstreckt sich zum Ohr – beim Gähnen ist eine kleine Rubrik, deswegen wird auf die nächstgrößere zurückgegriffen.
MIND; ANGER, irascibility; general; noise, from
THROAT; PAIN; general; extending to; ear; yawning, when

Antwort 5: Anna bekommt zwei Globuli Hepar sulphuris in der Potenz C200. Bei Halsschmerzen, die sich zum Ohr erstrecken beim Gähnen, die sich durch Wärme bessern und die mit Geräuschempfindlichkeit einhergehen, kommt kein anderes Mittel in Betracht.

Antwort 6: Anna bekommt ihre chronischen Beschwerden wieder, die unter der Akuterkrankung verschwunden waren. Das ist ein bekanntes Phänomen. Der Körper hat die Akutkrankheit besiegt und die chronischen Störungen zeigen sich wieder. Dies macht deutlich, dass die Akutbehandlung nicht die konstitutionelle Therapie ersetzt.

Antwort 7: Anna kommt in die Praxis, es werden die jetzige Symptomatik und die Beschwerden innerhalb der letzten Zeit analysiert und angeschaut. Wenn das letzte Mittel gegen die chronischen Beschwerden gut geholfen hat, wird am ehesten dieses wiederholt. Sollte es nicht den gewünschten Effekt haben, werden die jetzigen Symptome und die schon aufgenommenen Symptome nochmals genau analysiert. Dann wird ein Folgemittel gesucht.

Szenario 2

Antwort 8: Lassen Sie sich den gesamten Verlauf und die Symptome genauer beschreiben, z. B. seit wann, wie genau, wie sein Allgemeinzustand ist, was er gerade macht, ob er Durst hat, ob es Fieberkrämpfe bei ihm oder in der Familie gab.

Antwort 9: Scharlach. Sie machen einen Streptokokkenschnelltest, der positiv ausfällt. Es wird noch ins Ohr geschaut und ein Termin vereinbart, um den Abstrich zu wiederholen, ein EKG zu schreiben und den Urin zu untersuchen.

Antwort 10: Scharlach ist ansteckend, Timm darf nicht in die Schule gehen.

Antwort 11: Es handelt sich um eine akute Kinderkrankheit.

Antwort 12: Timm sollte es innerhalb eines Tages viel besser gehen. Die Halsschmerzen nehmen meistens innerhalb von einem Tag ab, so auch die Kopfschmerzen und das Fieber. Sollte dies nicht der Fall sein, müssen Sie ggf. das Mittel wechseln. Bei wenig bis keiner Erfahrung in der homöopathischen Therapie sollten Sie Timm zu einem erfahrenen Homöopathen schicken.

Antwort 13: Eine erste positive Reaktion könnte die Verbesserung des Allgemeinbefindens sein, auch wenn das Fieber noch einige Stunden bleibt.

Antwort 14: Da Timm früher Fieberkrämpfe hatte und es in dieser Krankheit auch zu Fieberkrämpfen kommen könnte, ist es sinnvoll, auch diese Rubrik anzuschauen.
MIND; DELIRIUM; fever; during
HEAD PAIN; GENERAL; fever; during
GENERALITIES; SUDDEN manifestations
SKIN; ERUPTIONS; scarlatina
FACE; DISCOLORATION; red; glowing, burning
FACE; DISCOLORATION; red; fever; during
HEAD; HEAT; coldness of; extremities, with
FEVER, HEAT; INTENSE heat, 39–40 celsius
FEVER, HEAT; INTENSE heat, 39–40 celsius; convulsions, with
GENERALITIES; AFTERNOON, one pm. – six pm.; agg.; three pm.
STOMACH; THIRSTLESSNESS; heat, during

Szenario 3

Antwort 15: Es handelt sich um eine Neigung zu Tonsillitiden und Wachstumsschmerzen, d. h. um eine chronische Krankheit. Die Wachstumsschmerzen geben den Hinweis, dass sie syphilitisch sein könnte, aber dies ist in der ausführlichen Anamnese genau zu ergründen.

Antwort 16: Um eine chronische Krankheit zu behandeln, bestellen Sie sich die Patientin in die Praxis ein und führen eine Erstanamnese durch. Lassen Sie sich genau erklären, seit wann die Erkrankung da ist, was ihr ggf. vorausging oder welche Beschwerden in den symptomlosen Intervallen vorhanden sind. Auch die Symptomatik des akuten Infekts bzw. der akuten Entzündung sollten Sie aufnehmen.

Antwort 17: Sie nehmen die Symptome aller Beschwerden von Lea und analysieren, ob Sie Themen und Symptome finden, die sich durch den Fall durchziehen. Sie schauen sich die auffälligen Symptome am genauesten an, denn durch diese unterscheidet sich Lea von anderen Kindern mit rez. Tonsillitiden. Die akute Symptomatik können Sie im Repertorium nachschlagen, dort finden Sie jedoch meistens Lokalsymptome, die nicht führend für die Mittelwahl sind. Sollte jedoch im akuten Zustand eine auffallende Charakteristik immer vorhanden sein, sollten Sie diese auf jeden Fall berücksichtigen.

Antwort 18: Unter erfolgreicher Therapie können die Häufigkeit und die Intensität der Tonsillitiden und Wachstumsschmerzen reduziert werden. Auf lange Sicht sollte Lea von dieser Neigung geheilt werden.

Fall 2: Erbrechen

Szenario 1

Lebensmittelvergiftung

Heute Mittag haben die drei Kinder der Familie Huber Schinkennudeln gegessen. Nach etwa sechs Stunden erbrechen plötzlich alle Kinder. Sie jammern und haben extremen Durst. Als die Mutter ihnen etwas zu trinken gibt, trinken sie das ganze Glas in kleinen Schlucken aus und verlangen nach mehr. Zwischen den Brechattacken sind die Kinder sehr unruhig, sie laufen im Zimmer auf und ab. Für ihre Magenschmerzen wollen sie eine Wärmflasche auf ihr Abdomen, das bessert die Schmerzen.

Frage 1: Um welche Erkrankung handelt es sich?

Frage 2: Handelt es sich homöopathisch gesehen um eine Akuterkrankung oder chronische Erkrankung?

Frage 3: Was empfehlen Sie der Mutter? Finden Sie schnell Hinweise für ein Akutmittel? Welche Hinweise finden Sie?

Frage 4: Welche Rubriken wählen Sie aus?

Frage 5: Welches Mittel geben Sie?

Frage 6: Wie geben Sie das Arzneimittel, wenn die Kinder ständig spucken?

Szenario 2

Gastroenteritis

Eine Patientin von Ihnen ruft aus Indien an, sie ist dort für einige Wochen im Urlaub. Sie hat wahnsinnigen Durchfall, sodass sie kaum noch laufen kann. Sie muss zur Toilette krabbeln bzw. dort sitzen bleiben, weil sie gleichzeitig erbricht und Durchfall hat. Sie hat Angst und schwitzt kalt an der Stirn. Allgemein friert sie innerlich, obwohl es draußen sehr heiß ist. Am liebsten würde sie eiskaltes Wasser trinken. Vor lauter Schwäche ist sie ohnmächtig vom Klo gefallen.

Frage 7: Welche auffälligen Symptome finden sich in diesem Fall? Warum sind diese auffällig?

Frage 8: Welche Rubriken wählen Sie in dieser Anamnese?

Frage 9: Welche Arznei geben Sie der Patientin und warum? Was sollten Sie ihr noch raten?

Szenario 3

Infektassoziiertes Asthma bronchiale mit Erbrechen

Der kleine Niko hat infektassoziiertes Asthma bronchiale. Er hat seit fünf Tagen Schnupfen. Bisher ging es ihm gut, jetzt liegt er schlapp auf der Couch mit den Fingern im Mund, atmet schwer und presst die Luft heraus. Auf einmal würgt und erbricht er eine große Ladung weißen Schleims. Nach dem Erbrechen kommt es zu einer kurzzeitigen Besserung der asthmatischen Atmung, doch schon nach Minuten hört man wieder ein lautes Giemen. Dieser Ablauf wiederholt sich immer wieder. In der Vorgeschichte wurde schon häufig Arsenicum album gegeben, was die Beschwerden linderte, jedoch die wiederkehrenden Anfälle nicht verminderte.

Niko ist ansonsten ein aufgeweckter Junge, der gerne spielt. Er ist recht dünn und hat ein ausladendes Abdomen. Ansonsten ist bekannt, dass sein Vater drogenabhängig ist. Zum Vater besteht deswegen momentan kein Kontakt.

Frage 10: Welche Rubriken kommen infrage?

Frage 11: Wie heißt das gesuchte Arzneimittel? Wie würden Sie es verordnen? Sollten Sie noch etwas anderes verordnen?

Frage 12: Was für einen Verlauf erwarten Sie?

Szenario 1

Antwort 1: Es handelt sich um eine Lebensmittelvergiftung, aufgrund der Latenzzeit von sechs Stunden ggf. durch Staphylokokken oder Salmonellen.
Antwort 2: Es handelt sich um eine Akuterkrankung, da als Auslöser das verdorbene Fleisch eruiert werden kann und die Kinder alle auf einmal ähnliche Symptome zeigen.
Antwort 3: Die Mutter kann den Kindern weiterhin etwas zu trinken geben, wenn sie danach verlangen. Die Kinder haben als Causa eine Lebensmittelvergiftung, am ehesten durch verdorbenen Schinken. Sie haben trotz Erbrechen starken Durst auf kleine Mengen und sind ruhelos. Dies sind alles Hinweise auf Arsenicum album.
Antwort 4:
MIND; RESTLESSNESS, nervousness; general; drives him from place to place:
STOMACH; VOMITING; general; thirst, with
STOMACH; PAIN; general; heat; amel
STOMACH; THIRST; small quantities, for; often
GENERALITIES; FOOD and drinks; meat; agg.; spoiled, bad
Für die Auswahl werden die auffälligsten Symptome und je ein Symptom einer Region ausgewählt, z. B. die Causa, das Gemütssymptom und ein auffälliges Magensymptom.

Auswahl:
MIND; RESTLESSNESS, nervousness; general; drives him from place to place
STOMACH; VOMITING; general; thirst, with
GENERALITIES; FOOD and drinks; meat; agg.; spoiled, bad
Antwort 5: Die Kinder bekommen zwei Globuli Arsenicum album in der Potenz C200.
Antwort 6: Sie geben die Globuli oral. Sollten die Kinder kurz nach der Mittelgabe erbrechen, bekommen sie nochmals zwei Globuli. Alternativ können 2 Globuli in Wasser aufgelöst werden. Bei jeder Verschlechterung des Zustandes wird stark umgerührt und ein Teelöffel eingenommen. Sobald Besserung eintritt, wird pausiert und erst bei erneuter Verschlechterung die Gabe wiederholt.

Szenario 2

Antwort 7: Auffallend ist, dass Durchfall und Erbrechen gleichzeitig vorhanden sind. Doch noch auffallender erscheint, dass die Patientin bei der Hitze friert, kalt schwitzt und trotzdem etwas Eiskaltes trinken möchte.
Antwort 8: Folgende Symptome und Rubriken finden sich in der Anamnese:
Alle Symptome:
FACE; PERSPIRATION; cold; forehead; anguish, with
FACE; PERSPIRATION; cold; forehead:
STOMACH; VOMITING; general; diarrhea; during
GENERALITIES; FAINTNESS, fainting; general; weakness; from
GENERALITIES; COLDNESS; internal
GENERALITIES; FOOD and drinks; cold; drinks, water; desires; icy; water
Antwort 9: Dieses Erkrankungsbild entspricht am ehesten dem von Veratrum album. Veratrum album hat Angst mit kaltem Schweiß auf der Stirn, Kollaps mit Kälte und Durchfall und Erbrechen gleichzeitig. Arsenicum album würde am ehesten nach warmem Wasser verlangen und nicht nach Eiswasser. Die Patientin sollte zwei Globuli Veratrum album C200 einnehmen, ggf. aufgrund der Intensität der Erkrankung noch zwei Globuli in Wasser auflösen und einige Male nach starkem Umrühren einen Teelöffel zu sich nehmen. Sie sollte viel trinken, da sie sehr viel Wasser verliert und zusätzlich auch noch stark schwitzt. Sollte die Symptomatik nicht innerhalb der nächsten 24 Stunden nachlassen, muss sie sich noch mal melden und ggf. einen dortigen Arzt aufsuchen.

Szenario 3

Antwort 10: Folgende Rubriken kommen infrage:
RESPIRATION; ASTHMATIC; alternating with; vomiting
MOUTH; FINGERS in the mouth, children put
MIND; MORPHINISM, drug addiction
Die Drogenabhängigkeit des Vaters ist in diesem Fall kein mittelweisendes Symptom. Es wird hier dennoch aufgeführt, da es interessant ist, dass das Mittel Ipecacuanha, was letztlich dem kleinen Patienten dauerhaft half, in dieser Rubrik steht. So kann es als Zusatzinformation und nachträgliche Bestätigung mit in die Repertorisation aufgenommen werden.
Antwort 11: Das gesuchte Arzneimittel ist Ipecacuanha. Es werden akut zwei Globuli C200 gegeben, dann wird abgewartet. Sie sollten Niko für die akuten Anfälle ein Notfall-Asthmaspray verordnen. Das gibt etwas Sicherheit, auch wenn er es nicht benötigen sollte.
Antwort 12: Die Symptomatik ändert sich innerhalb von zwei Stunden. Im weiteren Verlauf kommt es sehr viel seltener zu Asthmaattacken mit Erbrechen. Bei beginnendem Schnupfen wird Ipecacuanha in aufsteigenden Potenzen verordnet. Seitdem kommt es nicht mehr zu so starken Anfällen bzw. sie können vermieden oder abgewendet werden.

Fall 3: Husten

Szenario 1

Pseudokrupp

Der kleine Lukas schläft sehr unruhig und hustet im Schlaf. Tagsüber war die Familie draußen im trockenen Wind. Lukas hat sonst keine Zeichen einer Erkältung außer dem sehr trockenen Husten. Seine Mutter geht immer wieder an seinem Zimmer vorbei, da sie diesen Husten schon von ihrem älteren Sohn kennt, der oftmals einen Pseudokruppanfall bekam. Gegen Mitternacht ist es wirklich so weit. Lukas wacht auf und wird panisch, weil er keine Luft mehr zu bekommen scheint. Seine Augen sind weit aufgerissen und er schreit nach seiner Mutter. Diese handelt, wie sie es von ihrem anderen Sohn kennt, sie gibt ihrem Sohn zwei Globuli Aconitum C200, bittet ihren Mann, den Homöopathen anzurufen, dreht das Wasser im Bad stark auf, so dass ihr Sohn den Wasserdampf inhalieren kann. Schon nach einigen Sekunden entspannt sich die Situation, sodass der Homöopath gar nicht mehr handeln muss, da die Mutter alles richtig gemacht hat.

Frage 1: Wie sollte der weitere Verlauf aussehen?

Frage 2: Wo finden Sie die Rubrik für Pseudokrupp im Repertorium?

Frage 3: Welches sind die typischen Arzneimittel bei Pseudokrupp?

Frage 4: Warum hat die Mutter wahrscheinlich Aconitum gegeben?

Szenario 2

Grippaler Infekt

Der akute grippale Infekt von Herrn Sanders begann schleichend, erst mit Halsschmerzen, dann kamen Schnupfen und Mattigkeit hinzu und dann der quälende Husten. Aus diesem Grund ruft er bei Ihnen in der Sprechstunde an. Das Kratzen in der Region des Kehlkopfes führt zu einem ständigen Hustenreiz. Beim Husten tut ihm der ganze Kopf weh wie nach zu viel Alkohol. Beim Schlucken ziehen die Halsschmerzen ins Ohr hinein. Seit dem Infekt hat Herr Sanders Verstopfung. Er muss immer wieder auf die Toilette mit Stuhldrang, aber es kommt kein Stuhl. Herr Sanders ist in den letzten Tagen extrem schlecht gelaunt. Wenn seine Frau das Licht anmacht, wird er wütend, weil er es nicht anhaben möchte. Auch gegen ihre Musik, die leise im Nebenzimmer läuft, wird er extrem aggressiv und beschimpft seine Frau, wie sie so laut die Musik aufdrehen könne, wenn er krank im Bett liege. Seine Frau beobachtet, dass er nach einem solchen Wutausbruch ganz rot im Gesicht wird. In seinem Job ist Herr Sanders auch nicht immer ausgeglichen und wird leicht wütend, was seine Frau immer auf das hohe Arbeitspensum ihres Mannes schiebt.

Frage 5: Welche Symptome finden sich bei Herrn Sanders?

Frage 6: Gibt es auffallende Symptome?

Frage 7: Welche Rubriken können Sie repertorisieren und wo finden Sie diese?

Frage 8: Welches Arzneimittel verordnen Sie und wie gehen Sie weiter vor?

Szenario 3

Reizhusten

Die Patientin Frau Huber wartet auf Sie im Wartezimmer. Die Sekretärin informiert Sie, dass sie eine halbe Stunde zu früh da war.

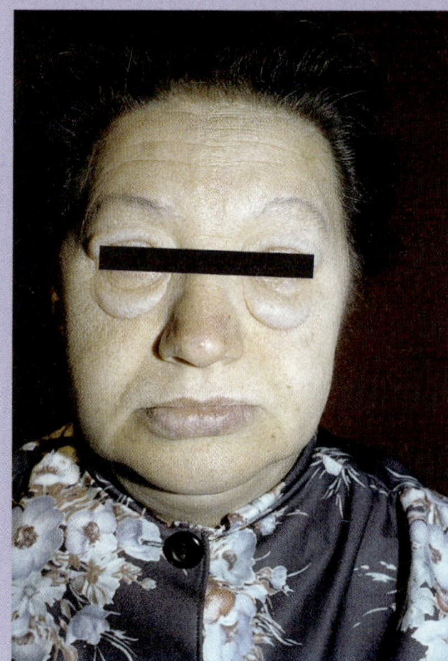

Abb. 1: Gesicht von Frau Huber. [4]

Die Patientin erzählt Ihnen spontan, dass sie zu Ihnen gekommen ist, weil sie schon länger müde und schwach ist. Sie habe an Gewicht zugenommen, friere ständig und habe Verstopfung und Haarausfall. Seit einigen Wochen habe sie nun so einen komischen Husten, als ob etwas gegen den Hals drücke. Ihnen fällt auf, dass sie eine tiefe Stimme hat und langsam spricht.

Frage 9: Was können Sie sich aufgrund des Aussehens (Abb. 1) und des ersten Eindrucks der Patientin sofort in Ihren Unterlagen notieren?

Frage 10: Reichen Ihnen diese Angaben, um eine Verdachtsdiagnose zu stellen?

Frage 11: Reichen Ihnen diese Angaben, um der Patientin ein homöopathisches Arzneimittel zu verordnen?

Frage 12: Welche Symptome haben Sie bisher gesammelt und in welchen Rubriken können Sie diese nachschlagen?

Frage 13: Was untersuchen Sie bei der Patientin?

Szenario 1

Antwort 1: Um den Verlauf beurteilen zu können, ist es notwendig, den normalen Verlauf der Erkrankung sowie die schulmedizinischen Behandlungsmöglichkeiten zu kennen. Beim Pseudokrupp reichen meist die Maßnahmen, die die Mutter vorgenommen hat. Manchmal hilft es auch, vorher feuchte Wäsche im Zimmer des Jungen aufzuhängen oder das Fenster im Akutzustand zu öffnen. Die Mutter sollte mit ihren Sohn weiterhin im Bad im Wasserdampf bleiben. Die Atemnot muss sich innerhalb der nächsten Minuten normalisieren und Lukas sollte es besser gehen. Sie können der Mutter anbieten, am Telefon einige Zeit zu warten oder sie nach einigen Minuten nochmals anzurufen, um Rückmeldung zu bekommen. Wichtig ist jedoch, dass die Mutter bei ihrem Sohn ist, um ihm zu helfen und ihn zu unterstützen. Sollte der Sohn nach kurzer Zeit weiterhin Atemnot haben, kann und muss das Mittel sofort geändert werden, bei fehlender Besserung sollten die Eltern mit Lukas ins Krankenhaus fahren bzw. den Notarzt rufen.

Antwort 2:
COUGH; CROUPY

Antwort 3: Zu den Arzneimitteln mit bewährter Indikation bei Pseudokrupp gehören Aconitum, Spongia und Hepar sulphuris. Sie sind alle in der Pseudokrupp-Rubrik im Repertorium in hohem Grad vertreten. Vielleicht finden Sie unter den Medikamenten in dieser Rubrik auch das Mittel für die chronischen Beschwerden von Lukas, sodass Sie dieses auch im Akutfall verordnen können. Jedoch ist immer der momentane Zustand zu beachten und nach den auffallenden Symptomen zu verschreiben.

Antwort 4: Lukas war tagsüber im trockenen Wind gewesen, er zeigt einen Pseudokrupphusten mit plötzlichem Beginn um Mitternacht mit großer Angst. Dies sind alles typische Anzeichen für Aconitum.

Szenario 2

Antwort 5:
- Langsamer Beginn des Infekts
- Kratzen in Kehlkopfregion führt zum Husten.
- Kopfweh beim Husten
- Halsschmerzen erstrecken sich zum Ohr beim Schlucken.
- Verstopfung mit ständigem Stuhldrang
- Sensibel auf Licht, auf Musik
- Rotes Gesicht nach Wut
- Arbeitet viel

Antwort 6: Bei einem grippalen Infekt haben nicht viele Patienten Verstopfung mit ständigem Stuhldrang – das ist ein Symptom, das auffällig ist. Auch die Halsschmerzen, die sich zum Ohr beim Schlucken erstrecken, sind auffällig. Die große Wut und Sensibilität auf Licht, Musik wären auffällig, wenn sie sonst nicht so ausgeprägt wären.

Antwort 7:
RECTUM; CONSTIPATION; general; constant desire
THROAT; PAIN; general; extending to; ear; swallowing, on
MIND; SENSITIVE, oversensitive; general; light, to
MIND; SENSITIVE, oversensitive; general; noise, to; slightest
MIND; ANGER, irascibility; general; easily
FACE; DISCOLORATION; red; anger, after
COUGH; ITCHING, from; larynx, in
HEAD PAIN; GENERAL; coughing; agg.

Antwort 8: Aufgrund der auffallenden Symptome und der Gesamtheit der Symptome verordnen Sie zwei Globuli Nux vomica C200. Bitten Sie Herrn Sanders, sich in den nächsten ein bis zwei Tagen noch einmal zu melden, ob die Symptome abklingen bzw. sich Veränderungen ergeben. Sollte es ihm schlechter oder gleich gehen, wäre es sinnvoll, wenn er in die Praxis kommt, damit Sie ihn abhören und untersuchen können.

Szenario 3

Antwort 9:
- Eine halbe Stunde zu früh gekommen
- Dunkle Haare, blasses geschwollenes Gesicht, wenig Ausdruck im Gesicht
- Starke Unterlid- und Oberlidschwellung
- Fibrom auf der Nasenspitze
- Geschwollene Unterlippe, geschwollenes Gesicht
- Braune Haare, kaum graue Haare
- Stirnfalten horizontal
- Trägt engen Kragen

Üben Sie diese Wahrnehmung bei jedem Patienten und wann immer Sie dazu kommen!

Antwort 10: Die Patientin erzählt Ihnen typische Symptome einer Schilddrüsenunterfunktion.

Antwort 11: Nein, die Angaben sind zu pauschal. Sie müssen sie weiter erzählen lassen bzw. unterstützend Fragen stellen.

Antwort 12:
- siehe Symptome bei Antwort 9
- Anscheinend macht ihr der enge Kragen nichts aus.
- Husten als ob etwas gegen ihren Hals drücke
- Müde, schwach, Gewichtszunahme, friert, Verstopfung, Haarausfall, tiefe Stimme, spricht langsam

Symptome wie Müdigkeit oder Verstopfung brauchen Sie nicht zu repertorisieren, da die Rubriken viel zu groß sind. Hier sind einige der Rubriken, die Sie nachschlagen könnten:
FACE; SWELLING; general; eyes; around
FACE; WARTS; nose; tip
FACE; SWELLING; general; lips; lower
FACE; WRINKLED; general; forehead

Antwort 13: Nach der ausführlichen Anamnese untersuchen Sie die Patientin auf Ödeme, die Schilddrüse auf Vergrößerung und mögliche Knoten, ggf. sollten Sie eine Sonographie der Schilddrüse durchführen. Sie untersuchen Puls, Herztöne und Reflexe, da es bei einer Hypothyreose zu einer Verlangsamung kommen kann. Im Labor untersuchen Sie die Schilddrüsenwerte TSH, fT3, fT4, machen ein großes Blutbild mit Leber- und Nierenparametern, um ggf. auch eine renale Ursache für die Beschwerden auszuschließen.

Fall 4: Sturz

Szenario 1

Prellung

Jana ist acht Jahre alt und spielt auf ihrem Stuhl beim Essen herum. Auf einmal stürzt sie vom Stuhl auf den Parkettboden. Sie kommt mit dem Kopf, den Armen und Beinen auf. Jana weint stark, an der Stirn bildet sich schnell eine große Beule. Als ihre Mutter herbeieilt, bekommt sie selbst einen großen Schock. Sie will Jana sofort in den Arm nehmen, die Wunden kühlen und den Kinderarzt rufen. Doch Jana schreit ihre Mutter an und schickt sie weg, sie sagt, sie habe doch gar nichts. Nach zehn Minuten kann Jana die rechte Hand nicht mehr richtig bewegen, weil sie so schmerzt. Dennoch möchte Jana keinerlei Hilfe der Mutter annehmen.

Frage 1: Was ist an diesem Fall charakteristisch?

Frage 2: Wie würden Sie ärztlich homöopathisch vorgehen, wenn Sie dazugerufen würden?

Frage 3: Welches Arzneimittel würden Sie verordnen?

Stellen Sie sich vor, Jana wäre mit ihrem Pullover hängen geblieben und hätte sich den Bauch an der Stuhllehne des daneben stehenden Kinderstuhls geprellt. Als die Mutter herbeieilt, lässt sie sich gerne von ihrer Mutter helfen.

Frage 4: Würden Sie ein anderes Arzneimittel verordnen? Wenn ja, warum?

Frage 5: Wie würden Sie weiter vorgehen?

Szenario 2

Fraktur

Auf dem Parkettboden steht der Werkzeugkasten und daneben liegen viele ausgebreitete Werkzeuge. Frau H. sieht das Chaos nicht, sondern geht mit der Gießkanne in der Hand zu den Blumen, die am anderen Ende des Raumes stehen. Als Frau H. seitlich auf den Werkzeugkasten fällt, stürzt sie unglücklich und kann sich nicht mit den Händen abfangen. Ihr Mann hört den Sturz und findet seine Frau mit verdrehtem rechten Unterschenkel am Boden liegend. Sie ist ansprechbar, kann aber ihr rechtes Bein aufgrund der starken Schmerzen nicht mehr bewegen. Herr H. lässt seine Frau ins Krankenhaus bringen, wo die Diagnose einer Weber-C-Fraktur rechts gestellt wird (▮ Abb. 1), die sofort operativ versorgt wird. Intraoperativ zeigt sich, dass große Teile des Periosts der Fibula abgerissen sind und die Syndesmose rupturiert ist.

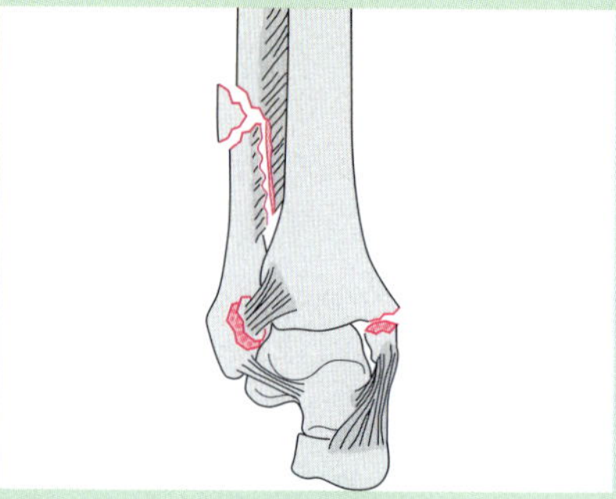

▮ Abb. 1: Weber-C-Fraktur. [2]

Frage 6: Nach der Operation ruft Frau H. Sie in der homöopathischen Praxis an und fragt, ob sie ein homöopathisches Arzneimittel einnehmen kann, um die Heilung zu unterstützen. Brauchen Sie noch weitere Informationen von der Patientin?

Frage 7: An welche Arzneimittel könnten Sie denken und warum?

Frage 8: Was erwarten Sie von dem Arzneimittel?

Frage 9: Wie gehen Sie weiter vor?

Szenario 3

Schürfwunden

Bei der Bladenight haben Thomas und seine Mitstudenten viel Spaß. Sie fahren zum Teil in hoher Geschwindigkeit. Thomas albert mit seinem besten Freund Henrik herum, sie fahren Kurven, gleiten entlang von Bürgersteigen und springen über Gegenstände. In einem unaufmerksamen Moment fährt Thomas schnell geradeaus, während Henrik vor ihm die Seite kreuzt, sodass die beiden sich ineinander verfangen, das Gleichgewicht verlieren und mit hoher Geschwindigkeit auf den Boden stürzen, auf dem sie noch zwei Meter weiterrutschen. Aufgrund der sommerlichen Temperaturen hat Thomas nur eine dünne lockere Hose bis kurz übers Knie an und ein längeres weites T-Shirt. Durch den Sturz schieben sich diese lockeren Bedeckungen nach oben bzw. reißen an den Stellen ein, an denen er auf dem Boden entlangschürft. Er ist blutüberströmt und hat sowohl im Gesicht als auch an den Beinen und Armen große Schürfverletzungen. An den Armen gibt es Stellen, die fast wie verbrannt aussehen, da er so weit über den Asphalt gerutscht ist.

Frage 10: Wenn Sie eine kleine Taschenapotheke auf der Bladenight dabei hätten, welches Arzneimittel würden Sie Thomas geben und warum?

Frage 11: Was erwarten Sie für ein Gemütsbild und für andere Symptome bei dem von Ihnen gewählten Arzneimittel?

Frage 12: Wodurch könnten die Beschwerden gelindert oder verschlimmert werden?

Szenario 1

Antwort 1: Auffallend an diesem Fall ist, dass Jana keinerlei Hilfe und Unterstützung ihrer Mutter annehmen möchte. Trotz des heftigen Sturzes und der Bewegungseinschränkung sagt sie, sie habe nichts.

Antwort 2: Zunächst sollten Sie Jana fragen, wie es ihr geht und wie sich alles ereignet hat. Dann sollten Sie sie fragen, ob Sie sich die Verletzungen anschauen dürfen. Wenn sie zustimmt, könnten Sie nach einer Inspektion die betroffenen Stellen palpieren und bewegen, um ggf. vorhandene Brüche, Luxationen etc. zu finden. Sollte Jana Ihnen nicht erlauben, sie zu untersuchen, können Sie sich die Stellen unauffällig von der Ferne anschauen und ihr zunächst ein homöopathisches Arzneimittel geben. Es könnte sein, dass sie nach einiger Zeit zugänglicher wird und Sie sie doch untersuchen dürfen.

Antwort 3: Für Arnica montana ist typisch, dass der Verletzte sagt, er habe nichts, die Mutter, den Arzt oder die Krankenschwester wegschickt, obwohl er ausgeprägte Wunden hat. In diesem Fall könnte eine Gabe von Arnica C200 dazu führen, dass Jana sich helfen lässt, sich freiwillig untersuchen lässt und die Beulen und Wunden besser verheilen.

Antwort 4: Wenn Jana die Stuhllehne in den Bauch bekommen hat, handelt es sich um ein stumpfes Bauchtrauma. Bei diesen Verletzungen hat sich Bellis perennis bewährt. Arnica wäre in diesem Fall wahrscheinlich nicht das richtige Arzneimittel, da Jana keinen typischen Arnica-Unfallhergang hatte und auch nicht das typische Symptom von Arnica zeigt, dass der Kranke den Helfenden wegschickt und sagt, er habe nichts. Aus diesem Grund muss am ehesten Bellis perennis ins Auge gefasst werden. Ggf. würden sich bei näherer Befragung auch Hinweise auf ein anderes Arzneimittel finden.

Antwort 5: Sie sollten Janas Abdomen gründlich untersuchen, palpieren und ggf. eine Sonografie des Abdomens durchführen. Sie sollten Jana die nächsten Stunden überwachen bzw. die Mutter soll immer in ihrer Nähe sein, um einen ggf. verdeckten Milzriss o. Ä. nicht zu übersehen.

Szenario 2

Antwort 6: Sie sollten die Patientin nochmals nach den Umständen des Sturzes befragen. Ist so etwas in letzter Zeit schon einmal passiert? Außerdem könnten Sie sie fragen, ob zum jetzigen Zeitpunkt irgendetwas in ihrem Befinden verändert ist: z. B. starke Schmerzen, Depression, Schuld, Vorwürfe an ihren Mann, der das Werkzeug liegen ließ, Verfärbung der Naht, Wundheilung etc.

Antwort 7: Sie könnten an die homöopathischen Arzneimittel Ruta und Symphytum denken. An der Verletzung von Frau H. ist neben dem Bruch die Ruptur der Syndesmose und der Knochenhaut charakteristisch. Aufgrund der ausgeprägten Loslösung des Periosts der Fibula würde die Wahl am ehesten auf Ruta fallen. In diesem Fall könnten Sie zwei Globuli einer C200 verordnen. Sollten Sie bei Frage 1 noch weitere Informationen von der Patientin erhalten haben, dass sie z. B. in letzter Zeit häufiger gefallen ist oder noch andere Beschwerden hat, so sollten Sie diese Informationen in die Wahl des homöopathischen Arzneimittels mit einbeziehen.

Antwort 8: Nach der Gabe von Ruta C200 sollten die Schmerzen nachlassen, sodass der Schmerzmittelbedarf von Frau H. wesentlich vermindert wird. Außerdem sollte die postoperative Schwellung innerhalb von ein bis zwei Tagen rückläufig sein und die Wunde sollte gut verheilen.

Antwort 9: Bei Besserung der Beschwerden innerhalb des angenommenen Zeitraums würden Sie abwarten. Sollte sich keine Besserung einstellen oder die Patientin neue Beschwerden entwickeln, bitten sie sie, sich erneut zu melden, um ggf. ein neues Arzneimittel auswählen zu können oder ihr Hauptmittel zu wiederholen.

Szenario 3

Antwort 10: Sie würden Thomas Calendula geben. In diesem Fall geben Sie ihm die Potenz, die Sie dabeihaben. Bei einer so heftigen Verletzung könnten Sie ihm eine C200 oder C1000 geben. Auch bei der Versorgung bzw. Reinigung der Wunde könnten Sie Calendula-Essenz auftragen. Calendula ist das typische Arzneimittel für Schürfverletzungen.

Antwort 11: Das Gemütsbild von Calendula beschreibt einen nervösen und schreckhaften Patienten. Dies könnte sich darin äußern, dass Sie Thomas vor vielen Gaffern schützen und auch im Kontakt sehr behutsam sein müssen. Dies sollten Sie sowieso sein, denn die Schmerzen der Verletzung sind bei Calendula oft stärker als vermutet. Er könnte Gänsehaut haben und kalte Hände.

Antwort 12: Für Calendula ist die Verschlimmerung durch kalte Luft an der Wunde typisch.

Anhang

116 Vorlagen Anamnese
118 Repertorisationsbogen
119 Lebensorte Hahnemanns
120 Literaturverzeichnis

D Anhang

Vorlagen Anamnese

Anamnese-Fragebögen

Kleiner homöopathischer Fragebogen nach James Tyler Kent

kopiert aus „Kleines Interrogatorium nach Kent" von Dr. Jost Künzli v. Fimmelsberg KH 1973/6 (S. 291–292).

1. Wegen welchen Beschwerden und Symptomen suchen Sie mich auf, und was haben Sie bisher dafür schon unternommen?
2. Zu welcher Tages- oder Nachtzeit oder zu welcher Stunde fühlen Sie sich im Allgemeinen am schlechtesten?
3. Zu welcher Jahreszeit fühlen Sie sich am schlechtesten?
4. Wie wirken kaltes, heißes, trockenes, feuchtes Wetter auf Sie?
5. Wie ertragen Sie Nebel?
6. Wie ertragen Sie Sonnenbestrahlung?
7. Welchen Einfluss haben Wetterwechsel auf Sie?
8. Es gibt Leute, die immer frieren und es kalt haben, und andere, die immer warm oder zu heiß haben, anderen ist die Temperatur nicht so entscheidend. Zu welchen gehören Sie?
9. Was verspüren Sie vor, bei oder nach Sturmwetter?
10. Wie reagieren Sie auf Nordwind, Südwind oder Wind ganz allgemein?
11. Wie ertragen Sie Zugluft?
12. Wie ertragen Sie Wärme ganz allgemein, Bettwärme, Zimmerwärme?
13. Wie reagieren Sie auf Extremtemperaturen?
14. Wie oft sind Sie Winters und in den anderen Jahreszeiten erkältet?
15. Wie ertragen Sie einen ganzen Tag ohne frische Luft?
16. Welche Körperstellung ist Ihnen unangenehm, welche angenehm, und warum? (Sitzen, Stehen, Liegen)
17. Wie steht es bei Ihnen puncto Reisekrankheit, Seekrankheit?
18. Wie ertragen Sie längeres Stehen, zum Beispiel Warten auf einen Zug, ein Telefon?
19. Wie steht es mit Ihrem Appetit? Und wann jeweils haben Sie Hunger?
20. Wie steht es mit dem Durst? Welche Mengen trinken Sie pro Mahl und was vorzugsweise?
21. Welche Speisen und Getränke bekommen Ihnen nicht? Warum?
22. Wie ertragen Sie Wein, Bier, Kaffee, Tee, Milch, Essig?
23. Wie steht es mit dem Rauchen? Wie viel pro Tag?
24. Welchen Impfungen unterzogen Sie sich? Und wie waren deren Effekte auf Ihre Gesundheit?
25. Wie ertragen Sie ein heißes Bad, kaltes Bad, Meerbad?
26. Wie fühlen Sie sich am Meer, im Gebirge?
27. Wie ertragen Sie geschlossene Kragen, Gürtel, eng anliegende Kleider?
28. Wie heilen Verletzungen bei Ihnen und wie lange bluten Sie?
29. Wie ertragen Sie Alleinsein und Gesellschaft?
30. Wie ertragen Sie Trost?
31. Unter welchen Umständen empfinden Sie Eifersucht?
32. Wie steht es mit Ängsten bei Ihnen? Wasserscheu, Angst vor Tieren, vor und bei Gewitter, vor Einbrechern, zu fallen, vor Alleinsein, den Verstand zu verlieren, vor der Nacht, vor der Zukunft, vor Krankheit?
33. Wie fühlen Sie sich in einer Menschenmenge?
34. Unter welchen Umständen werden Sie zornig? Was setzt Sie in Zorn?
35. Wie ertragen Sie das Warten?
36. Wann kommen Todesgedanken, oder Selbstmordgedanken bei Ihnen auf?
37. Für welche Nahrungsmittel und Getränke haben Sie eine ausgesprochene Vorliebe? Süßigkeiten, süßes Gebäck, gezuckerte Speisen, saure Dinge, gewürzte Dinge, schwere und fette Speisen, Butter, Brot, Obst, Fisch, Fleisch, Kaffee, Wein, Bier, Salz?
38. Gegen welche Speisen und Getränke haben Sie eine ausgesprochene Abneigung?
39. Welche Speisen und Getränke machen Sie krank, das heißt ertragen Sie nicht?
40. Welches ist Ihre bevorzugte Schlafstellung? Wie legen Sie Arme, Beine, Kopf, viele liegen lieber tief, andere lieber etwas erhöht, und Sie?
41. Manche Leute reden, schreien, weinen, lachen im Schlaf, schrecken auf, sind unruhig, haben Angst, knirschen im Schlaf mit den Zähnen, schlafen mit offenen Augen, offenem Mund. Wie ist es bei Ihnen?
42. Wann erwachen Sie? Wann stehen Sie auf?
43. Welche Stunden nachts sind Sie schlaflos? Wann im Verlauf des Tages sind Stunden der Schläfrigkeit? Welchen Umständen schreiben Sie das jeweils zu?
44. Erzählen Sie mir jene Träume, die bei Ihnen öfter vorkommen.
45. In welchem Alter begann die Periode bei Ihnen? Wie oft kommt sie, wie stark, wie regelmäßig, ihre Dauer, die Farbe, wie sieht sie aus, wie sieht das Blut aus, wann fließt sie am stärksten? Wie fühlen Sie sich vor, während und nach der Periode körperlich und gemütsmäßig, wie ist die Gemütsstimmung vor, während und nach der Periode?
46. Was ist Ihnen puncto Nerven- und Geisteskrankheiten, schwere Krankheiten wie Tuberkulose, Rheumatismus, Krebs etc. in Ihrer Familie bekannt?
47. Machen Sie mir etwas detailliertere Angaben über das, was Sie zu Ihren Mahlzeiten essen und trinken.
48. Um wie viel Uhr gehen Sie zu Bett? Machen Sie mir auch etwas detailliertere Angaben über Ihr Tagesprogramm, Aktivität, Ausruhpausen, Vergnügen und Erholung.
49. Ihr Gewicht?
50. Nennen Sie mir nun auch noch diejenigen Störungen, die bei diesen Fragen nicht zur Sprache kamen.

Anamnesebogen

Erstellt von Dr. W. Lohmann

Spontanbericht:

Jetzige Beschwerden/Verlaufsparameter:

Bisherige Therapien:

Medikamenteneinnahmen:
- Schulmedizinische:
- Homöopathische:
- Naturheilkundliche:

Kindheit/Entwicklung:
- Sprechen, Zahnung, Perzentile

Impfungen/Beschwerden nach ~:

Unfälle:

Operationen:

Familienkrankheiten:
- Vater:
- Mutter:
- Oma mü:
- Opa mü:
- Oma vä:
- Opa vä:
- Urgroßeltern:
- Geschwister:
- Tanten/Onkel:
- insbesondere Krebs, Tbc, Geschlechtskrankheiten, Todesfälle, Suizide

Systemischer Überblick:
- Haarfarbe, Haare, Schuppen
- Kopfschmerzen/Migräne
- Augenfarbe, Augen, Glänzen, Brille
- Gesicht/Akne/Sommersprossen
- Lider
- Nase/Nasenbluten
- Zunge, Lippen
- Ohren, Otitis media
- Mund, Zähne, Herpes
- Hals, Tonsillen, Rachen
- Schlucken
- Speiseröhre, Magen, Sodbrennen, Aufstoßen
- Darm, Blähungen (wann), Rectum, Hämorrhoiden, Juckreiz, Brennen
- Stuhl, Unverdautes (Paprika, Tomate, Maiskörner)
- Leber, Galle, Gallensteine, Hepatitis
- Lunge, Husten, Asthma
- Niere, Nierensteine
- Blase, Urin, urinieren
- Genitale, Ausfluss, Hautausschläge, Warzen
- Mammae, bekam der Patient jemals einen Schlag auf die Brust/Hoden?
- Extremitäten, Ausschläge
- Hautausschläge, Herpes, Herpes zoster, Akne
- Hautausschläge (unterdrückt)
- Warzen, Kondylome (Hände, Füße)
- braune Flecken
- Venen, Krampfadern
- Schwitzen (wo?), Beschaffenheit, Geruch
- Gewichtsveränderungen

Allgemeine Fragen:
- Tageszeiten, Jahreszeiten
- Tierliebe
- Meer/Berge
- heißes/kaltes Wetter, Sonne
- Witterungen, Regen, Wetterwechsel, Nebel, Schnee, Wind, Gewitter
- Zugluft
- Mondphasen
- hitzig/verfroren
- Körperstellung stehen/knien/sitzen
- Sport
- Autofahren als Beifahrer
- enge Kleidung an Hals (Cave: SD-Prozem)
- Wundheilung, blaue Flecken
- Blutungen
- Ohnmachten

Essen
- vor/nach Mahlzeiten, fasten
- Appetit, Durst (kalt/warm)
- Unverträglichkeiten, Verlangen, Abneigungen
- süß/sauer/bitter/scharf/salzig
- fette Speisen
- Butter/Eier/Milch/Eiscreme/Käse
- Knoblauch/Zwiebeln/Lauch/Kohl
- Obst/Essig/Saures
- Fleisch/Fisch
- Kaffee, Tee, Schnaps, Bier, Rauchen, Alkohol

Schlaf
- Schlafqualität, Schlaflage, Besonderheiten
- Tätigkeiten im Schlaf (lachen, weinen), Schwitzen
- zugedeckt/abgedeckt
- Matratze hart/weich
- Träume

Menses
- Menarche, Dauer, Abstände, Stimmung
- Schwangerschaften, Geburten, Abtreibungen
- Sexualität, Verlangen, Aktivität

Ich
- Drei charakteristische Eigenschaften mit konkreten Beispielen
- Was sagt Ihnen das Wort Mitgefühl?
- Gemütsstimmung
- Partnerschaft
- Gesellschaft/alleine
- Weinen
- Trost
- Eifersucht
- Ärger leicht/schwer
- Reaktion auf Widerspruch
- Beruf/Hobby
- Umgang mit Geld
- Ordnungsliebe
- Ängste (Tiere, Dunkelheit, Einbrecher)
- Religion/Beten/Esotherik/Spiritualität
- Grundkonflikt
- Umgang mit Kränkung/Beleidigung
- traurigstes Erlebnis/schönstes Erlebnis
- Krankheitsursache
- Zauberstab – drei Wünsche
- Was würden Sie an sich selbst ändern?

Körperliche Untersuchung:
- insgesamt
- Augen
- Zunge
- Puls
- Haut
- Zahnstatus

→ ggf. Beispiele geben lassen
→ konkretisieren: seit wann, schon mal gehabt, wo genau, wie, wann, ist das wahr?

Repertorisationsbogen, Lebensorte Hahnemanns

Patient: **Diagnosen:**

Nr.	Symptom	Rep.	Seite
1			
2			
3			
4			
5			
6			

Nr.	Symptom	Rep.	Seite
7			
8			
9			
10			
11			
12			

Notizen:

Mittel↓ Sy→	1	2	3	4	5	6	7	8	9	10	11	12	ΣSy/Grd.
Acon.													
Agar.													
All-c.													
Alum.													
Ambr.													
Am-c.													
Am-m.													
Anac.													
Ant-c.													
Ant-t.													
Apis													
Arg-m.													
Arg-n.													
Arn.													
Ars.													
Ars-i.													
Aur.													
Aur-m													
Aur-													
Bapt.													
Bac.													
Bar-c.													
Bell.													
Bell-p.													
Bism.													
Borx.													
Bov.													
Brom.													
Bry.													
Bufo													
Cact.													
Calc.													
Calc-f.													
Calc-p.													
Calc													
Camph.													
Cann-i.													
Cann-s.													
Canth.													
Caps.													
Carb-an.													
Carb-v.													
Carc.													
Caust.													
Caul.													
Cham.													
Chel.													
Chin.													
Chin-s.													
Cic.													
Cimic.													
Cina													
Coca													
Cocc.													
Cocc-c.													
Coff.													
Colch.													
Coloc.													
Con.													
Croc.													
Crot-h.													
Crot-t.													
Cupr.													
	1	2	3	4	5	6	7	8	9	10	11	12	

Mittel↓ Sy→	1	2	3	4	5	6	7	8	9	10	11	12	ΣSy/Grd.
Dig.													
Dios.													
Dros.													
Dulc.													
Elaps													
Eup-per.													
Euphr.													
Ferr.													
Ferr-p.													
Fl-ac.													
Gels.													
Glon.													
Graph.													
Ham.													
Hell.													
Hep.													
Hydr.													
Hyos.													
Hyper.													
Ign.													
Iod.													
Ip.													
Iris													
Kali-bi.													
Kali-c.													
Kali-													
Kali-													
Kreos.													
Lac-c.													
Lac-d.													
Lac-													
Lach.													
Led.													
Lil-t.													
Lyc.													
Mag-c.													
Mag-m.													
Mag-p.													
Mag-													
Mand.													
Mang.													
Med.													
Merc.													
Merc-c.													
Merc-													
Mez.													
Mosch.													
Murex													
Mur-ac.													
	1	2	3	4	5	6	7	8	9	10	11	12	

Mittel↓ Sy→	1	2	3	4	5	6	7	8	9	10	11	12	ΣSy/Grd.
Naja													
Nat-c.													
Nat-m.													
Nat-													
Nat-													
Nit-ac.													
Nux-m.													
Nux-v.													
Olnd.													
Op.													
Pall.													
Petr.													
Ph-ac.													
Phos.													
Phyt.													
Plat.													
Plb.													
Podo.													
Psor.													
Puls.													
Pyrog.													
Rad													
Rheum													
Rhod.													
Rhus-t.													
Rhus													
Rumex													
Ruta													
Sabad.													
Sabin.													
Sang.													
Sanic.													
Sars.													
Sec.													
Sep.													
Sil.													
Spig.													
Spong.													
Stann.													
Staph.													
Stram.													
Sul-ac.													
Sulph.													
Syph.													
Tab.													
Tarent.													
Tarent-c.													
Tell.													
Ter.													
Teucr.													
Therid.													
Thuj.													
Tub.													
Urt-u.													
Verat.													
Verat-v.													
Vib.													
Vip.													
Zinc.													
	1	2	3	4	5	6	7	8	9	10	11	12	

Abb. 1: Repertorisationsbogen. [3]

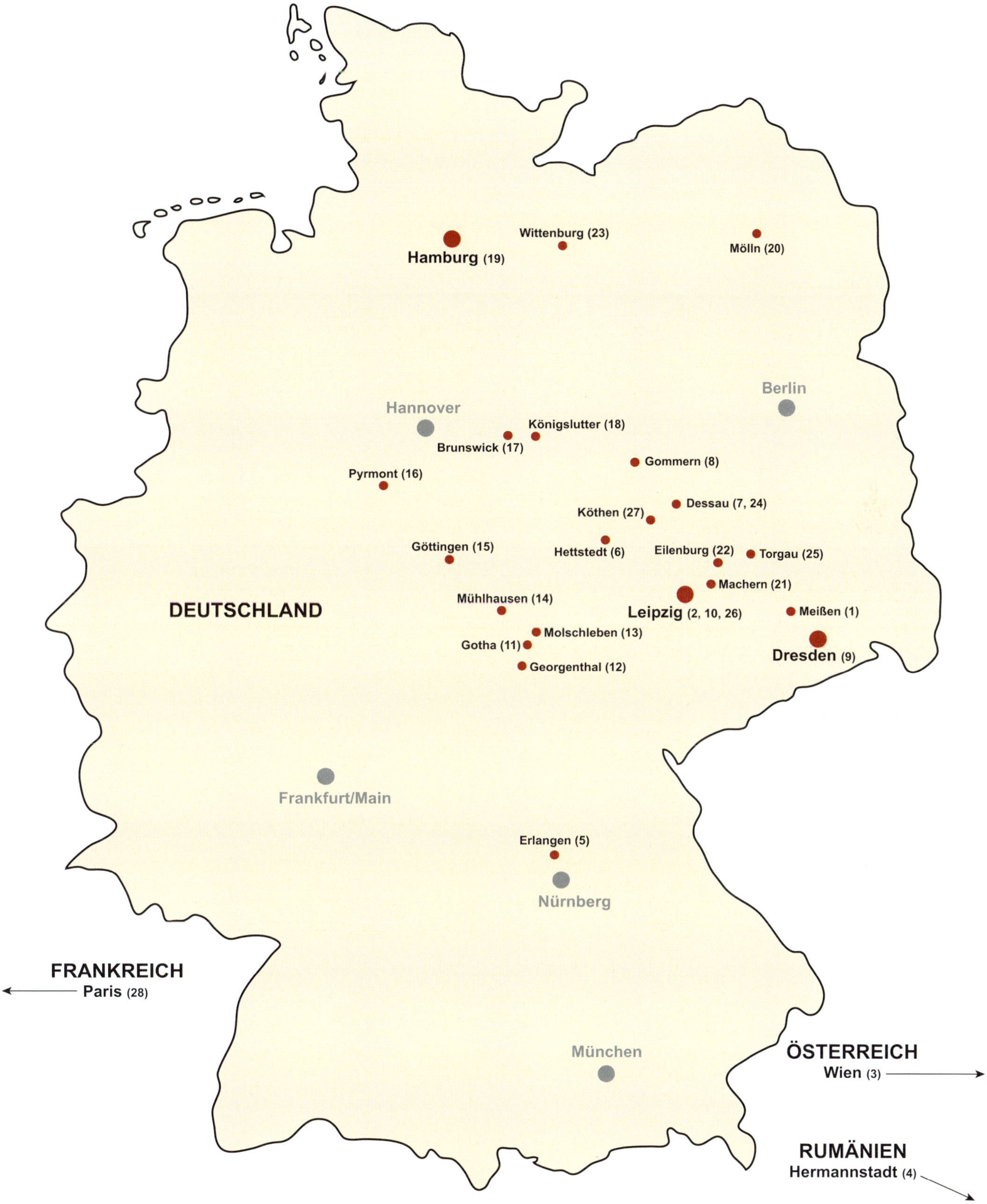

(1) Meißen - 1755 Geburtsort
(2) Leipzig - 1775–1777 Schule
(3) Wien - 1777 Schule
(4) Hermannstadt - 1777–1779
(5) Erlangen - 1779 Promotion
(6) Hettstedt - 1780–1781
(7) Dessau - 1781–1782
1. Ehefrau kennengelernt
(8) Gommern - 1782–1784
(9) Dresden - 1785–1789
(10) Leipzig - 1789–1792
(11) Gotha - 1792
(12) Georgenthal - 1792–1793
(13) Molschleben - 1793–1794
(14) Mühlhausen - 1794 Verkehrsunfall
(15) Göttingen - 1794
(16) Pyrmont - 1794–1795
(17) Brunswick - 1795–1796
(18) Königslutter - 1796–1799
(19) Hamburg - 1799–1800
(20) Mölln - 1800–1801
(21) Machern - 1801
(22) Ellenburg - 1801
(23) Wittenburg - 1802–1804
(24) Dessau - 1804
(25) Torgau - 1805–1811
(26) Leipzig - 1811–1821 Habilitation
(27) Köthen - 1821–1835
2. Ehefrau kennengelernt
(28) Paris - 1835–1843

Abb. 2: Lebensorte Hahnemanns. [3]

Literaturverzeichnis

Homöopathie

Allen, J. T.: Die chronischen Krankheiten, die Miasmen. Bd. 2: Materia medica. Renee von Schlick, 2. Auflage 1993.
Banerjee N. K.: Anecdotal Homoeopathy on the lives of Hahnemann, Hering & other masters. World homeopathic links 1981.
Barthel, H.: Homöopathische Schätze von und mit Pierre Schmidt, Barthel & Barthel 1994.
Barthel, H.: Charakteristika homöopathischer Arzneimittel, Barthel & Barthel 1993.
Boericke, W.: Handbuch der homöopathischen Materia medica. Haug 1996.
Cullen, W.: Abhandlung über die Materia medika. Schwickert 1790.
Dinges, M.: Weltgeschichte der Homöopathie. C. H. Beck 1996.
Fritsche, H.: Samuel Hahnemann. Burgdorf 1994.
Geißler, J./Quak, Th.: Leitfaden Homöopathie, Elsevier 2005.
Haehl, R.: Samuel Hahnemann – Sein Leben und Schaffen, Bd. 2: Anlagen, Schwabe 1922.
Hahnemann, Samuel:
- Gesammelte kleine Schriften, Haug 2001.
- Sendschreiben über die Heilung der Cholera und die Sicherung vor Ansteckung am Krankenbette, August Hirschwald 1831.
- Organon der Heilkunst – Aude sapere. Nach der handschriftlichen Neubearbeitung Hahnemanns für die 6. Auflage, Haug 1992.
- Die chronischen Krankheiten, Haug 1999.
- Fingerzeige auf den homöopathischen Gebrauch der Arzneien in der bisherigen Praxis, in: Hufelands Journal Bd. 16, 1807, S. 5–43.
- Auszug eines Briefes an einen Arzt von hohem Range, über die höchst nötige Wiedergeburt der Heilkunde, in: Allgemeiner Anzeiger der Deutschen, 343, 1808, S. 3729–3741.
- Conspectus adfectuum spasmodicorum aetiologicus et therapeuticus (Betrachtung der Ursachen und Behandlung der Krämpfe). Univ. Diss., Ellrodt 1779.
- Versuch über ein neues Prinzip zur Auffindung der Heilkräfte der Arzneisubstanzen, nebst einigen Blicken auf die bisherigen, in: Hufelands Journal. 1796, 2. Band, 3. Stück, S. 391–439.
- Heilung und Verhütung des Scharlachfiebers, Becker 1801.
- Belehrung über das herrschende Fieber, in: Allgemeiner Anzeiger der Deutschen 1809, S. 2913–2926.

Hering, C.: Über das Studium der homöopathischen Arzneimittellehre. Verlag Grundlagen und Praxis 1979.
Kaplan, B./McGough, S.: Die Kunst der Fallaufnahme – das homöopathische Gespräch, Haug 2004.
Kent, J. T.: Zur Theorie der Homöopathie. Haug, 4. Auflage 1996.
Künzli, J. von Fimmelsberg:
- Zu den §§ 153 und 154 des Organon, in: Zeitschrift für klassische Homöopathie 21/1977/5, S. 202–206.
- Wie Pierre Schmidt die Homöopathie lehrte, in: Zeitschrift für klassische Homöopathie 31/1987/6, S. 252–256.
- Kleines Interrogatorium nach Kent, in: Zeitschrift für klassische Homöopathie 6/1973, S. 291–292.

Laborde, Y.: Repertorium miasmatischer Symptome, Müller & Steinicke 1992.
Laborde, Y./Risch, G.: Die hereditären chronischen Krankheiten, Müller & Steinicke 1998.
Mezger, J.: Gesichtete homöopathische Arzneimittellehre, Band 1: Aalserum – Kalium jodatum, 12. Auflage Haug 2007.
Müller, K.-J.: Mandragora officinalis: Neue Aspekte und deren klinische Bestätigungen, Eigenverlag Karl-Josef Müller 2000.
Nash, E. B.: Leitsymptome in der homöopathischen Therapie. Haug 1998.
Pulford, A.: Die beste Art sich die Materia medica anzueignen.
Schmidt, P.:
- Die Behandlung akuter und chronischer Fälle in der Homöopathie. Haug 1968.
- Über Potenzwahl und homöopathische Arzneipotenzierung, in: Zeitschrift für klassische Homöopathie 29/1985/1, S. 4–13.

Schmitz, M.: Strömungen der Homöopathie, KVC, 2. Auflage 2002.
Scholten, J.: Homöopathie und Minerale, Stichting Alonnissos 1994.
Stephenson, J.: Hahnemannsche Arzneimittelprüfungen 1924–1959, Homoeopathie Verlag 1999.
Teut, M./Dahler, J./Lucae, Ch./Koch, U.: Kursbuch Homöopathie, Elsevier Urban & Fischer 2008.
Tischner, R.: Geschichte der Homöopathie, Schwabe 1939.
Tyler, M. L.: Homöopathische Arzneimittelbilder, Elsevier Urban & Fischer 2004.
van Wijk, R./Wiegant, F. A. C.: The Similia principle, KVC 2006.
van Zandfoort, R.: Complete Millennium Repertory. Mac Repertory
Vithoulkas, G.: Die wissenschaftliche Homöopathie, Burgdorf 1993.
Wischner, M.: Kleine Geschichte der Homöopathie, KVC 2004.
Wright-Hubbard, E.: Kurzlehrgang der Homöopathie, Barthel & Barthel, 5. Auflage 1999.

Andere

Altmeyer, P./Dirschka, Th./Hartwig, R.: Klinikleitfaden Dermatologie, Elsevier Urban & Fischer, 2. Auflage 2003.
Balint, M.: Der Arzt, sein Patient und die Krankheit, Klett-Cotta, 10. Auflage 2001.
Berchtold, R./Bruch, H.-P./Trentz, O.: Berchtold Chirurgie, Elsevier Urban & Fischer, 6. Auflage 2008.
Gruber, G./Hansch, A.: Kompaktatlas Blickdiagnosen in der Inneren Medizin, Elsevier Urban & Fischer, 1. Auflage 2007.
Hippokrates: Von den Stellen der Menschen.
Hollós, J.: Symptomatologie und Therapie der latenten und larvierten Tuberkulose, Bergmann 1911.
Kanski, J. J./Bowling, B.: In Focus Augenheilkunde, Elsevier Urban & Fischer, 1. Auflage 2006.
Kiechle, M.: Gynäkologie und Geburtshilfe, Elsevier Urban & Fischer, 2006.
Mayatepek, E.: Pädiatrie, Elsevier Urban & Fischer, 1. Auflage 2007.
Meves, A.: 80 Fälle Dermatologie, Elsevier Urban & Fischer 2007.
Mir, A. M.: Blickdiagnosen. Elsevier Urban & Fischer, 1. Auflage 2007.
Wilkinson, J./Shaw, St./Orton, D.: In Focus Dermatologie, Elsevier Urban & Fischer 2006.

Quellenverzeichnis

[1] IMPP, Mediscript Examensbände 3/94–8/03, München, Mediscript Urban & Fischer.
[2] Berchtold, R./Bruch, H.-P./Trentz, O.: Berchtold Chirurgie, Elsevier Urban & Fischer, 6. Auflage 2008.
[3] Dangl, Stefan, München.
[4] Gruber, G./Hansch, A.: Kompaktatlas Blickdiagnosen in der Inneren Medizin, Elsevier Urban & Fischer, 1. Auflage 2007.
[5] Teut, M./Dahler, J./Lucae, C./Koch, U.: Kursbuch Homöopathie, Elsevier Urban & Fischer, 1. Aufl. 2008.
[6] Kanski, J. J./Bowling, B.: In Focus Augenheilkunde, Elsevier Urban & Fischer, 1. Auflage 2006.
[7] Kiechle, M.: Gynäkologie und Geburtshilfe, Elsevier Urban & Fischer, 2006.
[8] Seelinger, Patrick, München.
[9] Mayatepek, E.: Pädiatrie, Elsevier Urban & Fischer, 1. Auflage 2007.
[10] Meves, A.: 80 Fälle Dermatologie, Elsevier Urban & Fischer 2007.
[11] Mir, A. M.: Blickdiagnosen. Elsevier Urban & Fischer, 1. Auflage 2007.
[12] Wilkinson, J./Shaw, St./Orton, D.: In Focus Dermatologie, Elsevier Urban & Fischer 2006.
[13] Lohmann, Wiebke, München.

F Register

Register

A

Abrotanum 82
- Analyse, abstrakte 82
- Comic 83
- homöopathische Beschreibung 82
- Pflanzenbeschreibung 82
- Single-Symptom-Rubriken 82

Acida 24
Aconitum 17, 42, 110, 111
Ähnlichkeitsgesetz 2, 16, 17
akute Krankheiten
- C-Potenzen 55
- chirurgische 22
- D-Potenzen 54
- erkennen 22
- festständige 22
- interkurrente 75
- nicht festständige 22
- Regeln 55
- rezidivierende 74
- therapieren 22
- Verlaufsbeurteilung 68

Allen, H. C. 13
Allen, J. H. 13, 26, 30, 34, 35
Allen, T. F. 13
Allgemeine homöopathischen Zeitung 12
Allöopathie 2, 8
Allopathie 2, 8
Alopecia areolaris 32
Alraune *siehe* Mandragora officinalis
Amblyopie 33
Analogmittel 76
Anämie 30
Anamnese 3, 44
- akuter Beispielsfall 47
- Beginn des Gesprächs 44
- bei akuten Erkrankungen 46
- biografische 46
- Daten, erhaltene 47
- Erhebung 44
- Familien~ 46
- Folgetermine 46
- Fragebögen 116
- Fremd~ 46
- Notizen 44
- offene Fragen 45
- Schreibkürzel 46
- Symptome 60
- Symptomsammlung 60
- Untersuchung 46
- Vorbereitung 44
- Ziele 48

Aneurysma 32
Angina specifica 32
Angiom 31, 36
Anorexia nervosa 37
Anthroposophie 3
Antidote 24, 77
- Acida 24
- Camphora 24
- Chamomilla 24
- Coffea 24

Antidotieren 70
Anusatresie 33
Aphthen 37
Apis 49
Apoplexie 32, 33
Appendizitis, chronische 35
Aquin, Th. v. 14
Archiv für die homöopathische Heilkunst 12
Arcus lipoides corneae 101
Arnica montana 96, 113
Arsenicum album 22, 108, 109
Artemisia abrotanum *siehe* Abrotanum
Arzneimittel, homöopathische 38
- Darreichungsformen 38
- dynamische 19
- Entwicklung 54
- Erlernen *siehe* Arzneimittelstudium
- Gabe 57
- Herstellung 40
- Komplementärmittel 74, 76
- potenzierte 3
- Potenzierung der C-Potenzen 40
- Potenzierung zu Q-Potenzen 41
- Substanzen 38
- Verreibung bis zur C3 40

Arzneimittel, nicht homöopathische 57
- Therapie, begleitende 57

Arzneimittelbeschreibungen 43, 52
Arzneimittelbeziehungen 76
- Ähnlichkeiten 76
- Analogmittel 76
- Antidote 77
- Arzneimittelserien 76
- Ausleitungsmittel 77
- Bedeutung 76
- feindliche Arzneien 77
- Inhaltsstoffe, ähnliche 76
- interkurrente Arzneien 77
- Komplementärmittel 76
- Zusammengehörigkeit, botanische 76
- Zwischenmittel 77

Arzneimittelbilder 52, 81
Arzneimittelgabe
- Folgekonsultation 64
- Reaktionen 64

Arzneimittelkenntnis 52
Arzneimittelprüfung 21, 42, 72, 81
- am Gesunden 3
- bei Hahnemann 42
- Mandragora officinalis 95
- nach Hahnemann 42
- vor Hahnemann 42
- Vorschriften 42

Arzneimittelserien 76
Arzneimittelstudium
- Abrotanum 82
- Analyse, abstrakte 82
- Arzneimittel erleben 81
- Arzneimittelprüfung 95
- Aurum metallicum 90
- Comic 81, 82
- Geschichten 84
- Karikaturen 81
- Mandragora officinalis 94
- Märchen 84
- Mercurius solubilis Hahnemanni 92
- Mindmap 81, 86
- nach Candegabe 81
- nach Hahnemann 80
- nach Hering 80
- nach Pulford 80
- nach Schmidt 81
- nach Wright-Hubbard 80
- Quiz 81
- Rhus toxicodendron 86
- Rollenspiele 81
- Tuberculinum 84
- über Charakteristika 86
- Verletzungsmittel 96
- vom Allgemeinen zum Speziellen 81, 88, 90, 92
- vom Speziellen zum Allgemeinen 81

Asthma bronchiale 19, 24, 30, 35, 36
- infektassoziiertes 108

Astigmatismus 35
Atherom 37
Aurum metallicum 90
- auffallende Symptome 91
- Ausgangssubstanz 90
- Hauptzüge 91
- homöopathische Beschreibung 90
- Verwendung 90

ausleitende Verfahren 3
Ausleitungsmittel 77
Ausscheidungsreaktionen 67
Austin, A. 14
Autokratie *siehe* Lebenskraft

B

Bach-Blüten 3
Balint, M. 44
Barthel, H. 14, 48, 51, 53
Barthel, M. 14
Bartholinitis 35
Bastanier, E. 12, 13
Becker, J. 14
Beinwell *siehe* Symphytum officinale
Belladonna 22, 38, 49
Bellis perennis 96, 113
Ben-Jacob, E. 21
Benveniste, J. 21
Bergwohlverleih *siehe* Arnica montana
Bier, A. 13
Blepharitis 37
Boericke, W. 53
Boger, C. M. 13
Boller-Schule 14
Bönninghausen, C. M. F. v. 12, 50
Boulduc, S. 17
Bronchitis 23
Bruxismus 37
Bryonia 86
Bulimie 37

C

C-Potenzen, Wirkzeiten 57
Calcium 29
Calendula officinalis 96, 113
Camphora 24
Caspari, C. G. 12
Causticum 49
Cellulitis 31
Chamomilla 24
Chaostheorie 20, 21
Chinarindenversuch 7, 16
Chloasma 101
chronische Krankheiten 23, 56
– Antidote 24
– Bedeutung in der Praxis 27
– C-Potenzen 56
– Definition 23
– D-Potenzen 56
– einseitige Krankheiten 24
– erkennen 23
– festständige 23
– Geistes-, Gemütskrankheiten 24
– Lokalkrankheiten 24
– nicht feststädige 23
– Prophylaxe 25
– Q-Potenzen 56
– Reaktionen nach Kent 70, 72, 74
– therapieren 23
– Unterdrückung 24
– Verlaufsbeurteilung 70, 72, 73
Clarke, J. H. 53
Coffea 24
Colchicum 17, 42
Colitis mucosa 36
Computerrepertorisation 14, 50
Condylomata acuminata 31
Condylomata lata 32
Conium 17, 42
Cullen, W. 3, 8, 16

D

D-Potenzen 39
Darwin, Ch. 23
Demenz 32
Depression 36
Detharding, G. 17
Deutsche Homöopathie Union (DHU) 13, 15
Diabetes 30, 31, 35, 36
Diastema 33
Digitalis 42
Dilution 38
Diphtherie 36
Divertikulitis 35
Dorcsi, M. 14
Dunham, C. 13
Dupuytren-Kontraktur 31
Dynamis *siehe* Lebenskraft
Dynamisieren 38
Dysmenorrhö 35
Dyspepsie 36

E

Eberraute *siehe* Abrotanum
Eichelberger, O. 14
Einglasmethode 39
einseitige Krankheiten 24
Einzelorganbehandlung 3
Ektropium 33
Elektro-Homöopathie 13
Emoto, M. 21
Endler, P. C. 21
Endokarditis 31
Ennis, M. 21
Entropium 33
Enuresis nocturna 31, 35
Epilepsie 33, 35, 36
Epistaxis 35, 37
Epitheliom 31
Erkältung 68
– rezidivierende 23
Erstverschlimmerung 55, 56, 66, 68, 70
– chronische Krankheiten 66
Erstwirkung 20
Erxleben, Dr. D. v. 6
Erythema nodosum 35
Esotropie, infantile 103
Exazerbation 38, 67, 68
Exsikkose 106

F

Fallanalyse 48
– Symptome, Bedeutung 48
– Techniken 49
Farrington, E. A. 13
Feigwarzen 30
feindliche Arzneien 77
Fieber 32, 68
Flexner-Report 13
Fluktionsmethode 14
Flury, R. 14
Folgekonsultation 64
– akute Krankheiten 64
– chronische Krankheiten 64
– Zeitpunkt 64
Fraktur 112
Fremdanamnese 46

G

Gabe 22
– Wiederholung 22
Gallensteine 35
Gänseblümchen *siehe* Bellis perennis
Gastroenteritis 22, 55, 108
Gefäß-Naevi 30
Gegenwirkung 20
Gerstenkörner 35
Gesner, C. 42
Gestaltenwandel *siehe* Metaschematismus
Geukens, A. 14
Gicht 30, 31, 35, 36
Giftefeu *siehe* Rhus toxicodendron
Gifteiche *siehe* Rhus toxicodendron
Giftsumach *siehe* Rhus toxicodendron
Gigantismus 33
Gladwin, F. 14
Globuli 38
Glonoinum 38
Goethe, J. W. v. 6
Gonorrhö 30
Gonorrhoea simplex 30
Görnitz, T. 21
Grippe 22
Grunderkrankungen, schwere 74
Gumme 32

H

Haehl, R. 14
Hahnemann, Samuel Dr. 8
– Die chronischen Krankheiten 9, 11
– Lebenslauf 8
– Organon der Heilkunst 8, 11
– Organon der rationellen Heilkunde 8, 11
– Reine Arzneimittellehre 8, 11
– Werke 10
Hahnemannia 12
Hahnemannianer 12
Haller, A. v. 42
Hämangiom 30, 31
Hämaturie 37
Hämochromatose 36
Hämophilie 35, 36
Hämoptoe 34
Hartlaub, G. C. 12
Haubold, C. 12
Hauttuberkulose 34
Hauttuberkulose, Formen 34
– Tuberculosis cutis colliquativa 34
– Tuberculosis cutis luposa 34
– Tuberculosis cutis miliaris disseminata 34
– Tuberculosis cutis verrucosa 34
– Tuberculosis fungosa serpinginosa 34
– Tuberculosis miliaris ulcerosa mucosae et cutis 34
– Tuberculosis subcutanea et fistulosa 34
– Tuberkulid 34
Heilpraktiker 13
Heilreaktion 55, 56, 66, 68, 70
– chronische Krankheiten 66
Heilwirkung 20
Helleborus albus 42
Hepar sulphuris 107, 111
Hepatitis 36
Hering, C. 12, 39, 42, 53
Heringsche Regel 12, 24, 64, 73
– Umkehr 73
Hernien 33
Herpes
– circinatus 31
– genitalis 35
– labialis 37
– labialis et facialis 101
– zoster 30, 31
Herzinfarkt 32, 33

Register

Hierarchisation 48
– Allgemeinsymptome 49
– Beispiel 60
– Causa 49
– charakteristische Symptome 48
– Geistes- und Gemütssymptome 49
– Lokalsymptome 49
Hiluslymphknoten-Tuberkulose 34
Hippokrates 17
Hollós, J. 35
Homöopathie
– Ausbildung 15
– Definition 2
– Entstehungszeit 6
– Wirkungsmodelle 20
homöopathische Arzneimittel *siehe* Arzneimittel, homöopathische
homöopathische Arzneimittelhersteller 15
– Gudjons 15
– Homoeoden 15
– Schmidt-Nagel 15
homöopathische Krankenhäuser 15
homöopathische Monatsblätter 12
homöopathischer Fragebogen 116
Homöopathischer Verein für das Großherzogtum Baden 12
Homöopathischer Zentralverein 12
Homöopathisches Arzneibuch (HAB) 40
Honigberger, J. M. 12
Hüftgelenksdysplasie 33
Hüftgelenksluxation 33, 35
Hydrocephalus 33, 35
Hydrozele 33
Hygea 12
Hyoscyamus 17
Hypericum perforatum 38, 96
Hypospadie 33

I

Impetigo contagiosa 30, 31
Indikationen, bewährte 3
Infekt, grippaler 55, 110
interkurrente Arzneien 77
Ipecacuanha 22, 49, 109
Iritis 30, 35
Isopathie 3

J

Johanniskraut *siehe* Hypericum perforatum

K

Kalium carbonicum 34
Kanzerinie 23, 26, 36
Kanzerinie, hereditäre 36
– primäre Miasmatik 36
– sekundäre Miasmatik 36
– stellvertretende Krankheiten 36
– Therapie 37
– Verlaufsparameter 37
Keloid 105
Kent, J. T. 13, 19, 26, 30, 50, 54
Kentsche Reihe 56
klinische Studien 21
Klunker, W. 18
Knochenfisteln 36
Knochenkaries 36
Komplementärmittel 74, 76
Komplexmittel 3
Komplexmittelhomöopathie 13
Kondylom 30
Konjunktivitis 37
Kopf-zu-Fuß-Schema 13, 50
Korsakoff, S. N. v. 39
Korsakoffsche Einglasmethode 12, 14
Köster, W. 15, 21, 27
Krankheitsdiathese 74
Krankheitsklassifikation 22
– akute Krankheiten 22
– chronische Krankheiten 24
Krankheitslehre, homöopathische
– Krankheitsklassifikation 22
Kröplin, B. 21
Künzli, J. v. Fimmelsberg 14, 34
Künzli-Punkte 14

L

Laborde, Y. 23, 26, 30, 36
Lachesis 38, 42, 49
Landouzy-Sepsis 34
Lang, G. 14
Lebenskraft 2, 18
– verstimmte 18
Lebensmittel, arzneilich wirksame 42
Lebensmittelvergiftung 108
Ledum palustre 96
Leukämie 30
Leukorrhö 24, 31
Liga Homoeopathica Internationalis 14
Lingua geographica 105
Lipom 31
Lippe, A. 13
Livedo
– racemosa 101
– reticularis 101
Loschmidt, J. 13
Loschmidtsche Zahl 13, 20
Lunulae, fehlende 101
Lupus 31
Lupus erythematodes 36, 37, 101
Lutze, A. 12

M

Magendie, F. 16
Makroglossie 103
Mandragora officinalis 94
– Arzneimittelprüfung 94, 95
– Differenzialdiagnostik 95
– homöopathische Beschreibung 94
– Mythen 94
– Pflanzenbeschreibung 94
– Toxikologie 94
– volkstümliche Anwendung 94
Mangialavori, M. 14
Marasmus 82
Masern 22
Masi-Elizalde, A. 14, 27
Materia medica 3, 43
– Auswahl 53
– Einteilung 52
– primäre 52
– sekundäre 52
– Studium 81
Medorrhinum 38, 49
Mehrglasmethode 39
Mendel, G. 23
Meningitis 33
Meningitis tuberculosa 34
Mercurius solubilis Hahnemanni 92
– auffallende Symptome 93
– Ausgangssubstanz 92
– Hauptzüge 93
– homöopathische Beschreibung 92
– Verwendung 92
Mesaortitis luica 32
Metaschematismus 19, 38
Metzger, J. 13
Miasmen 23
Miasmentheorie
– anderer Homöopathen 26
– Hahnemanns 26
Migräne 33, 35, 35, 36
Milchschorf 105
Miliartuberkulose 34
Mitteltreue 67
Modalitäten 80
Mollusca contagiosa 16, 36, 105
Mononucleosis infectiosa 36
Morbus Basedow 35
Morbus Bechterew 37
Morbus Wilson 36
Müller, M. 12
Multiple Sklerose 33
Mumps 31, 33
Mundwinkelrhagaden 103
Mure, B. J. 12
Myokarditis 37

N

Nachwirkung 20
Naevus flammeus 31, 33, 35
Nasenpolypen 36
Natrium muriaticum 34
naturwissenschaftlich-kritische Homöopathie 12
Nephritis 31
Neugeborenenikterus 31, 105
Neurodermitis 19, 24, 36, 37, 38, 56
Neurofibromatose 36
Nierensteine 31, 35
Nux vomica 22, 111

O

Onychophagie 36
Ophthalmia neonatorum 30
Opisthotonus 69

Opium 22
Osteogenesis imperfecta 33
Osteomyelitis 33, 36
Otitis 23, 37

P

Palliativwirkung 71, 72
Papillomavirus 30
Paracelsus 17
paradoxe Reaktionen 20
Paralyse, progressive 32
Parkinson 33
Paschero, T. P. 14
Perikarditis 31
Phosphorus 34, 49
Pityriasis versicolor 35
Platina metallica 49, 88
– auffallende Symptome 89
– Ausgangssubstanz 88
– Hauptzüge 89
– homöopathische Beschreibung 88
– Verwendung 88
Pleuritis exsudativa 34
Plumbum 38
Pneumonie 58
Pocken 30
Poison Ivy *siehe* Rhus toxicodendron
Poison Oak *siehe* Rhus toxicodendron
Polio 35
Pollinosis 19, 24
Polychrest 80
Populäre homöopathische Zeitung 12
Postprimärtuberkulose 34
Potenzen 38
– bei akuten Erkrankungen 54
– Dosierung 54, 56
– Übersicht 39
Potenzieren 38
Prellung 112
Prognathie 33
Proktitis 31
Prophylaxe 25
Prostatitis 31, 35
Pruritus 28, 35, 37
Pseudokrupp 55, 110, 111
Pseudopsora 34, 35, *siehe* Tuberkulinie
Psora 23, 26, 28
Psora, erworbene 28
– latente 28
– Sekundärstadium 28
– Tertiärstadium 28
Psora, hereditäre 28
– primäre Miasmatik 29
– sekundäre Miasmatik 29
– Therapie 29
– Verlaufsparameter 29
Psoriasis 31, 33, 35, 36
Psoriunum 29
Ptosis 33, 103
Pityriasis versicolor 35
Pulsatilla 12, 17, 49
Pylorusstenose 31, 36
pyogenes Granulom 103

Q

Q-Potenzen, Einnahmevorschrift 56
quantenlogische Homöopathie 15
Quantenphysik 15, 20, 21

R

rationelle Homöopathen 39
Reaktionen nach Kent 70, 72, 74
– Ergänzungen durch Künzli 74
– Ergänzungen durch Spinedi 74
Reizhusten 110
Repertorisation 50, 60
– Symptome, äußerlich sichtbare 100, 102, 104
– Übungen 51
Repertorisationsbögen 50, 118
Repertorium 3, 50
– Aufbau 51
– Entstehung 50
– Gebrauch 50
– Symptomgrade 50
– Wertigkeiten 50
Restsymptome 74
Rheumatismus 33, 35, 36
Rhinitis atrophicans 37
Rhus toxicodendron 86
– homöopathische Beschreibung 86
– Mindmap 86
– Pflanzenbeschreibung 86
– Verletzungsmittel 86
Ringelblume *siehe* Calendula officinalis
Risch, G. 23, 26, 30, 36
Rosmarin, wilder *siehe* Ledum palustre
Röteln 22, 31, 33
Roth, J. J. 12
Rubbia, C. 21
Rummel, J. Ph. 17
Ruta graveolens 96, 113

S

Säbelscheidentibia 33
Sanchez Ortega, P. 14, 27, 34
Sankaran, R. 14, 27
Scharlach 22, 33, 106
Schilddrüsenunterfunktion 111
Schlegel, E. 12
Schmidt, P. 14, 48
Scholten, J. 14
Schroyens, F. 14
Schürfwunden 112
Schüssler, W. H. 3, 13
Schwabe, W. 12
Sehgal, M. L. 14
Selbstheilungsprozess 18, 21
Sepia 48
Sherr, J. 14
Shifting *siehe* Metaschematismus
Signaturenlehre 76
Silicea 34
Simile 76
Simile-Prinzip 8, 16, 17
Simillimum 76
Sinusitis 37
Spätverschlimmerung 66
– akute Krankheiten 66
– chronische Krankheiten 66
Speicheldrüsensteine 35, 37
Spider-Naevi 30, 31
Spinedi, D. 14
Spondylose 36
Spongia 111
Stapf, E. 12
Stauffer, K. 12
Stiegele, A. 12, 13
Stoerck, A. 17, 42
Strabismus 33, 103
Stramonium 42
Struma 35
Struma nodosa 37
Sudeck-Syndrom 37
Sulphur 23, 29
Swedenborg, E. 13
Sykosis 23, 26, 30
Sykosis, erworbene 30
– Primärstadium 30
– Sekundärstadium 30
– Tertiärstadium 30
Sykosis, hereditäre 30
– primäre Miasmatik 30
– sekundäre Miasmatik 30
– Therapie 31
– Verlaufsphasen 31
sykotische Tuberkulinie 35
Symphytum officinale 113
Symptome 48
– Allgemein~ 49
– Causa 49
– charakteristische 48
– Geistes- und Gemüts~ 49
– Gesamtheit der 19
– Gewichtung 48
– Hierarchisation 48
– Inbegriff der 19
– individuelle 48
– Lokal~ 38, 49, 74
– pathonomomische 48
– pseudoneue 72
– Rest~ 74
– Symptomarmut 48
– Symptomfülle 48
– Wechsel 24
Syphilid 32
Syphilis 23, 26, 32
– erworbene 32
– hereditäre 32
– Phasen 27
Syphilis, erworbene 32
– Primärstadium 32
– Sekundärstadium 32
– Tertiärstadium 32

Register

Syphilis, hereditäre 32
– primäre Miasmatik 32
– sekundäre Miasmatik 33
– Therapie 33
– Verlaufsparameter 33
syphilitische Tuberkulinie 35

T

Tabes dorsalis 32
Tabletten 38
Taschenapotheke 12
Tetanus 35
Thuja 25
Tinea 31, 35
Tonsillenhypertrophie 106
Tonsillitis 37
– akute 106
– rezidivierende 106
Trigeminusneuralgie 31
Tripper 30
Trituration 38
Tuberculinum 34, 84
– Charakteristika 85
– Märchen 84
– Personenskizze 85
Tuberkulid 34
Tuberkulinie 23, 26, 34
Tuberkulinie, hereditäre 34
– primäre Miasmatik 35
– sekundäre Miasmatik 35
– Therapie 35
– Verlaufsparameter 35
Tuberkulose 35, 36
Tuberkulose, erworbene 34
– Hauttuberkulose 34
– Krankheitsbilder 34
– Postprimärtuberkulose 34
– Primärtuberkulose 34
Tuberkulose, hereditäre
– syphilitische 35
– sykotische 35
Typhus 35

U

Ulcera 33
Ulcus durum 32
Unterdrückung 55, 67, *siehe* Metaschematismus
Ursubstanz 81
Uterushypertrophie 31
Uterusmyom 30

V

Vaginalpilz 24
van Wijk, R. 21
van Zandvoort, R. 14
Varikozele 33
Variolavirus 30
Varizellen 22
Vehsemayer 39
Veratrum album 109
Verein zur Beförderung und Ausbildung der homöopathischen Heilkunst 12
Verlaufsbeurteilung 19
– akute Krankheiten 68
– chronische Krankheiten 70, 72, 73
Verlaufsparameterbogen 118
Verletzungsmittel 96
– Arnica montana 96
– Bellis perennis 96
– Definition 96
– Gabe 96
– Halteapparat 97
– homöopathische Beschreibung 96
– Hypericum perforatum 96
– Ledum palustre 96
– Nervensystem 97
– Rhus toxicodendron 86
– Ruta graveolens 96
– Schock 97
– Übersicht 97
– Weichteile 97
– Wunden 97
Verruca 30
– filiformis 31
– plana juvenilis 31
– planta 105
– vulgaris 31, 36
Verrucosis 36
Vijayakar, P. 27
Vithoulkas, G. 14
Vitiligo 31, 35
Voegeli, A. 14
Vrijlandt, A. 14

W

Wachstumsschmerzen 107
Warzen 24, 37
Wasserforschung 20, 21
Wassergedächtnis 15
Weber-C-Fraktur 112
Weinraute *siehe* Ruta graveolens
Weizäcker, C. F. v. 21
Wiegant, F. A. 21
Wilseder Forum 15
Windpocken 31
Wirkungsmodell
– Ableitungen 21
– Grundlagenforschung 21
– Hahnemanns 20
– klinische Studien 21
– modernes 20

X

Xeroderma pigmentosa 37

Z

Zeitschrift für Klassische Homöopathie 14
Zellforschung 21
Zöliakie 36
Zwergwuchs 33
Zwischenmittel 77
Zystitis 37